U0254726

四川省骨科医院医学文库

基于骨科
常见症状的
疾病鉴别诊断学

沈海 李霞 主编

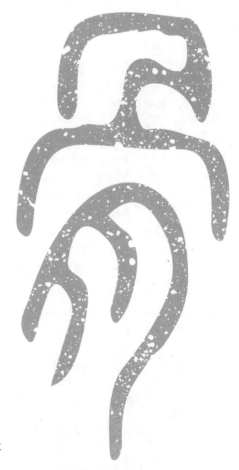

四川科学技术出版社
·成都·

图书在版编目（CIP）数据

基于骨科常见症状的疾病鉴别诊断学 / 沈海, 李霞主编. -- 成都 : 四川科学技术出版社, 2022.8
（四川省骨科医院医学文库 / 沈海主编）
ISBN 978-7-5727-0518-2

Ⅰ. ①基… Ⅱ. ①沈… ②李… Ⅲ. ①骨疾病 - 鉴别诊断 Ⅳ. ①R680.4

中国版本图书馆CIP数据核字（2022）第058712号

四川省骨科医院医学文库
SICHUAN SHENG GUKE YIYUAN YIXUE WENKU

基于骨科常见症状的疾病鉴别诊断学
JIYU GUKE CHANGJIAN ZHENGZHUANG DE JIBING JIANBIE ZHENDUANXUE

主　编	沈海 李霞
出品人	程佳月
责任编辑	李栎
助理编辑	刘娟
封面设计	郑楠
责任校对	翟博洋
责任出版	欧晓春
出版发行	四川科学技术出版社

成都市锦江区三色路238号　邮政编码 610023
官方微博 http://weibo.com/sckjcbs
官方微信公众号 sckjcbs
传真 028-86361756

成品尺寸	168mm × 236mm
印　张	28.5　字数 570 千
印　刷	成都市金雅迪彩色印刷有限公司
版　次	2022年8月第1版
印　次	2022年8月第1次印刷
定　价	118.00元

ISBN 978-7-5727-0518-2

邮购：成都市锦江区三色路238号新华之星A座25层　邮政编码：610023
电话：028-86361770

本书编委会

主　编　沈　海　四川省骨科医院
　　　　李　霞　四川省骨科医院
副主编　岳建彪　四川省骨科医院
　　　　唐承杰　四川省骨科医院
　　　　易　松　四川省骨科医院
　　　　秦志均　四川省骨科医院
　　　　陈君蓉　四川省骨科医院
编　委　索　钢　四川省骨科医院
　　　　刘曦慧　四川省骨科医院
　　　　薛　敏　四川省第二中医医院
　　　　孙杰培　成都体育学院
　　　　雷　晗　成都体育学院
　　　　苟　静　四川省骨科医院
　　　　刘林松　四川省骨科医院
　　　　魏翩娣　四川省骨科医院
　　　　邓　阳　四川省骨科医院
　　　　周　飞　四川省骨科医院
　　　　孙　群　四川省骨科医院
　　　　蒋定中　四川省骨科医院
　　　　贾军锋　四川省骨科医院
　　　　李　峰　四川省骨科医院
　　　　刘晶晶　四川省骨科医院
　　　　潘汝南　四川省骨科医院
　　　　蒋　柒　四川省骨科医院
　　　　王贵梅　四川省骨科医院
　　　　李　扬　国家体育总局　冬季运动管理中心
　　　　董　莉　国家体育总局　冬季运动管理中心
　　　　王艳杰　四川省骨科医院
　　　　吴　忌　四川省骨科医院
　　　　张挥武　四川省骨科医院
　　　　李　越　四川省骨科医院
　　　　唐永富　成都体育学院
　　　　刘　静　成都体育学院
　　　　邓　尚　四川省骨科医院
　　　　代承忠　四川省骨科医院
　　　　王文斌　四川省骨科医院
　　　　李旭雪　四川省骨科医院

前　言

　　临床医生从事临床工作时间越长，就越有如履薄冰的感觉，原因是医生不仅得面对内、外、妇、儿等各专科疾病，而且要借助于病史、症状、体征及辅助检查做出准确的诊断。正确的诊断是制定治疗方案的前提，也是医疗过程中最重要的环节。如何以患者的症状为主线，进行诊断和鉴别诊断，有效地减少误诊、漏诊，是每位医生一生的必修课。

　　在目前的医学教育体系中，临床学习是从解剖、生理、病理、诊断学再到临床专科知识的学习过程，而在临床实践中，患者是以各种症状作为主诉出现在医生面前的，这就需要逆向思维，从症状入手，分析病因，做出诊断。以症状入手进行疾病的诊断、鉴别诊断更加符合临床思维习惯，有助于解决临床医生"专"与"全"的矛盾。

　　骨科专科性强，从事骨科的医生对内科及其他各专科的专业知识掌握程度参差不齐，因此加强骨科专科医生基于症状的疾病鉴别诊断能力培养十分必要。本书编者团队在长期的骨科临床实践中积累了较丰富的经验，收集了一系列疾病鉴别诊断学典型病例，希望通过本书将相关内容呈现，对提高骨科专科医生基于症状的疾病鉴别诊断能力有所裨益。

　　区别于以疾病作为框架的编著方式，本书以骨科常见症状为纲，围绕症状，从病因、病史采集、体格检查（查体）、辅助检查、鉴别诊断思路到疾病要点逐渐深入，按照临床思维习惯进行阐述，同时配以典型病例，便于指导临床。

中西医结合是骨科发展的趋势，四川省骨科医院在传承、弘扬郑氏伤科的 60 余年中，形成了独具一格的中医骨科、西医骨科与运动医学相互融合的特色。在本书《中医常见症状鉴别》这一章中，加入了郑氏伤科用药、针灸选穴及郑氏伤科手法的内容，供读者学习借鉴。

本书的出版得到了四川省名中医工作室建设项目的支持。鉴于医学的博大精深，编者水平所限、时间仓促，不当之处在所难免，望读者、同道提出宝贵意见，以便本书再版时进一步修订完善。

本书编委会

2022 年 3 月

目录
CONTENTS

第一章

头 痛

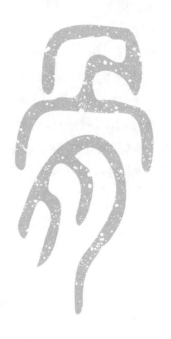

头痛是指位于眼眶－耳孔基线以上的疼痛。

【发病原因】头痛可由下列组织的病变引起。

1. 血管改变　①血管被伸展、移动、挤压，如脑肿瘤、脑水肿、脑出血；②颅内、外动脉高度扩张，血流冲击松弛的血管壁，刺激痛觉神经末梢或使血管壁发生震动而致头痛，见于偏头痛、发热、低氧、低血糖、一氧化碳（CO）中毒、使用血管扩张药、癫痫大发作后；③颅内静脉扩张，牵引痛觉敏感（简称痛敏）结构发生头痛，见于肺气肿、心功能不全、腰椎穿刺（简称腰穿）后；④血管炎症，如滑车上动脉炎、静脉窦炎、各类脉管炎；⑤颅内小血管收缩或痉挛，如蛛网膜下腔出血时，血浆中的游离肽和血小板破坏后释放出的 5-羟色胺均可刺激颅内小血管收缩或痉挛，产生头痛。

2. 脑膜病变　脑膜炎、脑水肿、蛛网膜下腔出血、脑膜瘤等皆可刺激或牵引脑膜而产生头痛。

3. 肌肉病变　额、颞、枕、颈后、头顶和肩背诸肌可由于各种病变发生收缩，导致头痛，称为紧张性头痛合并颅周压痛（紧张性头痛旧称肌收缩性头痛）。

4. 神经病变　含有痛觉纤维的神经由于本身或邻近组织的病变而发生激惹、挤压、绞窄、牵引等引起疼痛，如三叉神经痛。

5. 五官和颈椎病变　可直接刺激、牵引或压迫邻近的痛敏结构，引起头痛和颅面神经痛。

6. 生化改变　如偏头痛的发生与 5-羟色胺、降钙素基因相关肽等的改变密切相关。

7. 内分泌改变　绝经期头痛、月经期头痛、偏头痛等均与内分泌有关。

8. 其他　遗传因素、食物因素、免疫反应。

总之，头痛的发生机制异常复杂，有些头痛的原因并非由单一因素构成，而是上述多种因素共同作用的结果。

【病史采集】头痛是患者的主观体验，病史采集尤为重要。应着重了解头痛的发作频率、持续时间、发作部位、性质、疼痛程度及伴随症状；注意询问头痛发作的时间特点、诱发因素、前驱症状、起病形式、发展过程、加重或缓解的因素；注意关心头痛对患者日常生活的影响；此外，还须全面了解患者的生活和工作习惯、既往史和伴随疾病、外伤史、药物治疗史、家族史等情况。患者身上可并存多种能引起头痛的疾病，应首先了解患者最觉困扰的头痛表现，然后再了解其他类型的头痛情况。应关注当前或近1年的头痛情况。尽量要求患者描述典型、未经治疗时的头痛发作情况；如有可能建议患者记录头痛的程度、每次头痛的时间等重要特征。

（一）性别及年龄

偏头痛女性患者数量是男性的1.5～2.3倍；丛集性头痛男性患者数量是女性的3倍；发作性单侧头痛患者大部分为女性；巨细胞动脉炎多发生于60岁以上的患者；颜面神经痛多发生于成年以后，少见于儿童和青少年。

（二）头痛部位

尽可能弄清楚头痛的部位是单侧还是双侧、前面还是后面、局限还是弥散、表浅还是深在。单侧头痛是偏头痛、发作性单侧头痛的特点。单侧面痛见于三叉神经痛、带状疱疹后神经痛等。小脑幕以上病变的疼痛一般位于额、颞和顶区；小脑幕以下者一般位于耳后、枕部、颈上部，也可放射至前额。枕颈部痛见于枕神经痛、颈源性头痛、蛛网膜下腔出血。颅外病变其头痛多较局限及表浅，常在刺激点附近或神经分布区内；颅内病变其头痛多较弥散及深在。弥散性全头痛常见于颅内感染、颅脑外伤、颅内高压、脑出血。

（三）头痛性质

搏动性疼痛是偏头痛的特征，也是诊断偏头痛的标准之一；紧缩感、压迫感、钳夹样痛是紧张性头痛的特点；霹雳性头痛是蛛网膜下腔出血的特征；尖锐、电击样疼痛是颜面神经痛的特征。

（四）头痛程度

头痛程度大致分为轻、中、重度，但与疾病的轻重不一定呈正相关，一般以霹雳性头痛、脑膜刺激性头痛、偏头痛、三叉神经痛较为剧烈。妨碍患者入睡或使患者痛醒的头痛，常有器质性疾病基础。

（五）头痛发生的方式及经过

必须注意头痛发生的方式是急性、亚急性还是慢性，头痛发生的经过是波动性、持续进展性、周期性还是慢性复发性。急性尤其是第一次出现的剧烈头痛更需警惕，因其病因多属器质性；亚急性发生见于硬膜下血肿、脑脓肿；慢性头痛见于颅内占位性疾病、慢性紧张性头痛；头痛持续进展见于颅内占位性疾病；周期性发作是偏头痛的特征。

（六）头痛出现的时间与持续时间

某些头痛发生在特定的时间，如清晨、日间、入睡后、月经前或月经期间。丛集性头痛常在夜间入睡后发作；三叉神经痛多在日间发生。头痛的持续时间则有数秒、数分钟、数日、数月甚至数年不定。典型三叉神经痛和舌咽神经痛发作时疼痛往往持续数秒至几十秒；紧张性头痛常经年累月发生，期间有波动性。

（七）加重、减轻或激发头痛的因素

咳嗽、打喷嚏、大笑、摇头、俯首以及弯腰等动作可促使颅内高压性头痛、偏头痛、颅内感染性头痛、脑肿瘤引起的头痛等加剧（用力性头痛的特点）；偏头痛的诊断标准之一是"日常体力活动如爬楼梯可加重头痛"；颅内低压性头痛在直立位时出现或加重，可因卧床减轻或消失，也可因注射低渗溶液而减轻；颅内高压性头痛则须注射高渗溶液才能缓解；丛集性头痛取直立位可减轻；压迫颞动脉或颈总动脉可减轻由于颅外动脉扩张而引起的头痛。使用一些药物可产生头痛，但突然撤停某些长期服用的药物如麦角胺，可发生"撤停性头痛"。碰触患侧面部的扳机点可诱发典型的三叉神经痛，服用治疗量的吲哚美辛往往可完全预防发作性单侧头痛发作。

（八）伴随症状与体征

要特别注意患者有无发热、眩晕、恶心、呕吐、发作性或持续性视力减退、视野缺损、眼肌麻痹、瞳孔改变、眼底改变，以及鼻腔、鼻窦、耳部、口腔、牙齿、咽喉症状；精神症状；意识障碍；脑膜刺激征；抽搐；肢体麻木或瘫痪；共济失调；血压改变等。如急性颅内感染性头痛，发热与头痛常同时发生或发热先于头痛出现；颅内高压症的头痛常伴有头晕或眩晕；发作性视力减退、视野缺损是有先兆偏头痛的常见先兆。单侧眼及眼周痛伴有第Ⅲ、第Ⅳ、第Ⅵ对脑神经瘫痪（完全或不完全）很有可能是痛性眼肌麻痹综合征（又称托洛萨－亨特综合征，即 Tolosa-Hunt 综合征），但如伴有眼球突出、发热则要考虑是否有海绵窦血栓性静脉炎，偶尔也可见于海绵窦内的颈内动脉瘤扩张，压迫周围的第Ⅲ、第Ⅳ、第Ⅵ对脑神经所致。头痛发作时伴有流泪、流涕、眼及（或）同侧面部充血等，见于三叉神经痛。此处提出一组"伴有局灶性神经症状或体征的头痛"的疾病或综合征，其鉴别诊断较为复杂。属于这类头痛的疾病或综合征有下列十几种：有先兆偏头痛、眼肌麻痹性偏头痛、丛集性头痛和其他三叉神经痛、缺血性卒中和短暂性脑缺血发作、脑出血、蛛网膜下腔出血、未破裂的血管畸形、动脉炎、大脑静脉血栓形成、高脑脊液压力、低脑脊液压力、脑肿瘤、短暂性头痛和神经功能缺失伴脑脊液淋巴细胞增生综合征、三叉神经痛（痛性抽搐）、Tolosa-Hunt 综合征、急性带状疱疹和带状疱疹后神经痛。

【查体】除了生命体征、心肺部检查外，还应注意患者有无脑膜刺激征，听诊眼部、颈动脉区了解有无血管杂音，头面部触诊以发现有无颅周、颈部、鼻旁窦压痛以及颞下颌关节异常等情况。神经系统检查应重视眼底检查，并注意检查意识、脑神经（尤其是眼球活动和瞳孔情况）、肌力、反射、病理征、共济运动和感觉情况。

【检查】在病史询问和查体时应注意找寻值得警惕的症状和体征。对于病情稳定的慢性头痛患者，如无特殊体检发现，一般不推荐常规进行腰穿、脑电图、神经影像学检查等。如果发现下列情况，应警惕继发性头痛的可能，可考虑行进一步检查以明确诊断。①突然发生的头痛：考虑蛛网膜下腔出血、脑出血、脑肿瘤出血、脑外伤、颅内占位病变，尤其是颅后窝占位病变的可能，可行神经影像学检查、腰穿等检查。②逐渐加重的头痛：须排除颅内肿瘤、硬膜下血肿等，用神经影像学检查可以鉴别。对于发作频度逐渐增加的慢性头痛患者还须排除药物过度使用性头痛的可能。③伴有系统性病变征象（如发热、颈强直、皮疹）的头痛：应注意颅内感染、系统性感染、结缔组织疾病、血管炎等可能，除了神经影像学检查外，可进行相应的血液检查和脑脊液检查。④伴有视神经盘水肿、神经系统局灶性症状和体征（除典型的视觉、感觉先兆之外）、认知障碍的头痛：多继发于颅内占位病变、颅内静脉窦血栓形成、动静脉畸形、颅内感染、卒中、结缔组织疾病等，须行神经影像学、脑电图、腰穿或血液检查等以明确诊断。⑤50岁后的新发头痛：可行神经影像学检查排除颅内占位病变，如疑有颞动脉炎应检测红细胞沉降率（简称血沉）、C反应蛋白水平，必要时可进行活检。⑥妊娠期或产后头痛：应注意皮质静脉及静脉窦血栓形成、垂体卒中的可能，可行磁共振静脉成像（MRV）等神经影像学检查。⑦癌症患者或艾滋病（AIDS）患者出现的新发头痛：应行神经影像学、腰穿等检查，排除转移瘤、机会性感染等可能。

【鉴别原发性头痛和继发性头痛】继发性头痛的诊断需要明确头痛症状与可引起头痛的疾病之间的因果关系。如果某新发头痛的首次发作与某种可能引起头痛的疾病在时间点上存在密切关系，该头痛方可认为是源于该疾病的继发性头痛；如果原发性头痛患者在患上某一种可能引起头痛的疾病后原有的头痛症状恶化，此时存在两种可能。第一，原发性头痛恶化或在原有的原发性头痛之外又患上了新的继发性头痛。如果存在下述情况则更倾向于新患继发性头痛的可能：①两者的发生时间关系相当密切；②头痛恶化非常明显（或与原有原发性头痛的性质不同）；③有充分的其他证据表明该疾病可造成头痛恶化；④该疾病治愈或缓解后头痛缓解。第二，原发性头痛的诊断必须满足下列中的一项：①病史和体检不提示有任何可以引起继发性头痛的疾病存在；②虽然提示有患该疾病的可能，但是进一步的检查排除了该疾病；③虽有该疾病，但是头痛的首次发作与该疾病在时间点上没有密切的关系。

头痛的诊断流程见图1-1。

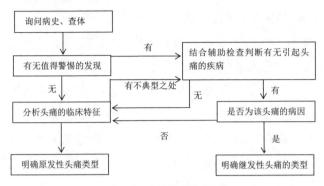

图1-1 头痛的诊断流程

第一节 原发性头痛

一、偏头痛

偏头痛是一种周期性发作的单侧头痛，它可能起源于儿童时期，大部分在 30 岁前开始发病。其发作的频率不固定，从几天一次到几个月一次都有可能。频繁发作的偏头痛通常和镇痛药物反弹现象有关。60% ~ 70% 的偏头痛患者为女性，多伴有家族史。偏头痛患者人格特征常表现为一丝不苟、爱干净、强迫性以及天生拘谨，他们易被日常琐事所困扰，且常觉得难以妥善应对每天的生活压力。偏头痛的诱因包括：睡眠或饮食规律的改变；摄取了含酪胺的食物，或者硝酸盐，以及巧克力、柑橘类水果；内源性和外源性激素的改变（如使用避孕药）等。约 20% 的偏头痛患者在疼痛发作前会有先兆，先兆最常以视觉混乱的形式出现，也可能是嗅觉和听觉的改变，分别称为嗅觉先兆和听觉先兆。

【症状和体征】从定义上来讲，偏头痛是单侧头痛，虽然头痛发作可能会换侧，但绝不会是双侧。疼痛通常在眼眶周围或眶后。疼痛的性质如重击，且强度高。从发作开始到顶峰历时很短，时间可以从 20 min 到 1 h。与紧张性头痛相比，偏头痛常合并全身性症状（包括恶心、呕吐、畏光以及畏声），食欲、心情和性欲也跟着改变。月经也是一个常见的诱因。如前所述，约 20% 的患者头痛前会有先兆（有先兆偏头痛）。先兆是大脑皮质特殊区域缺血所致。视觉先兆通常发生在头痛发作前 30 ~ 60 min，常表现为斑点状盲区，称为暗点；或者 Z 字形的视野分裂，称为闪光暗点，有的患者会在先兆发生时偶尔出现视野完全缺失。听觉先兆通常表现为对声音的过度敏感，其他听觉的改变也有报道，例如感觉到声音远于实际的来源。嗅觉先兆通常表现为感受到实际上不存在的强烈气味或者对其他正常气味过度敏感（如咖啡或复印机色剂）。缺乏其他神经系统症状的偏头痛称为无先兆偏头痛。在很少的情况下，患者会有特别长且合并头痛的神经系统功能障碍，这种神经系统功能障碍若持续超过 24 h 则被称为先兆延长的偏头痛。这类患者有变成永久性神经系统功能缺损的风险，因此必须注意其危险因素（如高血压、抽烟和口服避孕药）。复杂性先兆偏头痛则更少见，这类患者会有显著的神经系统功能障碍，可能包括失语或偏瘫，而且也可能发展成永久性神经系统功能缺损。所有类型偏头痛的患者都会有全身症状，查体常发现皮肤苍白、发抖、冒汗以及光敏感，颞动脉及其周围会有触痛。在先兆期，神经系统查体常有阳性体征，而在无先兆偏头痛的前期、中期和后期，神经系统查体常为阴性。

【检查】偏头痛并无特殊的检查方法，检查的主要目的在于找出隐匿的病变或其他类似偏头痛的疾病。对于所有新发的考虑为偏头痛的患者，应行头颅磁共振成像（MRI）检查。如果头痛症状合并神经系统功能障碍，则应行 MRI 增强或进一步行 MRI 血管成像（MRA）。患者原有偏头痛的症状最近出现变化时，也应该做 MRI 检查。如果对诊断有质疑，则应该进行实验室检查，包括血沉、血液常规以及血液生化系列。有视觉症状的患者应进行眼科检查。

二、紧张性头痛

紧张性头痛既往曾被称为肌收缩性头痛，是人类最常见的头痛类型。其症状可以是间断性或长期性的，但不一定和肌肉收缩有关。该类患者常有显著的睡眠障碍，他们常常在工作、婚姻、社交或性生活等方面有许多困难。紧张性头痛患者的明尼苏达多相人格测验显示：患者不仅有边缘性抑郁症，还有身心疾病。大部分研究者认为部分身心疾病患者表现为肌肉不正常收缩，而其他患者则仅表现为头痛。

【症状和体征】紧张性头痛通常为双侧，但也可以是单侧，并且通常侵犯额部、颞部以及枕部区域，可能出现束带样、非搏动性疼痛或者紧绷感，颈部的症状也比较常见。紧张性头痛一般经过数小时至数日后逐渐稳定，停止进展。患者没有相关的先兆，常伴有显著的睡眠障碍，表现为入睡困难、夜间经常觉醒或早醒。头痛最常发生在4:00—8:00以及16:00—20:00。虽然男女都会患病，但以女性居多。紧张性头痛无遗传性，但如果孩子模仿并学习父母的诱发疼痛的行为，紧张性头痛可能在家庭或族群中聚集发病。急性、短暂的紧张性头痛的诱因多为生理或心理上的压力，压力可能是和同事或配偶争吵，或者是异常繁重的工作负担。生理压力如长途开车或久坐引起的颈部劳累、颈部挥鞭伤或者长期暴露在荧光屏强光之下都可能诱发头痛。颈椎退行性改变（如颈椎病）也可诱发紧张性头痛。引起紧张性头痛的诱因同样也会引起颞下颌关节功能障碍。

【检查】紧张性头痛无特殊检查方法。检查的主要目的是发现隐匿的病变或鉴别其他类似紧张性头痛的疾病。所有近期发作的怀疑是紧张性头痛的患者都应该进行头颅MRI检查，如果有明显的枕部或颈部症状，应做颈椎MRI检查。原本稳定的紧张性头痛症状发生变化时，也应该进行MRI检查。如果对紧张性头痛的诊断有疑问，应该进行筛查性的实验室检查，包括血液常规、血沉以及血液生化系列。

【鉴别诊断】紧张性头痛通常在临床上有特定的头痛病史。紧张性头痛常被误诊为偏头痛，尽管它们有明显的不同，这样的误诊会导致不合理的治疗。颈椎及其周围软组织疾病引起的头痛也可能和紧张性头痛相似。小脑扁桃体下疝畸形（又称Arnold-Chiari畸形）与紧张性头痛表现相似，在颅后窝和颈椎MRI检查中可以轻易发现异常；急性前额鼻窦炎的患者虽然表现出全身不适感，但偶尔会和紧张性头痛相混淆；颞动脉炎、慢性硬膜下血肿以及其他颅内病变（如肿瘤），也可能会被误诊为紧张性头痛。

三、丛集性头痛

丛集性头痛因其头痛发作特点而得名，即头痛发作呈丛集性出现，在丛集期之间有无痛的间歇期。与其他类型的头痛不同，丛集性头痛较常发生在男性，男女发病比例为 3：1。其比紧张性头痛或偏头痛少见，一般认为只影响约 0.5% 的男性。对不熟悉该病的医生来说，丛集性头痛最常和偏头痛混淆，然而特定的头痛病史可以让医生轻易地分辨出这两种截然不同的头痛类型。

丛集性头痛在 35 ~ 45 岁发病，相较之下，偏头痛大多在 20 ~ 25 岁显现。有别于偏头痛，丛集性头痛无家族倾向，而且患者不会有先兆。头痛一般发作于患者入睡 90 min 后。据报道，有些患者的睡眠因工作而日夜颠倒时，发作时间和睡眠的相关性依然不变。丛集性头痛也具有明显的季节周期性，每年都发生在相同的季节，多在深秋或春季。

在丛集期，一天发作 2 ~ 3 次，每次历时 45 min 到 1 h。丛集期通常持续 8 ~ 12 周，期间穿插小于 2 年的间歇期。有极少的患者间歇期会越来越短，而发生频率可能增加 10 倍，这种状况称为慢性丛集性头痛，与之前所提到的较常见的间断性丛集性头痛不同。

【症状和体征】丛集性头痛的特点是单侧头痛，常位于眶后以及颞部，疼痛的性质为深部的烧灼痛和钻孔样痛。丛集性头痛发作时查体可发现霍纳（Horner）综合征：眼睑下垂、瞳孔异常收缩、面部潮红以及结膜充血。此外，常伴有流泪和流涕。随着反复地发作，眼部症状可能会持久存在。部分患者也可观察到面颊区风干橘皮状的皮肤、眉间深锁的皱纹以及毛细血管扩张。

乙醇、硝酸盐、组胺以及其他血管活性物质可诱发丛集性头痛发作，高海拔偶尔也会诱发。当头痛发作时，患者会无法安静平躺，他们会来回踱步或在椅子上摇来摇去；相反，其他类型的头痛患者会通过躺在黑暗、安静的房间来缓解疼痛。

丛集性头痛的程度非常严重，医生必须密切观察有无药物滥用或误用的情况。长期无法缓解的丛集性头痛可能会导致患者自杀。

【检查】丛集性头痛无特殊检查方法。检查的目的主要是发现隐匿的病变或鉴别其他类似丛集性头痛的疾病。对于所有近期发生的头痛，并考虑为丛集性头痛的患者，应该进行头颅 MRI 检查。如果患者有头痛症状且合并神经系统功能障碍，则应进行 MRI 增强扫描或 MRA。患者之前的头痛症状近期出现变化时，也应该做 MRI 检查。如果对诊断有质疑，则应该进行筛检性的实验室检查，包括血沉、血液常规以及血液生化系列。有眼部症状的患者必须进行眼科检查，包括测量眼内压。

【鉴别诊断】丛集性头痛的患者通常在临床上有特定的头痛病史。偏头痛常和丛集性头痛混淆，从而导致不合理的治疗计划，而这两种头痛症状的处理是截然不同的。眼、耳、鼻和鼻窦的疾病导致的头痛也可能和丛集性头痛很相似。特定的病史和查体，结合适当的检查，可以让医生正确地诊治隐匿在这些器官内的疾病。在治疗头痛时必须考虑到是否有青光眼、颞动脉炎、鼻窦炎、颅内病变（如硬膜下血肿、肿瘤、脑部脓肿、脑积水以及假性脑肿瘤）、炎症、类肉瘤病。这些情况导致的头痛都可能和丛集性头痛相似。

几种类型头痛的比较见表 1-1。

表 1-1　几种类型头痛的比较

特征	头痛类型			
	丛集性头痛	阵发性偏头痛	SUNCT/SUNA[①]	持续性偏头痛
女男发病比例	1：5	女性略多	1：1.5	1.8：1
流行率	1‰	≤ 0.5‰	0.05‰	尚不清楚
发作频率	从隔日发生 1 次到每日至多发生 8 次	每日 5 ~ 50 次	1 次至数百次	持续
典型的发病年龄	20 ~ 40 岁	30 ~ 40 岁	40 ~ 70 岁	30 岁前
攻击持续时间	15 ~ 180 min	2 ~ 30 min	1 ~ 600 s	持续并不断恶化
夜间觉醒	常见	常见	少见	50%

续表

特征	头痛类型			
	丛集性头痛	阵发性偏头痛	SUNCT/SUNA[①]	持续性偏头痛
躁动	90%	80%	65%	70%
对消炎镇静药的反应	很少有	一直有	无	一直有
由乙醇引发	会	会	不会	会
由颈部运动引发	不会	会	会	不会

注：① SUNCT 表示短暂单侧神经痛样头痛发作伴结膜充血和流泪，SUNA 表示短暂单侧神经痛样头痛发作伴头面部自主神经症状。

四、原发性咳嗽性头痛

原发性咳嗽性头痛的特点是由于咳嗽、紧张和（或）瓦尔萨尔瓦动作（Valsalva 动作）导致的或与之相关的头痛发作。原发性咳嗽性头痛一般是双侧受累，一部分患者在伴有咳嗽的呼吸道感染后发作。原发性咳嗽性头痛也包括由打喷嚏、举重物时弯腰屈身、用力排便等诱发的头痛。举重物也可导致急性双侧性项枕部或项枕顶部头痛，头痛可持续数天至数周，可能是牵拉了颈部的肌腱和韧带所致。头痛通常突然发作，持续 1 ~ 2 h。新的分类将可能的持续时间从 30 min 扩展到 2 h，以 40 岁以上人群受累多见。多达 40% 的原发性咳嗽性头痛的患者是症状性的，因此，应该对所有患者进行神经影像学检查以排除颅内病变或异常，如小脑扁桃体下疝畸形 Ⅰ 型、颅中窝或颅后窝肿瘤。修改过的瓦尔萨尔瓦动作（对着有连接管的标准无液血压计进行呼气）可能有助于区分原发性和继发性咳嗽性头痛。吲哚美辛治疗可能是一种有效的治疗方法，症状有可能缓解，治疗也需要间断性暂停。

五、原发性运动性头痛

原发性运动性头痛（PEH）是指在高强度体育运动之后发生或者同时发生的头痛，持续 5 min 至 48 h，为典型的双侧搏动性疼痛，不能归因于其他疾病。目前报道，PEH 的原因包括跑步、划船、打网球、游泳等运动。一种特定的运动对于某些人可以诱发头痛，而对于其他人可无反应。运动可为某些偏头痛患者发作典型偏头痛的诱发因素。文献报道的患病率高达 30%。偏头痛患者似乎更容易发生 PEH；吲哚美辛可能是有效的预防性治疗药物，此外，需要避免运动过度导致头痛发作。

六、原发性霹雳性头痛

原发性霹雳性头痛（PTH）是以非常剧烈的，数秒内达到高峰的头痛为主要特征，可类似于脑动脉瘤破裂的表现。因此，必须排除继发性原因（采用包括脑血管成像在内的影像学和脑脊液检查）。头痛达到高峰时间在 1 min 内，头痛持续时间必须超过 5 min。新的标准扩展了第 2 版国际头痛疾病分类（ICHD-2）标准，因为旧的标准规定头痛持续仅为 1 h 至 10 天。但现在研究认为，更长或更短时间的头痛也可能是原发性霹雳性头痛。在大部分患者中，原发性霹雳性头痛是自限性的，因此不需要额外的治疗。

七、冷刺激性头痛

第 3 版国际头痛疾病分类（ICHD-3）试行版（beta 版）对冷刺激性头痛的两种亚型进行了区分。第一种亚型是指由于外部寒冷刺激所致的头痛（HEACS）。该种头痛只是在外部寒冷刺激头部后或同时发生，在寒冷刺激去除后 30 min 内疼痛可缓解。第二种亚型是指摄入或吸入寒冷刺激导致的头痛（HICS），以前也叫冰淇淋头痛。当食入寒冷的食物或吸入冷空气时，寒冷刺激上腭或（和）咽后壁后引起头痛发作。在去除寒冷刺激后 10 min 内疼痛缓解；大多数患者主诉为额部或颞部搏动性头痛。与没有头痛病史的人相比，偏头痛患者更容易出现冰淇淋头痛。

八、硬币性头痛

硬币性头痛是以单个头皮区域内连续或间断出现的头痛为主要特征。受累的区域有清晰的轮廓，大小和形状固定，为圆形或椭圆形，直径为 1 ~ 6 cm。疼痛主要位于顶叶，轻度到中等强度。通常会观察到疼痛的加重恶化，受累的区域也会有额外的感觉症状，如感觉异常或触摸痛等。对所有表现为硬币性头痛的患者均须进行神经影像学检查，以排除继发性原因尤其是垂体病变引起的头痛。加巴喷丁、三环类抗抑郁药和肉毒杆菌毒素治疗可能有效；也有神经妥乐平治疗单例患者疼痛改善的报道；手术干预后其疼痛常可缓解，但相反，术后也可能出现硬币性头痛。

九、睡眠性头痛

睡眠性头痛是严格与睡眠相关的头痛发作，为钝痛性质，多数双侧发作，通常为轻至中度，约20%的患者为重度，发作持续3个月，每个月发作超过10天，一般持续15 ~ 180 min，至少具有下列3项特征中的2项：①每个月内发作＞15次；②醒来后持续时间≥ 15 min；③首次发作在50岁之后。无自主神经系统症状，且恶心、畏光、畏声这3项症状中最多1项。几乎所有患者在头痛发作时同时伴有某种运动症状。推荐的诊断性检查包括头颅 MRI 检查以及 24 h 动态血压监测，以排除症状性睡眠头痛。咖啡因可能是最好的治疗和预防方法。

十、新发每日持续性头痛

患者能记得头痛发生持续超过 24 h，则可以考虑为新发每日持续性头痛（NDPH）。通常，NDPH 发生在之前没有任何头痛病史的患者中，但也可见于偏头痛或紧张性头痛患者中；头痛与持续性计算力缺失相关时，神经影像学检查排除了继发性头痛的原因；采用尼莫地平治疗后，头痛和神经系统症状消失，应该避免使用过量的导致头痛的药物。本型头痛的诊断标准如下。①头痛持续超过3个月，且符合标准②～④。②从开始发生或发生后的 3 日内，头痛即每日发作且无缓解。③至少有下列两项疼痛特征：双侧；压迫或紧缩性（非搏动性）。程度为轻度或中度，不会因日常活动如走路或爬楼梯而加剧。④下列两项皆符合：最多只有畏光、畏声或轻度恶心 3 项症状中的 1 项；没有中度或重度恶心，也没有呕吐。⑤不能归因于其他疾病。此外，本型头痛可有两种亚型：一种是自我缓解亚型，典型者数月内在无治疗情况下自行缓解；另一种为顽固性亚型，对积极的治疗有抗拒性。

十一、前庭性偏头痛

2012 年国际头痛学会和国际 Bárány 学会共同制定并发表了统一的概念前庭性偏头痛（VM）及其诊断标准，被纳入 ICHD-3 标准的附录中。VM 的发病基础既和大脑相应皮质过度兴奋有关，也和传导束及外周前庭器官被激活有关。

【症状】①前庭症状的形式：VM 的前庭症状主要为发作性的自发性眩晕，包括内部眩晕（自身运动错觉）及外部眩晕（视物旋转或漂浮错觉）；其次为头动诱发或位置诱发性眩晕或不稳，为数不少的患者也可表现为姿势性不稳，部分患者可表现为视觉性眩晕或头晕，另有患者表现为头部活动诱发的头晕伴恶心。②前庭症状的持续时间：不同的 VM 患者，前庭症状的持续时间可能会存在较大的差别，多数发作时间为数分钟到数小时，很少超过 72 h。③与头痛的关系：眩晕发作可以出现在偏头痛发作之前、之中或之后，部分患者甚至没有偏头痛发作。总体而言，VM 的首次眩晕发作通常出现于头痛发作后数年，此时患者头痛的程度与既往相比通常已呈明显减轻的趋势，眩晕替代偏头痛成为影响患者工作生活的主要因素。④其他症状：国外的资料报道畏光、畏声在 VM 发作期的发生率相对较高，但国内目前缺乏相应的资料。有 20%～30% 的患者出现耳蜗症状，听力损害多为轻度且不会进一步加重，其中约 20% 的患者双耳受累。VM 患者，晕动病的发生率明显高于其他前庭疾病。约半数 VM 患者合并不同程度的焦虑等，精神心理障碍与 VM 互相影响，可导致病情迁延不愈。VM 患者可出现发作性或持续性的姿势性症状，有时需要与精神心理性头晕相鉴别。

【体征】在 VM 发作间期，患者多无相应的异常体征，相对而言，平滑跟踪的纠正性扫视及位置性眼震较为多见，其他异常的表现依次为摇头诱发性眼震、凝视诱发性眼震以及前庭眼反射抑制失败等。异常的神经 – 耳科体征并非一成不变，多次随访能够显著提高发现异常眼动的概率。在 VM 发作期，异常体征的比例相对较高，患者可出现眼震。此种眼震与前庭外周性异常、前庭中枢性异常或者混合性异常的眼震没有显著性区别。约 70% 患者会发生病理性眼震，包括自发性眼震和位置性眼震，其中位置性眼震的发生率为 40%，扫视性跟踪异常率为 20%。发作的诱因有睡眠剥夺、应激、不规律饮食、暴露于闪烁光线或异味等刺激中，以及女性月经等因素；食物和天气变化也可诱发症状发作，但在国外有可能被高估。

【诊断】诊断性治疗可作为诊断 VM 的重要参考，但当药物治疗有效时，首先应该排除安慰剂效应或抗焦虑、抑郁等合并用药的效果。VM 诊断标准见图 1-2。很可能的 VM 诊断标准见图 1-3。

A. 至少 5 次发作满足标准 C 和 D

B. 无先兆偏头痛或有先兆偏头痛的现病史或既往史［依据国际头痛疾病分类（ICHD）标准］

C. 前庭症状为中度或重度，持续 5 min 至 72 h

D. 至少 50% 的发作与以下 3 项中的至少 1 项相关

 Ⅰ. 头痛伴随至少符合以下 4 项中的 2 项

  a. 单侧

  b. 搏动性

  c. 中度或重度头痛

  d. 日常体力活动加重头痛

 Ⅱ. 畏声和畏光

 Ⅲ. 视觉先兆

不能用 ICHD-3 的其他诊断或其他前庭障碍更好地解释

图 1-2　VM 诊断标准

A. 至少 5 次中度或重度前庭症状发作，持续 5 min 至 72 h

B. 只满足 VM 诊断标准中 B 和 C 其中一项（偏头痛病史或发作时的偏头痛样症状）

C. 不能用 ICHD 的其他诊断或其他前庭障碍更好地解释

图 1-3　很可能的 VM 诊断标准

第二节　继发性头痛

一、缺血性卒中性头痛

缺血性卒中性头痛多见，但头痛往往因局部神经体征和（或）意识障碍而被忽略，实际上缺血性卒中的头痛见于 17%～34% 的患者，且见于基底动脉领域多于颈内动脉领域的卒中。大约 10% 的头痛发生于脑卒中前，头痛部位多在罹患血管的同侧，如颈内动脉或大脑前动脉受累则头痛多在前额部；若基底动脉或椎动脉狭窄或闭塞则头痛常发生在枕部或头部双侧。缺血性卒中的头痛性质可为持续性、跳痛，多属中等程度。头痛较少发生于腔隙性脑梗死。若患者突然出现以下任一症状时应考虑脑卒中的可能：①一侧肢体（伴或不伴面部）无力或麻木；②一侧面部麻木或口角歪斜；③说话不清或理解语言困难；④双眼向一侧凝视；⑤单眼或双眼视力丧失或视物模糊；⑥眩晕伴呕吐；⑦既往少见的严重头痛、呕吐；⑧意识障碍或抽搐。应立即行头颅计算机断层扫描术（CT）检查或 MRI 检查以明确诊断（图 1-4）。

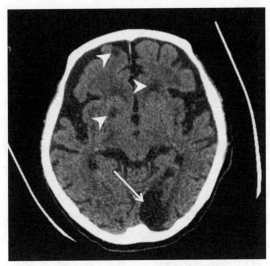

图 1-4　头颅 CT 平扫检查图像

注：右侧基底节区及双侧额叶散在腔隙性脑梗死缺血灶（短箭头），左侧枕叶大片状缺血软化灶（长箭头）。

二、自发性脑出血的头痛

自发性脑出血指非创伤性脑血管破裂，导致血液在脑实质内聚集，其在脑卒中各亚型中的发病率仅次于缺血性脑卒中，位居第二。脑出血症状突发，多在活动中起病，常表现为头痛、恶心、呕吐、不同程度的意识障碍及肢体瘫痪等。病史采集时，重点询问患者或目击者脑卒中发生的时间、症状、当时患者的活动情况、年龄，以及下述情况：是否有外伤史、高血压病史、脑卒中病史、糖尿病病史、冠状动脉粥样硬化性心脏病（简称冠心病）病史及吸烟饮酒史、用药史（是否服用阿司匹林、氯吡格雷、华法林等抗栓药），有无药物滥用（如可卡因等），是否存在凝血功能障碍或其他诱发出血的内科疾病（如肝病等）。一般查体、神经系统查体与病情评估时，首先对患者的生命体征进行评估，在完成气道、呼吸和循环功能评估后，进行一般查体和神经系统查体，可借助脑卒中量表评估病情严重程度、判断预后及指导治疗。影像学检查是脑出血诊断的重要手段，尤其是头颅 CT 检查是诊断早期脑出血的"金标准"。因此，只要患者病情允许，都应该做影像学检查以明确诊断和辅助了解病因。一旦确诊为脑出血，应尽快安排转入神经重症监护病房或卒中单元。

三、蛛网膜下腔出血的头痛

蛛网膜下腔出血（SAH）是指脑底部或脑表面血管破裂后，血液流入蛛网膜下腔引起相应临床症状的一种脑卒中，占所有脑卒中的 5% ~ 10%。SAH 不仅对中枢神经系统造成毁灭性打击，而且对其他多个器官产生严重影响。病因也多种多样，病理生理学复杂，临床症状轻重不一，病情进展快，并发症多，临床转归复杂，病死率高。SAH 患者最突出的临床症状是头痛，无论是在重体力活动时或情绪激动状态下，还是在正常活动期间均可发病，发病时还可伴有恶心、呕吐、意识障碍、局灶性神经功能缺损、癫痫发作和脑膜刺激征。若临床上怀疑为 SAH 时，应及时完善头颅 CT 平扫检查，若症状不典型、头颅 CT 平扫检查阴性，仍疑诊 SAH，则应尽早行腰椎穿刺检查，均匀血性脑脊液亦可确诊 SAH。SAH 须与偏头痛发作、脑膜炎等鉴别。若 CT 扫描发现纵裂或横窦区域有高密度影，还应注意与颅内静脉窦血栓形成进行鉴别。SAH 头颅 CT 平扫检查结果见图 1–5。

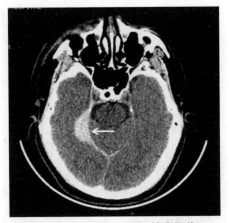

图 1-5　头颅 CT 平扫检查图像

注：小脑幕密度增高（白箭头）。

四、未破裂囊状颅内动脉瘤的头痛

未破裂囊状颅内动脉瘤患者约 18% 有头痛，但头痛无特征性。大约 50% 的患者在囊状颅内动脉瘤发生大的破裂之前会出现预警性头痛或渗漏警告。预警性头痛可位于任何部位，可单侧发作也可双侧发作。其典型表现是突然起病，通常持续 1 ~ 2 天，但也可持续数分钟至数小时到 2 周不等。70% 的患者会出现伴随症状和体征：恶心和呕吐、颈部疼痛和僵硬、视物模糊或重影、运动或感觉障碍、疲乏、眩晕或短暂性意识丧失。超过 50% 的患者在头痛之后出现颈强直和疼痛、恶心和呕吐、短暂性意识丧失，应积极行神经影像学检查以证实。筛查：①≥ 2 位亲属患有颅内动脉瘤（IA）或 SAH 的患者，应进行动脉瘤计算机体层血管成像（CTA）或 MRA 的筛查。在这种家庭中，预测动脉瘤发生的特别高危风险因素包括高血压病史、吸烟和女性性别。②有常染色体显性遗传多囊肾病病史的患者，尤其是有 IA 家族史者，应进行 CTA 或 MRA 筛查；对合并主动脉狭窄的患者和原始侏儒症的患者进行 CTA 或 MRA 检查是合理的。图 1-6 为某椎基底动脉 1/4 段动脉瘤患者头颅 CTA 检查结果。

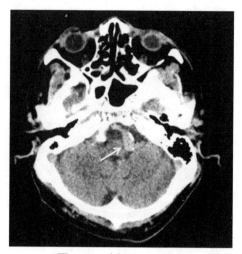

图 1-6　头颅 CTA 图像

注：椎基底动脉 V4 段动脉瘤（白箭头）。

五、颅内肿瘤头痛

生长于颅内的肿瘤通称为脑瘤，其病因至今不明。肿瘤发生自脑、脑膜、脑神经、脑血管和胚胎残余组织者，称为原发性颅内肿瘤。由身体其他脏器组织的恶性肿瘤转移至颅内者，称为继发性颅内肿瘤。颅内高压或肿瘤本身压迫、牵拉颅内痛敏结构时会引起头痛，出现在50% ~ 60% 原发性颅内肿瘤和 35% ~ 50% 继发性颅内肿瘤患者中，表现为发作性头痛、呕吐、癫痫、精神及意识障碍，有思维、情感、智力、意识、人格和记忆力的改变。意识障碍出现较晚，表现为嗜睡甚至昏迷。前囟膨隆、头围增大及颅缝分离现象可在儿童颅内高压患者中出现，并可因脑积水叩诊呈破罐音。患者生命体征改变。一般而言，在颅内压明显增高前，幕上肿瘤患者的头痛多位于前额；幕下肿瘤患者的头痛多位于枕部，并可出现颈肌痉挛；大脑半球肿瘤患者（颅内压没有明显增高前）的头痛常位于病灶侧，也有人认为 1/3 的颅内肿瘤患者其头痛部位与肿瘤所在的位置相符，这有助于病灶的定位；但当颅内压明显增高后，头痛的部位可能失去其定位意义。幕上生长缓慢的肿瘤患者可有局限性叩击痛，幕下肿瘤患者常伴有头晕和强迫头位。X 线平片、脑血管造影、脑室造影、气脑造影、CT、MRI 等检查有助于诊断。

图 1-7 ~图 1-10 为不同颅内肿瘤患者头颅影像学检查图像。

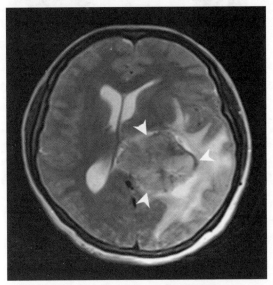

图 1-7 头颅 MRI 平扫检查图像

注：T$_2$FSE 序列示左侧脑室后角处肿瘤（白箭头），中线结构偏移及周围脑组织水肿。

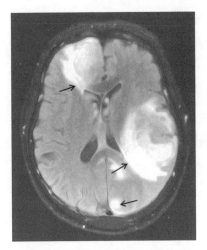

图 1-8 头颅 MRI 平扫检查图像

注：脑实质多发转移瘤（黑箭头）。

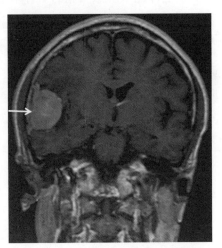

图 1-9 头颅 MRI 增强检查图像

注：T$_1$WI 序列示右侧颅中窝区脑膜瘤（白箭头）。

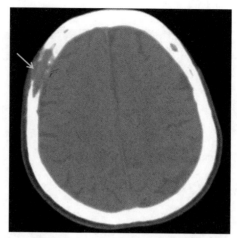

图 1-10 头颅 CT 平扫检查图像

注：右侧额部颅骨转移瘤（白箭头）。

六、颅内感染性头痛

中枢神经系统感染指各种生物性病原体（包括病毒、细菌、立克次体、螺旋体、寄生虫、朊粒等）侵犯中枢神经系统实质、被膜及血管等引起的急性或慢性炎症性（或非炎症性）疾病。典型的临床表现为发热、剧烈头痛、意识水平下降；脑部炎症的标志性反应为脑脊液出现炎症细胞，影像学改变。该类头痛的特点是痛前多数先有发热，头痛部位多为弥漫性，较深在，呈胀痛、跳痛、钝痛、撕裂样痛；摇头、咳嗽、震动躯体可使头痛加剧。成人细菌性脑膜炎的典型表现为发热、头痛、脑膜刺激征、眼球活动疼痛、意识障碍等。头痛的性质常为持续性剧烈全头痛（也可为双侧前额），甚至呈霹雳样剧痛。病毒性脑膜炎的典型表现为突发剧烈头痛、发热、不适感、食欲减退、眼球活动疼痛、畏声、畏光、颈部抵抗等。

七、颅内高压性头痛

特发性颅内压增高（IIH）是一种以颅内压增高为主要特点的临床综合征，除了颅内压增高外，脑脊液检查常为阴性表现，脑脊液成分正常，影像学检查颅内无占位发现，意识水平一般不会受到影响，也被称为假性脑瘤和良性颅内压增高，但也有学者称因其可以导致永久性失明，"良性颅内压增高"这一提法似乎并不准确。临床上常表现为头痛和视力障碍。

【诊断】①进行性头痛，至少具有一项下列特征，且符合标准③及④每日出现；全头部（弥漫性）和（或）持续性（非搏动性）疼痛；头痛可因咳嗽或用力而加剧。②颅内高压符合下列标准：意识清楚的患者，神经系统检查正常，或出现下列任何异常，包括视神经盘水肿、盲点扩大、视野缺损（未治疗则恶化）、第Ⅵ对脑神经麻痹；脑脊液压力增高（非肥胖者 ≥ 200 mmH$_2$O*，肥胖者 ≥ 250 mmH$_2$O，侧卧位腰穿或经硬脑膜外或脑室内压力测得）；脑脊液细胞及化学检查正常（低蛋白质水平可接受）。已排除颅内疾病（包括静脉窦栓塞）；无代谢、中毒或激素原因导致的颅内高压。③头痛发生与颅内压上升的时间点密切相关。④放出脑脊液使压力下降为 120 ~ 170 mmH$_2$O 后，头痛改善，且在颅内压持续保持正常 72 h 内头痛缓解。

此外，临床中还有一类颅内高压性头痛会在部分经皮脊柱内镜术中或术后出现。一项在 28 例局部麻醉（简称局麻）下行经皮内镜腰椎间盘切除术的研究显示：受试者术中及术后头颈部疼痛发生率为 28.6%，通过颈部硬膜外腔压力监测发现术中椎管内灌注液导致的高椎管内压力与头颈部疼痛密切相关，增高的椎管内压力推挤脑脊液及脊髓向头端移位诱发颅内高压。此外，经皮脊柱内镜术中操作导致硬膜囊或脊神经根外膜破裂难以避免。椎管内灌注液经破口进入蛛网膜下腔，水压逐渐蓄积，颅内压增高将更加显著，从而诱发颅内高压性头痛，上述现象必然引发脑灌注降低，潜在致残率和死亡率增加。

八、颅内低压性头痛

颅内低压性头痛是指各种原因造成的脑脊液压力降低（< 70 mmH$_2$O）导致的头痛，多为体位性。患者常在直立后 15 min 内

---

* 1 mmH$_2$O ≈ 9.8 Pa，全书同。

出现头痛或头痛明显加剧，卧位后头痛缓解或消失。颅内低压性头痛主要是由于颅内压力降低后，脑脊液的"液垫"作用减弱，脑组织下沉移位，使颅底的痛觉敏感结构、硬脑膜、动脉、静脉和神经等受牵拉所致。此外，颅内低压性头痛还可伴有眩晕、恶心、呕吐、视物模糊，严重者可出现意识障碍或精神障碍。检查可发现颈部有不同程度的抵抗。根据体位性头痛的典型临床特点应疑诊颅内低压性头痛，腰穿测定脑脊液压力降低（< 70 mmH₂O）可以确诊。部分患者压力测不出，放不出脑脊液，呈"干性穿刺"。少数患者脑脊液细胞数轻度增加，蛋白质、糖和氯化物水平正常。该类头痛应注意与产生体位性头痛的某些疾病鉴别，如脑和脊髓肿瘤、脑室梗阻综合征、寄生虫感染、脑静脉血栓形成、亚急性硬膜下血肿和颈椎病等。

颅内低压性头痛也会发生在脊柱手术术后，硬膜囊撕裂是一种常见的脊柱手术并发症，通常在术中表现为硬膜囊破裂，清亮脑脊液溢出，可伴马尾被冲至硬膜外，但偶有一些仅表现为术后大量清亮或淡红色液体引出或经切口渗出。硬膜囊撕裂的患者，术后出现颅内低压性头痛、恶心、切口水肿、假性脊膜囊肿或神经症状等。

九、高血压头痛

高血压患者出现头痛，属于比较常见的症状。因为血压高的时候，会导致血管扩张，引起颅内压增高，在这期间，有可能会出现血管紧张痉挛，所以就会出现神经性的头痛。持续性血压升高 ≥ 160/100 mmHg*，头痛位于整个头部，呈搏动性，或因身体活动而加剧，至少具有下列两项特征：①精神紊乱；②意识水平降低；③视觉障碍，包括失明、癫痫发作。头痛的发生在时间点上与血压升高密切相关，经有效治疗并控制血压后，头痛在 3 个月内缓解。还有，必须排除其他可以引起这些症状的病因。

十、镇痛药过量性头痛

镇痛药过量性头痛也称药物过度使用性头痛，是近期被确认的一

---

* 1 mmHg ≈ 0.133 kPa，全书同。

种头痛综合征。患者因过度服用顿挫疗法药物来治疗头痛，从而产生的头痛症状。过度使用这些药物导致头痛频率逐渐增加，进而对顿挫疗法或预防性药物变得没有反应。经过数周的时间，患者间断性偏头痛或紧张性头痛发作变得更频繁，甚至变为慢性每日头痛。这种每日头痛逐渐对镇痛药以及其他药物的反应降低，患者如果忘记或延迟服用顿挫疗法药物或预防性镇痛药，头痛症状会加重。镇痛药过量性头痛可能会被医生忽视，并且由于含咖啡因的非处方镇痛药广告的宣传，使得这种头痛变得更加多见。

【症状和体征】镇痛药过量性头痛的临床表现类似变化了的偏头痛或紧张性头痛，其可能表现为这两种常见头痛各自的特点，又与其典型的特点不完全相同，进而使诊断困难。镇痛药过量性头痛的共性是患者常常过度使用下列任何一种药物：解热镇痛药，如对乙酰氨基酚；鼻炎用药；阿司匹林、咖啡因及布他比妥的复方制剂；非甾体抗炎药（NSAID）；阿片类镇痛药；麦角胺以及曲坦类药，如舒马曲坦。

【检查】对镇痛药过量性头痛而言并无特殊检查的必要。检查的目的主要是发现隐匿的病变或鉴别其他类似于紧张性头痛或偏头痛的疾病。对于所有近期发生并考虑为镇痛药过量性头痛的患者，应该进行头颅 MRI 检查，而如果有明显的枕部或颈部症状，就要做颈椎 MRI 检查。如果患者之前紧张性头痛或偏头痛病情稳定，而最近出现症状变化时，也应该做 MRI 检查。如果对镇痛药过量性头痛的诊断有疑问，也应该进行筛查性的实验室检查，包括血液常规、血沉以及血液生化系列。

【鉴别诊断】镇痛药过量性头痛通常在临床上有特定的头痛病史。因为镇痛药过量性头痛表现出多种头痛的特点，如果不仔细询问药物使用史（特别是非处方镇痛药物）会混淆诊断。当原先稳定的头痛症状发生改变时必须严肃对待，在没有重新仔细检查患者之前，切勿自行归因于镇痛药的过度使用。

第三节　其他原因头痛

一、枕神经痛

枕神经痛是由枕大神经和枕小神经挫伤所引起。枕大神经是第2颈神经背根的主要分支和第3颈神经的少量分支。枕大神经与枕动脉伴行，穿过上项线下方的筋膜，支配区从头皮后内侧到头顶。枕小神经源自第2、3颈神经的前支，沿着胸锁乳突肌的后缘穿过其上方，然后分为表皮分支，支配区从头皮外侧到头部表面的耳郭。

引起枕神经痛的不常见原因包括：工作时颈部过度伸展（例如粉刷天花板）所引起的反复性微创伤；长时间盯着位置太高的显示器引起的颈椎伸张。枕神经痛的特点是在枕大神经和枕小神经所分布的颅底部持续地疼痛，伴有偶发的突然电击样感。比较常见的紧张性头痛偶尔会和枕神经痛的疼痛相似。

【症状和体征】患有枕神经痛者，当触摸上项线水平面的枕大神经和枕小神经时，会出现神经支配区域的神经炎疼痛。部分患者转动或侧弯颈椎时会诱发疼痛。

【检查】枕神经痛并无特殊的检查，检查的主要目的是查找隐匿的病变，或其他和枕神经痛相似的疾病。对于所有近期发生头痛并考虑为枕神经痛的患者，应该进行头颅和颈椎 MRI 检查。当早先稳定的枕部神经痛患者发生症状改变时，也应该进行 MRI 检查。头颅和颈椎的 CT 扫描也有助于发现和枕神经痛症状相似的颅内病变。如果对枕神经痛的诊断有疑问，也应该进行筛查性的实验室检查，包括血液常规、血沉以及血液生化系列。

枕大神经和枕小神经的神经阻滞术有助于确诊并区分枕神经痛和紧张性头痛。枕大神经和枕小神经在上项线处很容易被阻滞。

【鉴别诊断】枕神经痛并不是常见的头痛原因。枕大神经和枕小神经在未受伤时很少发生枕神经痛。累及头枕区域的头痛常源自紧张性头痛。紧张性头痛对枕部神经阻滞术没有反应，但是对抗抑郁药（如阿米替林）加上颈部硬膜外阻滞术非常有效。当患者的症状与枕神经痛相符却对枕大神经和枕小神经阻滞术无效时，应重新考虑对枕神经痛的诊断。

二、躯体化疾病的头痛

躯体化疾病的头痛较多见，躯体化症状是一种多症状的疾病，其特征为多重反复发生的疼痛和胃肠、性功能和假神经病学的症状，持续数年且在 30 岁之前发病。头痛无典型特征，患者的病史中有很多身体症状于 30 岁前开始，且发生超过数年，如腹痛、恶心、胸闷、月经不调、阳痿等，导致患者寻求治疗。这种头痛至少包含四种疼痛症状、两种非疼痛的胃肠症状、一种性功能或生殖系统症状，以及一种假神经病学的症状。经适当诊查后，这些症状仍无法以已知的一般身体疾病解释，也无法归因于物质或药物直接造成的反应，或是虽有相关的身体疾病，但是患者的不适或障碍超过病史、体检或实验室检验所预期的程度。

病案举例 1

患者，女，58 岁，因"摔伤致颈部和右肩疼痛、头痛 3 h"入院。该患者于 3 h 前在外骑电动车时不慎摔伤，当时以头颈部及右肩部着地，伴有头痛不适。既往无糖尿病、高血压、冠心病等慢性病史。就诊于我院急诊科，查体：右侧额颞叶可见一大小约 3 cm×3 cm 的瘀紫，有压痛及波动感，颈部活动受限，无颈部抵抗，四肢感觉及活动无异常；右肩部肿胀明显，局部有压痛，肩部活动受限，可扪及骨擦感。辅助检查：血液常规、肝肾功能、电解质均基本正常。颈部 X 线检查提示：第 5、6 颈椎（C_5、C_6）椎体压缩性骨折。右肩部 X 线检查提示：右侧肱骨近端粉碎性骨折。头颅 CT 检查提示：颅内未见确切病变，右侧头皮下血肿形成。诊断：①第 5、6 颈椎（C_5、C_6）椎体压缩性骨折；②右侧肱骨近端粉碎性骨折；③右侧头皮下血肿。收住入院，行骨科常规治疗。入院后约 6 h 患者逐渐出现头痛症状加重；逐渐出现频繁恶心、呕吐，呕吐呈喷射状，呕吐物为胃内容物；无昏迷。立即完善头颅 CT 检查，提示：右侧蛛网膜下腔少量出血，右侧额颞部皮下血肿。嘱患者卧床休息，经补液、脱水、降压、抗纤溶药物、镇痛、保护胃黏膜等治疗，患者症状逐渐改善，生命体征平稳，康复出院。

第二章

眩　晕

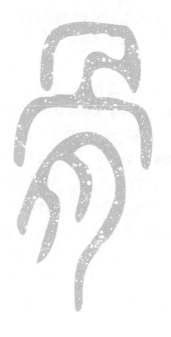

眩晕是由于人体的平衡系统发生问题，导致人体对空间定向障碍的一种运动幻觉，出现自身或环境的旋转、摆动感，临床上也称为真性眩晕。其特点是：①一种有运动的感觉，典型为旋转感，其他如倾斜感、侧拉感、上升下沉等。②常伴随3种病征：眼震，躯体不稳或倾倒，迷走神经激惹征（恶心、呕吐、出汗、面色苍白）。

【发病原因】

（一）前庭系统性眩晕

1. 周围性　①耳源性：外耳及中耳病变，如外耳道耵聍、急慢性中耳炎、咽鼓管阻塞、鼓膜内陷等累及内耳时；内耳病变，如梅尼埃病、迷路炎、内耳药物中毒（如庆大霉素、链霉素等）、内耳耳石病变、晕动病、迷路卒中、内耳外伤及耳硬化症等。②神经源性：听神经瘤、脑桥小脑角肿瘤、颅后窝蛛网膜炎、前庭神经炎及脑膜炎。

2. 中枢性　①脑干病变：如脑干血管病变（椎基底动脉缺血、延髓背外侧综合征、锁骨下动脉盗血综合征、椎基底动脉性偏头痛）、脑干肿瘤、脑干炎、多发性硬化、延髓空洞症、第四脑室肿瘤、扁平颅底及小脑扁桃体下疝。②小脑疾病：如小脑蚓部肿瘤、小脑脓肿、下部小脑梗死、小脑出血。③大脑疾病：如颞叶肿瘤、颞叶癫痫、脑脓肿。

（二）非前庭系统性眩晕

非前庭系统性眩晕有以下几种。①眼性眩晕：如眼外肌麻痹、屈光不正、注视飞快行车或站立高崖俯视危壁时等。②心血管疾病：如高血压、低血压、心律失常（阵发性心动过速或房室传导阻滞）、心力衰竭、脑动脉硬化、偏头痛等。③全身中毒性、代谢性疾病：如糖尿病、过度换气、尿毒症等。④各类原因的贫血。⑤头部外伤性眩晕：如颅底骨折或脑震荡后遗症等。⑥颈椎病。⑦精神性头晕、神经症（神经官能症）等。

【病史采集】

（一）首先确定是否为眩晕

通常依据典型的、有运动感的眩晕发作常表现以突发性和间歇性的外物和（或）自身旋转、翻滚、浮沉或飘移感（闭眼不缓解）为主要症状，伴眼震及迷走神经激惹症状，临床上可诊断为眩晕。

在诊断过程中须与头晕鉴别，头晕多表现为头轻目眩感、眼花、头脑麻木或空虚感、脚步轻浮感或摇晃不稳感，而无运动的感觉；一般不伴眼震、倾倒、偏过定位，无或仅有轻微迷走神经激惹症状；前庭功能检查正常。眼部疾病和系统性疾病（如心脏病、贫血等）以及深感觉障碍疾病常引起头晕，而较少引起眩晕。

头晕也可见于小脑性共济失调引起的失平衡和摇摆的感觉，是由小脑组织中除了绒球小结叶以外的部位损害所引起。耳石功能障碍也可引起头晕，其特点是多在头部做直线运动时出现，如蹲下、起立、行走等（椭圆囊耳石有病变）；头晕也可出现于左右摆头或卧位侧翻身时（球囊耳石有病变）。

此外，头晕常见于一些精神、心理及外伤性疾病，如抑郁症、焦虑症、更年期综合征以及脑震荡后遗症等，其症状较长时间存在或反复出现，可伴恶心或自主神经功能失调症状。往往伴有大脑皮质功能减弱的其他表现，如头痛、失眠、多梦、记忆力减退、注意力不集中、倦乏等。头晕的程度常与情绪不稳、紧张或疲劳相平行。体检常无异常发现。另外，还须与晕厥鉴别，尤其是晕厥发作前的感觉意识丧失和黑矇也会使患者感觉头晕或眩晕。

（二）判断导致眩晕的病变部位及病因

1.详细了解病史及眩晕的特点　发作的形式和频率：是急性还是慢性，是单发、首发还是复发性。发作的持续时间：数秒、数分钟、20 min 以上、数天或持续性。与体位的关系及诱发因素：是否由头位或颈位与体位的改变而诱发，是否与月经、睡眠剥夺、瓦尔萨尔瓦动作、视野中物体的运动有关，发作时能否站稳或向何方倾跌。伴随症状：是否有听力下降、耳鸣、耳胀症状，是否伴有自主神经功能失调症状，是否有复视、构音障碍、共济失调等中枢神经系统症状，是否有畏光、头痛、视觉先兆症状等。

2.详细了解既往史　既往用药史，特别是有无使用过容易引起内耳中毒的药物如链霉素类，容易引起中枢神经系统损害的药物如镇静药、麻醉药和苯妥英钠等；其他病史如头颈部外伤史、耳部和眼部疾病史、心血管病史、内分泌及代谢病史、血液病史；有无眩晕的家族史。

【查体】

（一）前庭功能检查

前庭功能障碍时可发生自发性的前庭症状，如眩晕、眼震、平衡障碍、迷走神经激惹症状；也可通过多种试验诱发出这些症状。根据诱发试验时患者的反应特点可以判断其前庭功能状态（正常、亢进、迟钝、消失）。

1. 自发性眼震的检查　眼震是眼球不自主、短促的往返摆动。前庭器受刺激所产生的眼震为慢相（眼球向某一方向缓慢移动）和快相（继慢相之后眼球迅速返回原位的跳动，是由于大脑皮质的代偿作用产生），临床以快相定为眼震的方向。

检查时患者头部不动，双眼注视前方 50 cm 处的目标，并向左、右、上、下、左上、左下、右上、右下注视，一眼检查，遮盖一眼出现的眼震称为单眼眼震或潜伏性眼震，往往是先天性或中枢性疾病所致。检查时应注意眼震有无快相与慢相之分，眼震的类型（水平性、垂直性、旋转性、斜向性、混合性），眼震的振幅、频率、强度和持续时间。根据这些特点以确定眼震的类型，从而协助判断其病因。几种类型的眼震特点如下。

（1）外周性眼震（前庭外周性眼震）：主要见于内耳疾病。眼震多呈水平性或水平略带旋转性，有快、慢相之分，病变较轻时（刺激性）快相多向病灶侧；病变较重时（破坏性）快相多向健侧。眼震持续时间较短，为时数分钟、数日至数周。多伴有眩晕，其程度与眼震程度较一致，躯体多向眼震慢相侧倾倒，常伴有听力减退。耳石病变正常时，任何头位均不出现眼震；球囊体或球囊角耳石功能增高或不对称时，可出现水平性眼震。耳石源性眼震的特点是眼震持续至头位纠正时为止，有较短的潜伏期，有一定的方向性，病程久则因中枢代偿而消失。

（2）中枢性眼震（前庭中枢性眼震）：主要见于脑干、小脑、内侧纵束的疾病。眼震可呈水平性、旋转性、垂直性或混合性（如为垂直性眼震则提示病变在脑干下部），眼震方向不定，有时并无快、慢相之分，可持续数月至数年。眼震不一定伴有眩晕，两者的程度不一致，眼震方向与躯体倾倒方向无一定关系，多不伴有听力减退。在中枢性眼震中还有两种比较特殊的眼震：①小脑性眼震，其特点已如上述；②内侧纵束性眼震，如内侧纵束有病变，可破坏双眼的协调性共同运动，出现分离性眼震（两侧眼震方向不一致），两侧眼震的程度不等。

外周性眼震与中枢性眼震的鉴别见表 2-1。

表 2-1　外周性眼震与中枢性眼震的鉴别

鉴别点	外周性眼震 （主要为内耳及前庭神经颅外段病变所致）	中枢性眼震 （主要为脑部及前庭神经颅内段病变所致）
眼震类型	水平性、旋转性，多有快、慢相之分	水平性、旋转性、垂直性、混合性，可无快、慢相之分
眼震频率	强度渐减	慢或不定
眼震强度	快，＞6 次 /s	强度持续
眼震持续时间	数分钟、数日、数周	数月、数年
分离性眼震	无	可有
眩晕	常伴有	可无
听力减退	常伴有	可无
其他神经系统阳性体征	无	可有

2. 前庭诱发试验　这是一种用各种方法刺激半规管，借以诱发眩晕、眼震、倾倒、偏过定位、自主神经功能失调症状，以判断前庭功能状态的试验。常用的方法有冷热试验（也称变温试验）、旋转试验、位置试验、视动性眼震试验、眼震电图检查（包括扫视试验、平稳跟踪试验和视动性眼震试验、凝视试验、静态位置试验、动态位置试验和冷热试验）、[平衡试验龙贝格（Romberg）征试验、Mann 试验、直线行走试验]等。

3. 位置性眼震及眩晕　当头部处于某一种或某几种特定位置时出现的眼震及眩晕，称为位置性眼震及眩晕。位置性眼震及眩晕有两种类型：①外周性位置性眼震及眩晕，也称良性位置性眼震及眩晕，大多由内耳的前庭疾病引起；②中枢性位置性眼震及眩晕，也称恶性位置性眼震及眩晕，常由于颅后窝病变尤其是颅后窝肿瘤、多发性硬化、椎基底动脉供血不足、颅脑损伤等引起。外周性和中枢性位置性眼震及眩晕的鉴别见表 2-2。检查方法：患者坐于检查台上，检查者以双手固定患者头部，患者双目注视检查者前额。然后让患者仰卧，观察其有无眼震。如 10 ～ 15 s 仍无反应，则让患者坐起再观察 10 ～ 15 s。随后以同样的步骤让患者左侧卧、右侧卧、仰卧头低 30° 等观察有无眼震。患者头位变动至出现眼震的时间称为位置性眼震的潜伏期，一般为 5 ～ 20 s。诱发的眩晕和眼震一般持续在 1 min 内，表现为"由弱渐强再逐渐减弱"；患者由卧位坐起时，常出现"反向眼震"。

表 2-2　外周性（良性）与中枢性（恶性）位置性眼震及眩晕的鉴别

鉴别点	外周性（良性）位置性眼震及眩晕	中枢性（恶性）位置性眼震
出现时的体位	常仅在一种头位出现，多在患耳向下时	不止在一种头位出现
眼震潜伏期	2 ～ 10 s，常在 5 s 左右	无
眼震持续时间	15 s 左右，30 s 以下	较长，30 s 以上
连续检查出现疲劳现象	有	无
眼震类型	多为水平略带旋转性	水平性、斜向性、垂直性或方向不定
眼震与眩晕程度	一致	多不一致，可只有眼震而无眩晕，或相反
迷走神经反应（恶心、呕吐等）	明显	不明显
其他神经系统阳性体征	无	可有

（二）听力检查

1. 阈上听力检查　是鉴别耳蜗性聋与蜗后性聋的方法之一，同时做重振试验。

2. 声阻抗测定法　不仅可测试中耳的传音功能，而且通过镫骨肌反射测试，可以了解脑干听觉通路的状况。

3.脑干听觉诱发电位（BAEP） 对蜗后、脑干病变的诊断较有帮助。

【检查】

（一）电生理检查

电生理检查包括脑电图、视频脑电图、BAEP、视觉诱发电位（VEP）、眼震电图、耳蜗电图。

（二）神经影像学检查

神经影像学检查包括 X 线、CT、MRI、功能性磁共振成像（fMRI）、MRA、CTA 等。

（三）其他

单光子发射计算机体层成像（SPECT）、正电子发射体层成像（PET）、CT+PET、经颅多普勒超声 TCD、数字减影血管造影（DSA）、脑脊液、脑磁图等，内科尤其是心血管、血液系统检查不能忽视。

【鉴别诊断】

（一）综合分析病变部位和病因

综合病史、阳性体征、辅助检查的结果，进一步考虑眩晕是属于前庭系统性还是非前庭系统性。如属前者，应尽可能鉴别是迷路或前庭神经颅外段的病变所引起，还是前庭神经颅内段、前庭神经核、小脑、脑干、大脑前庭中枢以及它们的上、下行联系束病变所引起，进而确定病因。前庭系统的外周性（耳性）眩晕与中枢性（脑性）眩晕的鉴别见表 2-3。

表 2-3　前庭系统的外周性（耳性）眩晕与中枢性（脑性）眩晕的鉴别

鉴别点	前庭系统的外周性（耳性）眩晕	前庭系统的中枢性（脑性）眩晕
发作形式	常为发作性	急性发作性或慢性持续性
眩晕特点	多呈旋转性或上下左右晃动，程度较剧烈	可表现为旋转性，但较常见的是摇摆感、地动感、倾斜感、侧拉感，程度相对较轻
持续时间	持续时间较短，从数秒、数分钟至数日，很少超过数周（内耳链霉素中毒除外）	持续时间可长可短，视病因不同而异，可长达数月

续表

鉴别点	前庭系统的外周性（耳性）眩晕	前庭系统的中枢性（脑性）眩晕
眼震	水平性或水平-旋转性眼震，慢相向病灶侧，其程度与眩晕较一致，当眩晕程度减轻时眼震也消失	可为水平性、旋转性、垂直性或混合性；眼震与眩晕的出现和程度可不一致（眩晕存在而眼震消失，或相反）
耳症状	可伴有耳鸣及听力减退，系邻近的耳蜗（迷路病变所致眩晕）或听神经（前庭神经颅外段病变所致眩晕）受累之故	很少伴发耳鸣和听力减退
其他神经系统阳性体征	很少伴有	常伴有
自主神经功能	常伴有迷走神经激惹症状	迷走神经激惹症状较轻或缺如
倾倒	常伴有姿势不稳或向病变侧倾倒	也可伴有姿势不稳或倾倒
典型疾病	良性发作性位置性眩晕（壶腹嵴顶结石病）、梅尼埃病	椎基底动脉供血不足、椎动脉急性缺血、小脑、脑干卒中或肿瘤

临床上常遇到一类发作性眩晕，表现为突然发生，在仰卧位或侧卧位突然起坐或急剧转头时最易出现，眩晕有旋转感或其他运动感，可伴恶心、呕吐，但罕见伴发耳鸣，持续时间多为几秒、几十秒，很少超过几分钟。在数天、数周甚至数月内反复发作。临床上对这类眩晕的诊断往往含糊甚至混乱，较多诊断为椎基底动脉供血不足，或者是颈性眩晕、良性发作性位置性眩晕（如壶腹嵴顶结石病），也有诊断为梅尼埃病。事实上这种表现的眩晕均可见于前三种疾病，但以良性发作性位置性眩晕多见。

（二）对眩晕病因诊断的一些线索

1.眩晕发生的年龄　①儿童：常发生眩晕，急性者见于急性小脑炎；如为反复发作性，须考虑有无儿童期良性发作性眩晕（或前庭性偏头痛）；慢性进展性，须考虑是否有颅后窝占位性病变、蛛网膜囊肿或苯妥英钠中毒。②青年：颅内各种疾病，头颈外伤，苯妥英钠中毒。③中年：梅尼埃病（40～60岁），前庭神经炎（30～60岁），良性发作性位置性眩晕。④老年：良性发作性位置性眩晕，丹迪（Dandy）综合征，脑血管病性眩晕（常见的是椎基底动脉供血不足、颈性眩晕）。老年人由于迷路感觉、本体感觉以及视觉的结构退化导致传入冲动减少或不对称，同时中枢控制功能也减弱，所以易发生眩晕和平衡障碍。

2. 眩晕的起病形式及病程经过　①急性，复发性，极短暂性，反复发作数周至数月：良性发作性位置性眩晕（如壶腹嵴顶结石病）。②急性，复发性（有或无），短暂性，持续两周左右：梅尼埃病。③急性，单次发作（可有复发）：脑血管病性眩晕。④急性发生、慢性进展：头颈部外伤性眩晕。⑤急性或亚急性发生，好转或恶化：脑部感染、脑脓肿。⑥慢性，进展性：颅内占位病变（主要是脑桥小脑角肿瘤、脑干肿瘤、小脑肿瘤、第四脑室肿瘤等）。⑦慢性发生，慢性进展，可缓解或加重：慢性颅内高压症。⑧慢性进展性，可有缓解及复发：多发性硬化（由于第四脑室前庭神经进入颅内处的斑块所引起）。⑨慢性发生，较缓慢进展：橄榄体脑桥小脑萎缩（OPCA），脊髓小脑性共济失调（SCA）。⑩亚急性进展至高峰，可缓解：亚急性小脑病（副肿瘤综合征）。

3. 伴随症状　①伴有耳蜗症状：梅尼埃病，内耳药物中毒，脑桥小脑角肿瘤，迷路动脉病变。②伴有轻微或不伴有耳蜗症状：椎基底动脉供血不足，颈性眩晕。③不伴有耳蜗症状：良性发作性位置性眩晕，前庭神经炎，瓦伦贝格（Wallenberg）综合征，脑干或颅后窝肿瘤。④伴有恶心、呕吐：梅尼埃病、前庭神经炎、前庭动脉疾病变、颅内占位性疾病、颅内高压症。⑤除了第Ⅷ对脑神经之外还出现其他神经症状：脑桥小脑角肿瘤，脑内其他结构性病变所致的眩晕。⑥伴有较明显的头痛：颅内占位性、血管性、感染性、外伤性疾病、颅内高压症。⑦伴明显眼花及黑矇：丹迪综合征。

综上，眩晕诊断流程归纳见图 2-1。

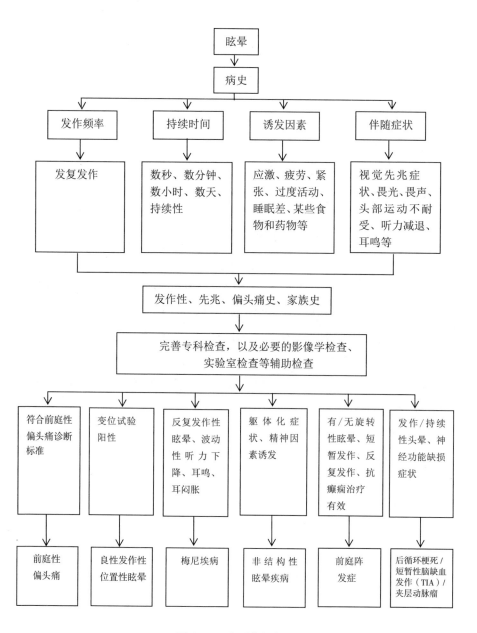

图 2-1 眩晕诊断流程

第一节 周围性眩晕（耳性、神经源性眩晕）

一、梅尼埃病

梅尼埃病是一种原因不明的、以膜迷路积水为主要病理特征的内耳病，临床表现为发作性眩晕、波动性听力下降、耳鸣和（或）耳闷胀感。发病机制是由于内淋巴分泌过多或吸收障碍，引起膜迷路积水，内淋巴压力因而增高，导致内淋巴管扩大以及内耳末梢器缺氧变性所致。通常认为梅尼埃病的发病有多种因素参与，其诱因包括劳累、精神紧张及情绪波动、睡眠障碍、不良生活事件、天气或季节变化等，发病率为（10 ~ 157）/10 万，患病率为（16 ~ 513）/10 万。女性多于男性（约 1.3∶1），40 ~ 60 岁高发。儿童梅尼埃病患者数量约占总梅尼埃患者数量的 3%。部分梅尼埃病患者存在家族聚集倾向。文献报道患双侧梅尼埃病者所占比例为 2% ~ 78%。

【临床表现】梅尼埃病是发作性眩晕疾病，分为发作期和间歇期。①眩晕，发作性眩晕多持续 20 min 至 12 h，常伴有恶心、呕吐等自主神经功能失调症状和走路不稳等平衡功能障碍症状，无意识丧失；间歇期无眩晕发作，但可伴有平衡功能障碍。双侧梅尼埃病患者可表现为头晕、不稳感、摇晃感或振动幻视。②听力下降，一般为波动性感音神经性听力下降，早期多以低到中频为主，间歇期听力可恢复正常。随着病情进展，听力损失逐渐加重，间歇期听力无法恢复至正常或发病前水平。多数患者可出现听觉重振现象。③耳鸣及耳闷胀感，发作期常伴有耳鸣和（或）耳闷胀感。疾病早期间歇期可无耳鸣和（或）耳闷胀感，随着病情发展，耳鸣和（或）耳闷胀感可持续存在。

【诊断】诊断分为临床诊断和疑似诊断。

（一）临床诊断

1. 2 次或 2 次以上眩晕发作，每次持续 20 min 至 12 h。

2. 病程中至少有一次听力学检查证实患耳有低到中频的感音神经

性听力下降。

3.患耳有波动性听力下降、耳鸣和（或）耳闷胀感。

4.排除其他疾病引起的眩晕，如前庭性偏头痛、突发性感音神经性聋、良性发作性位置性眩晕、迷路炎、前庭神经炎、前庭阵发症、药物中毒性眩晕、后循环缺血、颅内占位性疾病等，此外，还需要排除继发性膜迷路积水。

（二）疑似诊断

1.2次或2次以上眩晕发作，每次持续20 min至24 h。

2.患耳有波动性听力下降、耳鸣和（或）耳闷胀感。

3.排除其他疾病引起的眩晕，如前庭性偏头痛、突发性感音神经性聋、良性发作性位置性眩晕、迷路炎、前庭神经炎、前庭阵发症、药物中毒性眩晕、后循环缺血、颅内占位性疾病等，此外，还需要排除继发性膜迷路积水。

检查方面包括耳内镜检查、纯音测听和声导抗检查。根据情况可以选择以下检查项目。①听力学检查：包括脱水剂试验、耳蜗电图、耳声发射（OAE）、听性脑干反应（ABR）等。②前庭功能检查：包括自发性眼震、凝视眼震、视动、平稳跟踪、扫视、位置试验、冷热试验、旋转试验、摇头试验、头脉冲试验、前庭自旋转试验、前庭诱发肌源性电位（VEMP）、主观垂直视觉或主观水平视觉等。③平衡功能检查：静态或动态姿势描记、平衡感觉整合能力测试以及步态评价等。④耳鸣检查：耳鸣声调及强度匹配检查。⑤影像学检查：首选含内听道-脑桥小脑角的头颅MRI检查，有条件者可行钆造影内耳膜迷路MRI检查。⑥病因学检查：包括免疫学检查、变应原检查、遗传学检查、内分泌功能检查等。

二、迷路炎

迷路炎即内耳炎，为耳部感染侵入内耳骨迷路或膜迷路所致，是化脓性中耳乳突炎较常见的并发症。迷路炎主要有四种，即弥漫性浆液性迷路炎、弥漫性化脓性迷路炎、病毒性迷路炎、药物中毒性迷路炎，都可引起眩晕，但以前两者引起的眩晕最重。

【临床表现】①眩晕、恶心、呕吐；②听力减退；③自发性眼震。具体表现为严重眩晕、呕吐频繁，头部及全身稍活动症状加剧，听力完全丧失，可有耳深部疼痛，自发性眼震，初期向患侧，迷路破坏后可转向健侧。前庭功能检查：冷热试验患侧可无反应，一般 3 周后可由对侧代偿其功能，除耳聋外症状逐渐消失。图 2-2 和图 2-3 为中耳迷路炎患者头颅 MRI 平扫检查图像。

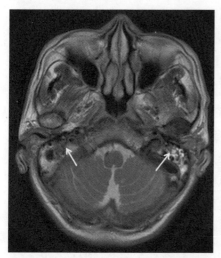 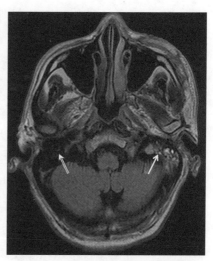

图 2-2　头颅 MRI 平扫检查图像
注：双侧中耳迷路炎（白箭头）。

图 2-3　头颅 MRI 平扫检查图像
注：左侧中耳迷路炎（实心箭头），右侧中耳迷路正常（空心箭头）。

三、外淋巴瘘

外淋巴瘘是指膜迷路周围的外淋巴与中耳腔之间的异常通道，使外淋巴逸出内耳而引起听力障碍和（或）平衡障碍。可分为先天性和后天性。先天性如内耳骨性包囊的孤立缺损、先天性外淋巴瘘伴颞骨或颅外畸形。后天性包括外伤性、肿瘤性、感染性、特发性外淋巴瘘。

本病引起感音神经性聋和眩晕的机制为：①双膜破裂后，使外淋巴液向圆窗纵向流动导致广泛的内外淋巴液混合，引起一系列生物化学和病理生理变化，使耳蜗感觉神经上皮功能严重受损；②外淋巴液流失，空气逸入外淋巴系，使内淋巴液流动受到干扰，声波传导受到破坏，并对耳石器和壶腹终顶产生异常刺激；③继发性膜迷路水肿，螺旋器退行性改变；④浆液性或纤维素性迷路炎。

【临床表现】

1. 听力障碍　可发生于单耳或双耳，程度从轻度到重度，听力损失多为进行性或稳定的感音神经性聋，也可表现为波动性或突发性感音神经性聋。并发于手术者，多为术后出现波动性耳鸣，听力损失一般不重。如瘘管不能修复，耳聋则逐渐加重，言语接受阈升高，言语识别率下降。

2. 耳鸣、眩晕和平衡障碍　发作性眩晕、平衡障碍或共济失调这些周围性前庭症状可单独出现或与感音神经性聋同时发生。特发性迷路窗膜破裂者，多有严重旋转性眩晕，伴恶心、呕吐、出冷汗等自主神经功能失调症状，卧床不起，日后眩晕逐渐减轻，但仍有平衡失调、不稳感。在瘘管修复前，此症状经久不愈。典型患者诉畏强声，听到强声时即有头晕、恶心感，系强声引起镫骨肌反射，使外淋巴液经前庭窗漏出增多所致。外淋巴瘘大多数伴有耳鸣。

【诊断和鉴别诊断】诊断方法包括三个方面。①查"洞"：通过影像检查、耳内镜及手术探查发现瘘管。②查"漏"：通过内镜、手术探查或通过外源性荧光素或内源性标记物（β_2-转铁蛋白）查找外淋巴瘘的证据。近来有学者发现，β_2-转铁蛋白是脑脊液、玻璃体和外淋巴液才有的特殊蛋白质，主张用测定鼓室液体中的 β_2-转铁蛋白作为外淋巴瘘的诊断方法。③查外淋巴瘘所致的反应变化：即眼震电图或听力学检查，以及瘘管试验。

据临床经验，有如下情况者应疑为本病：①不明原因的突发性感音神经性聋伴眩晕，经治疗后眩晕不减轻或虽有减轻，仍有平衡失调、位置性或变位性眩晕，如发病前有鼓室压或颅内压骤升者，更应高度疑为本病；②颅脑外伤后眩晕长期不愈，感音神经性聋逐渐加重者；③良性发作性位置性眩晕。手术探查是确诊外淋巴瘘的重要手段，应作为外淋巴瘘诊断的常规方法。鼓室探查可确定迷路窗的"洞"或"漏"。

四、突发性感音神经性聋

突发性感音神经性聋（简称突发性聋或暴聋），是一种以短时间内听力明显下降为主要表现的综合征。定义为72h内突然发生的、原因不明的感音神经性听力损失，至少在相邻的两个频率听力下降≥20 dB HL。注意，原因不明是指还未查明原因，一旦查明原因，就不再诊断为突发性聋，此时突发性聋只是疾病的一个症状。突发性聋的致病原因不明，与内耳微循环障碍、病毒感染、窗膜破裂、变态反应、血管纹功能不良及代谢障碍等有关，其中内耳微循环障碍和病毒感染学说被普遍接受。临床表现：①突然发生的听力下降；②耳鸣（约90%）；③耳闷胀感（约50%）；④眩晕或头晕（约30%）；⑤听觉过敏或重听；⑥耳周感觉异常（全聋患者常见）；⑦部分患者会出现精神心理症状，如焦虑、睡眠障碍等，影响生活质量。诊断依据：①在72 h内突然发生的，至少在相邻的两个频率听力下降≥20 dB HL的感音神经性听力损失，多为单侧，少数可双侧同时或先后发生；②未发现明确病因（包括全身或局部因素）；③可伴耳鸣、耳闷胀感、耳周皮肤感觉异常等；④可伴眩晕、恶心、呕吐。

五、前庭阵发症

前庭阵发症（VP）在眩晕性疾病谱中占比3% ~ 4%，好发于中年人群，男性稍多于女性，其发病机制与血管袢压迫前庭蜗神经有关。血管压迫导致第Ⅷ对脑神经局部脱髓鞘及继发的动作电位假突触传播，使受微血管波动性压迫的前庭神经活动信号异常放大，可能是其发病的主要病理机制。

【诊断】确诊VP的标准：①至少10次眩晕发作；②多数眩晕发作，每次持续时间不超过1 min；③对于患者个体而言，眩晕发作具有刻板性；④卡马西平或奥卡西平试验性治疗有效；⑤难以归咎为其他疾病。

尽管95% ~ 100%患者存在血管袢压迫前庭蜗神经，但MRI检查发现约1/4的正常人群也存在血管袢与前庭蜗神经的紧密接触，故影像学检查的结果必须结合临床表现才具诊断意义。不典型VP

需要与良性发作性位置性眩晕、直立性低血压性头晕、惊恐发作和少数症状持续短暂的前庭性偏头痛相鉴别。VP 的诊断应结合病史、试验性治疗和辅助检查等综合判断，防止漏诊以及诊断的泛化。

六、耳硬化症

耳硬化症是骨迷路发生反复的局灶性吸收并被富含血管和细胞的海绵状新骨所代替，继而血管减少、骨质沉着，形成骨质硬化病灶而产生的疾病。好发部位为前庭窗前区和圆窗边缘。因病变侵犯的部位和范围不同，临床特征可表现为隐匿性聋、传导性聋、感音神经性聋及混合性聋，部分伴有眩晕症状。

【临床表现】①听力减退，非同时发生的、发展速度缓慢的双耳进行性听力减退；②耳鸣，间歇性或持续性的低音调耳鸣；③威利斯听觉倒错；④眩晕。

【诊断】①症状及病史。②临床检查：外耳道多较宽大，鼓膜正常，活动良好，可能有 Schwartz 征。③听力学检查：音叉试验、纯音测听、声导抗检查、耳声发射、听性脑干反应。④影像学检查：X 线、CT 及 MRI 检查可见前庭窗、圆窗、骨迷路和内听道壁的硬化灶。

七、自身免疫性内耳病

自身免疫性内耳病（AIED）可以是器官特异性的原发性内耳损伤，也可以是某些系统性自身免疫性疾病（非器官特异性，如韦格纳肉芽肿病、多发性结节性动脉炎、系统性红斑狼疮等）累及内耳而出现的症状。临床上部分原因不明的感音神经性聋、突发性聋和梅尼埃病等也可能是由于自身免疫介导的损伤所致。

【临床表现】AIED 的临床表现是多变的，取决于原始病因。主要表现为进行性波动性听力减退，蜗性或者是蜗后性，可以为单耳受累，也可以双耳同时或先后发病；部分患者伴有耳鸣；可伴有眩晕；少数可出现面瘫。病程较长，可持续数周、数月或数年，可伴有系统性自身免疫性疾病，突发性聋或突发性前庭功能低下也可能发生。听力减退和前庭症状可以单独出现，也可以同时发生。相应的实验室检查有助于明确病因。

【诊断】AIED目前尚无可被普遍接受的诊断标准。《中华耳鼻咽喉科杂志》编辑委员会在1994年的全国自身免疫性内耳病研讨会上提出的诊断标准为：①快速进行性、波动性、双侧或单侧的感音神经性聋，可伴有眩晕、耳鸣；②病程数周、数月，甚至数年，但不包括突发性聋；③血清免疫学检查有改变或伴有其他自身免疫性疾病，如关节炎、血管炎、桥本甲状腺炎、肾小球肾炎等；④除外噪声性聋、突发性聋、药物性聋、外伤性聋、遗传性聋、老年性聋等；⑤激素试验性治疗有效。

八、内耳药物中毒性眩晕

一些药物可能会导致眩晕或头晕，主要见于部分抗癫痫药、降压药、抗精神病药物、前庭抑制剂、氨基糖苷类抗生素以及部分抗肿瘤药物等。药源性眩晕发生的机制多与前庭系统受损或直立性低血压相关。多数患者在用药后不久发生，症状的出现与药物的使用常呈锁时关系，如降压药、抗精神病药物、前庭抑制剂、卡马西平或左旋多巴等；部分患者发生在突然停药后，如帕罗西汀、舍曲林等；少数患者发生在长期用药后，如苯妥英钠和氨基糖苷类抗生素等。多数患者在停药后症状可逐渐缓解。

九、良性发作性位置性眩晕

良性发作性位置性眩晕（BPPV），俗称耳石症，是一种相对于重力方向的头位变化所诱发的，以反复发作的短暂性眩晕和特征性眼震为表现的外周性前庭疾病，常具有自限性，易复发，是最常见的外周性前庭疾病。

【病因及发病机制】BPPV的病因和发病机制尚未完全阐明，但多数人接受Epley提出的半规管结石病的假说，认为从椭圆囊中脱落的耳石沉积到后半规管引起BPPV。

【临床表现】典型的BPPV发作是由患者相对于重力方向改变头位（如起床、躺下、床上翻身、低头或抬头）所诱发的，突然出现的短暂性眩晕（通常持续不超过 1 min）。其他症状可包括恶心、呕吐等自主神经功能失调症状，头晕、头重脚轻、漂浮感、平衡不稳感以及振动幻视等。

【诊断标准】

1. 相对于重力方向改变头位后出现反复发作的、短暂的眩晕或头晕（通常持续不超过 1 min）。

2. 位置试验中出现眩晕及特征性位置性眼震。

3. 排除其他疾病，如前庭性偏头痛、前庭阵发症、中枢性位置性眩晕、梅尼埃病、前庭神经炎、迷路炎、上半规管裂综合征、后循环缺血、直立性低血压、心理精神源性眩晕等。

对本病的诊断可通过 Dix-Hallpike 诱发试验阳性以证实。试验方法如下：①患者坐于检查床上，头向一侧转，检查者手扶患者头部并判断患者所坐的位置，以保证患者由坐位变为平卧位时其头部能够超出床沿；②检查者迅速将患者由坐位变成平卧位，头向下垂 30°，观察患者双眼的眼震情况，如果经过短暂潜伏期（1 ~ 5 s），患者出现眩晕和旋转向地性眼震即为阳性；③当患者再由平卧位复原至坐位时，再次出现眩晕和反方向旋转性眼震；④患者头部向另一侧转 45°，重复步骤①~③，比较两次检查时患者眩晕的程度和旋转性眼震的强度，判断出哪一侧后半规管受累，如果头向右侧转 45° 时出现明显眩晕和眼震，则为右侧后半规管受累；反之为左侧后半规管受累，如果向两侧转头时均有明显的眩晕和眼震，则双侧后半规管都受累。但试验阴性也不能排除本病，应继续随诊。对本病进行神经系统检查一般无异常。

十、前庭神经炎

前庭神经炎（VN）在眩晕疾病谱中占比 5% ~ 9%，可能与前驱的病毒感染有关。本病好发于 30 ~ 50 岁，两性发病率相等，病前可有上呼吸道感染症状。VN 常急性或亚急性起病，剧烈的眩晕常持续 1 ~ 3 天，部分可达 1 周；眩晕消失后，多数患者尚有行走不稳感，持续数天到数周；一般无听力障碍。VN 多累及前庭上神经，体检见眼震为水平略带旋转并朝向健侧，甩头试验患侧阳性，闭目难立征及加强试验多向患侧倾倒，冷热试验、视频头脉冲试验（vHIT）及前庭诱发肌源性电位（oVEMP）显示患侧前庭功能显著减退。VN 需要与少数孤立性中枢性眩晕相鉴别。患者应尽早使用糖皮质激素，尽早进行适当的活动。多数患者数周后可恢复正常，冷热试验等异常可持续较长时间；本病的复发率极低。部分 VN 未及时治疗或因单侧前庭功能严重损害，姿势性不稳可迁延不愈，应注意与其他病因导致的慢性眩晕相鉴别。除典型的临床表现外，冷热试验具有较大的诊断价值，vHIT 和 oVEMP 有一定的价值，可酌情选择；眩晕、恶心等症状控制后，应及时停用前庭抑制剂。

十一、丹迪综合征

丹迪综合征是任何年龄都可发生，以老年人多见的一种耳石病。本病是由多种原因引起的耳石功能障碍所致的疾病，如内耳缺血性障碍、耳石变性、先天性耳石病变等。由于正常的前庭反射性眼球运动功能减弱或丧失，当头部活动时视线的调整不能依靠正常的反射，只能依靠眼视动反射，这种反射的潜伏期较长，速度较慢，视线不能迅速对准新的前方景物，即感到视物不清。头位和体位改变过程中突发视物模糊、眩晕、站立不稳，活动停止后这些症状即自行消失，严重时伴恶心、呕吐、倾倒。因而患者常保持头部正位，少动，须做头部活动时患者将动作尽量放缓。本综合征不出现耳蜗症状，也无神经症状。本病常用辅助检查是丹迪试验，方法是让患者直立，双眼注视正前方景物，向其走去数次，如视物模糊，停步后立即变为清晰，则结果为阳性。如做加强试验（原地小跑步），则症状更明显。严重病例可出现恶心、眼震、站立不稳。做前庭功能检查，结果提示单侧或双侧耳石功能改变。还可做平衡试验（Mann 试验、直线行走试验）。诊断本综合征可根据上述眩晕的特点及辅助检查所见，须与梅尼埃病、BPPV、椎基底动脉供血不足鉴别。

第二节　中枢性眩晕

一、椎基底动脉系统短暂性脑缺血发作

本病是指椎基底动脉系统的短暂性脑缺血发作（TIA），而椎基底动脉供血不足（VBI）的诊断虽在临床上常用，但该病的概念至今仍欠清晰，且有较大争论，两病有一定的混淆。

【临床表现】本病的主要临床表现是突然发生眩晕，占 80% ~ 98%，眩晕常是首发症状，性质可为旋转性、浮动性、摇摆性，伴下肢发软、站立不稳，地面移动或倾斜、下沉感。颈部突然过度伸屈（如快速躺下或快速坐起）或侧转可诱发或增剧眩晕。发作时间短暂，往往不超过几分钟，眩晕就会减轻或消失，也可在 24 h 内发生几次，某些病例可持续数天，以后也可再发。眩晕常伴发恶心、呕吐、站立不稳、共济失调，还可伴发下列一种或数种供血不足症状（缺血区在眼部、脑干、小脑）。①黑矇、偏盲，偶尔视物距离及大小有改变；②复视、面麻、呛咳、语音不清，单侧或双侧肢体无力、麻木；③小部分患者有耳鸣，单侧或双侧，耳内疼痛；④头痛，多呈搏动性，后枕部最甚；⑤倾倒发作；⑥少数有晕厥。神经系统阳性体征轻微，可有：①眼震，多呈水平性，少数为垂直性，若未发现自发性眼震，可做位置性眼震检查（必须在患者情况许可时），有时可发现中枢性位置性眼震；②轻度锥体束征，如肌力减弱、腱反射活跃或亢进、腹壁反射不对称；③龙贝格征阳性，指鼻试验欠准；④面部或肢体感觉减退。

【诊断】①发病多在 50 岁以上；②突然出现眩晕，与头位密切相关，持续时间短暂且特定；③眩晕发作伴有一种或数种神经缺血症状或体征（符合椎基底动脉供血区缺血表现）；④眩晕常在 24 h 内减轻至消失，以后可再发作；⑤辅助检查的阳性结果。

VBI 曾广泛地出现在眩晕或头晕的诊断，尽管近年来 VBI 的诊断已鲜有见到，却出现了以后循环缺血（PCI）代之的错误倾向。事实上，

PCI 仅指后循环的脑梗死或 TIA。尽管一些回顾性统计分析发现眩晕发作后患者后循环梗死的风险增高，但眩晕的常见病因并非 VBI 或被曲解的 PCI。因此对于病因不明确的眩晕或头晕患者，应该加强病因诊断或随访，而不应该随意诊断为 VBI 或 PCI。

二、锁骨下动脉盗血综合征

本病是锁骨下动脉第一段（常在左侧）有病变，如狭窄或闭塞、出血、先天畸形、炎症、外伤、肿瘤压迫等，导致患侧椎动脉血流压力下降所致。当患者活动患侧上肢时，心脏流出的血液不能直接流入患侧椎动脉，而健侧椎动脉的血液一部分流入患侧脑组织，另一部分则经基底动脉逆流入患侧椎动脉，再进入患侧上肢，由于血流不足而引起迷路动脉缺血，发生眩晕，还有脑干缺血的其他症状。诱因主要是患侧上肢活动时需血量增加。本综合征的主要临床表现与 VBI 相似。检查可发现患侧上肢：①桡动脉搏动减弱；②收缩期血压比健侧低 20 mmHg 以上；③锁骨上窝可听到血管杂音。确诊有赖于血管造影检查。

三、脑干和小脑病变

脑干和小脑病变在眩晕疾病谱中占比 7%～12%，病因以脑梗死最多，其次为脑出血、多发性硬化、肿瘤、感染和变性病等。眩晕持续数分钟到数小时者多见于 TIA 和部分多发性硬化，持续数小时到数天者多见于脑梗死、脑出血、多发性硬化或感染性疾病，持续数周以上者多见于肿瘤或变性病。绝大多数的脑干和（或）小脑病变同时伴随中枢神经系统损害的其他表现，如偏瘫、偏身感觉障碍、构音障碍、锥体束征或共济失调等典型表现，常同时可见垂直性眼震、凝视性眼震、单纯旋转性眼震、分离性眼震等，平滑跟踪试验阳性而甩头试验阴性，有时可见中枢性位置性眼震、摇头试验的错位性眼震。神经影像学检查等常能帮助确定病变的性质（图 2-4）。

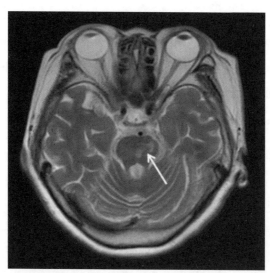

图 2-4　头颅 MRI 平扫检查图像

注：T_2WI 序列示脑干处梗死灶（白箭头）。

四、前庭性偏头痛

前庭性偏头痛（VM）在眩晕或头晕疾病谱中占比 6.7% ～ 11.2%，曾称偏头痛性眩晕，女性患病率明显高于男性。

【诊断和鉴别诊断】前庭性偏头痛的确诊标准：第一，至少发作 5 次中到重度的眩晕或头晕，每次持续 5 min 至 72 h。第二，现病史或既往史中存在符合 ICHD 标准的偏头痛。第三，至少 50% 的眩晕或头晕发作合并下列症状中的 1 项：①头痛，至少符合 2 项，即位于头部一侧或呈搏动性或疼痛达到中到重度或活动后头痛加重；②畏光且惧声；③视觉先兆。第四，临床表现不能用其他疾病解释。除了第一条之外，若患者只存在第二条或第三条，则应诊断可能的 VM。

部分 VM 患者出现梅尼埃病样或 BPPV 样的表现，应注意鉴别；VM 合并焦虑、抑郁的比例较高，应与精神心理性头晕相鉴别。

【治疗】VM 的治疗应参照偏头痛的治疗方案。需要强调的是，既须防止漏诊又须警惕 VM 诊断的泛化；注意 VM 与梅尼埃病等共患病的鉴别。

五、听神经瘤

听神经瘤是耳神经外科的常见疾病，占脑桥小脑角肿瘤的80%～90%。临床表现典型者诊断并不困难，但早期瘤体较小，常因临床表现不典型而易被误诊或漏诊。听神经瘤多源于第Ⅷ对脑神经内耳道段，亦可发自内耳道口神经鞘膜起始处或内耳道底，听神经瘤极少真正发自听神经，而多来自前庭上神经，其次为前庭下神经，一般为单侧，两侧同时发生者较少。听神经瘤是最常引起眩晕的脑部肿瘤，常见于20岁以上的患者。开始常为单侧耳鸣及听力减退，进而发生眩晕，可呈摇摆感、不稳感，旋转性眩晕较少见，以后相继出现同侧三叉神经、面神经及小脑受累症状。检查可见眼震、同侧感音性耳聋、半规管冷热试验反应消失，同侧面神经、三叉神经以及同侧小脑损害的体征。病情较重时还可出现对侧脑干受累，甚至同侧舌咽神经和迷走神经损害。头颅 X 线检查可见病侧内听道扩大或同时有骨质破坏；CT 或 MRI 检查常能清晰地显示肿瘤的情况。图 2-5 为某听神经瘤患者头颅 MRI 平扫检查图像。

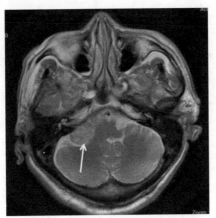

图 2-5　头颅 MRI 平扫检查图像

注：T_2 FSE 序列示右侧脑桥小脑角池听神经瘤（白箭头）。

六、小脑、脑干肿瘤

小脑肿瘤所致的眩晕也常见（但如小脑完全破坏则多不发生眩晕），眩晕可有多种形式，多伴有小脑性眼震及后枕痛。小脑蚓部肿瘤还会引起显著平衡障碍、站立不稳并常向后倾倒。小脑半球肿瘤可伴有同侧肢体肌张力低及共济失调。小脑肿瘤因位于颅后窝，易产生颅内压增高，头痛和眩晕多数都很明显；然而，有些病例其症状和体征在长时间内均不明显，可导致漏诊，可能是病灶还未严重损害脑脊液的循环通路的缘故。但本病罕见伴发听力减退及耳鸣。头颅 CT 或 MRI 检查有确诊价值。图 2-6 为某右侧小脑半球肿瘤患者头颅 MRI 平扫检查图像。

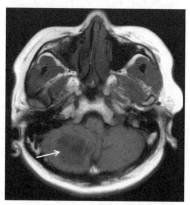

图 2-6　头颅 MRI 平扫检查图像

注：右侧小脑半球肿瘤（白箭头）。

脑干肿瘤的特点是患者逐渐出现一侧或双侧交叉性瘫痪，眩晕及眼震可为持续性，如肿瘤侵犯下脑干，则可有垂直性眼震出现，头颅 CT 或 MRI 检查有确诊价值。

七、颅内感染

（一）急性小脑炎

急性小脑炎多发生于儿童，尤其是幼童，常常在上呼吸道感染 2 ～ 4 周或疫苗接种数周后急性起病，主要症状为较剧烈的眩晕（但患儿常不会表达这种感觉），伴恶心、呕吐、躯体不稳、行走困难、讲话含糊不清等，检查可发现眼、头部、躯干、四肢都有震颤，共济失调，较重的病例不能保持坐位。

（二）小脑蛛网膜炎、脑桥小脑角脑膜炎或蛛网膜炎

其症状和体征均与该处肿瘤的症状和体征相似，但炎症所致的眩

晕较之肿瘤引起的眩晕有较明显的缓解。

（三）脑干脑炎

起病较急，有发热，迅速出现头痛和眩晕，以中脑及脑桥的局灶损害较常见。流行性眩晕可能是病毒性脑炎的特殊类型，呈发作性小流行，临床表现酷似前庭神经炎，但伴有其他神经系统症状，如复视、眼睑下垂、面肌轻瘫等。小脑脓肿以头痛、呕吐、眩晕为其三联症，眩晕可轻可重。其他脑部感染性疾病如引起颅内压增高，患者均可发生头晕或眩晕，程度多数较轻。

八、癫痫性眩晕

眩晕可为颞叶癫痫的一种先兆，呈发作性，极短暂即消逝。前庭癫痫是一种罕见的潜伏性癫痫，可在前庭功能检查时因刺激前庭而诱发，主要表现为短时眩晕和意识丧失；脑电图有癫痫的特征性异常表现，常见为单侧或双侧颞区的尖波或（和）慢波发放。临床少见，按ICHD标准癫痫性眩晕属于局灶性癫痫，通常持续数秒或数十秒，发作与姿势改变无关。能产生眩晕性癫痫的部位包括：顶内沟、颞叶后上回、顶叶中后回、左侧额中回、颞顶叶交界区等。临床上以眩晕为主或仅仅表现为眩晕的癫痫实属罕见；眩晕可以是部分性癫痫，特别是颞叶癫痫的先兆症状。确诊需要脑电图在相应导联显示癫痫样波型。

第三节　其他原因眩晕

一、眼病性眩晕

眼病性眩晕，常在用目力过久或注视较长时间才出现，眩晕的程度较轻，遮盖患眼或闭目休息后眩晕可消失。如为眼肌麻痹所致的眩晕，则向麻痹侧注视时眩晕更明显。从高空向下俯视出现的眩晕也属于眼病性眩晕。Cogan综合征是一种非梅毒性间质性角膜炎，可有发作性眩晕，患者可伴有结节性多动脉炎。有报道眼病性眩晕在眩晕或头晕疾病谱中的占比为4.5%，女性多于男性。

【临床表现】①常有前庭病变史；②症状发生于非特定的活动着

的视觉场景中，如患者处于车流、涌动的人群中或电影屏幕前。

【发病机制】推测为视觉信息与前庭信号在中枢整合过程中发生冲突。

【治疗】眼病性眩晕可合并持续性姿势知觉性头晕（PPPD）。应予以病因治疗、视觉脱敏及适当的心理干预。

二、直立性低血压眩晕

患者在直立位时收缩压和（或）舒张压分别下降超过 20 mmHg 和（或）10 mmHg，临床表现为将要摔倒的不稳感，可能伴随黑矇或视物模糊、恶心、出汗等，但患者的意识并未丧失，症状多持续数秒到数十秒，极少超过数分钟，有时也称为晕厥先兆。病因多为降压药过量、血容量不足或自主神经功能障碍，也可为心脏器质性疾病，可由空腹或饱食后运动所诱发。患者出现上述表现或疑诊本病时，应行"三位"血压监测、直立倾斜试验及必要的心脏检查。

【治疗】应对因治疗，如纠正降压药的过量使用或血容量不足，自主神经功能障碍者应予以病因治疗，必要时可使用糖皮质激素或盐酸米多君等。避免诱因，如空腹或饱食后过量运动。心脏疾病患者应转至专科就诊。

三、全身疾病性眩晕

部分贫血、低血糖、甲状腺功能低下或亢进、严重的心肌梗死或心律失常、心力衰竭、水电解质或酸碱平衡紊乱、眼肌麻痹和屈光不正等疾病可能导致头晕，应重视全身相关疾病的病史采集、全面的查体和必要的辅助检查。几乎全身各系统的疾病都可发生眩晕，而以心血管疾病最为常见。颈动脉窦综合征患者常于头颈部突然转动、衣领过紧或颈部突然受压时迅速出现眩晕，重者伴发晕厥。直立性低血压患者于卧位突然转为直立位时，可骤然发生眩晕及晕厥。中度或重度贫血患者常在用力或运动时出现眩晕，真性红细胞增多症患者也常有眩晕。低血糖引起的眩晕多发生于饥饿时，伴出汗、手震、全身无力和不稳感，纠正低血糖后眩晕可明显缓解。

四、精神心理性眩晕

目前对精神心理性眩晕的诊断尚无统一意见，大致可概括为 3 个方面：①患者没有器质性病理损害或损害轻微难以解释其前庭症状（巴拉尼协会的定义）；②患者存在器质性病理损害但因为合并的精神心理障碍而明显加重或导致前庭症状的迁延；③患者并无器质性病理损害但因精神心理障碍而表现为非特征性的头昏、头闷。既往相关的诊断概念包括姿势性恐惧性眩晕和慢性主观性头晕。精神躯体性疾病性眩晕以女性较多见，常有诱因，如情绪不佳、紧张、过劳等，伴以显著的自主神经功能失调症状，如恶心、上腹部不适、面色苍白、出汗、心悸、耳鸣等。眩晕多为发作性，持续数小时或数天，体检一般无明显阳性发现，或可发现四肢腱反射对称活跃、肢端湿冷、伸手及伸舌有微细震颤、眼睑震颤等。

五、颈性眩晕

眩晕是骨科临床中较常见的主诉之一，很多眩晕患者会到骨科门诊就诊。关于颈性眩晕的诊断命名、发病机制、治疗及预后，临床上充满争议。

目前有 3 种颈性眩晕发病机制假说。第一种是交感神经激惹学说，国内已有文献证实后纵韧带、椎动脉上存在交感神经的纤维，颈椎退行性改变后容易刺激、压迫交感神经，而产生临床症状；第二种是本体感受器移位学说，颈椎失稳后颈椎活动时容易刺激颈部的本体感受器，产生眩晕的感受；第三种是椎动脉扭转学说，椎动脉走行的通道发生病变，比如横突孔受压，颈椎转动时，椎动脉在特定体位时受压狭窄而使头颅供血不足，产生眩晕症状。这 3 种假说迄今仍未有结论性的证据。颈椎病与眩晕存在着因果关系，有研究发现眩晕组 71.4% 的患者伴有颈椎病，而且颈椎退行性改变非常明显，而非眩晕组仅 32.9% 的患者有颈椎病。

颈性眩晕的临床表现除了发作性眩晕外，常合并头晕、头痛、恶心、胸闷、血压不稳，还伴有颈肩上肢痛、四肢麻木、行走不稳等颈椎病症状。影像学检查包括彩色多普勒超声检查（CDS）、X 线检查、CT 检查、

MRI 检查等，动态的影像学检查更有意义。动态 X 线检查可以评估颈椎前屈后伸位的稳定性，CT 检查、MRI 检查可以发现颈椎的退行性改变，如椎间盘退行性改变、椎管狭窄、钩椎关节增生等变化。MRA 检查、CTA 检查在明确椎动脉的问题上是非常实用的，然而血管造影是有创检查，因此不能作为常规筛查手段，只有高度怀疑时才能应用，为患者做头部转动位的 DSA 检查有发生医源性的椎动脉堵塞风险。CDS 是无创而又可靠的检查颈部血管的方法，而且可以用来鉴别锁骨下动脉盗血综合征等相关疾病。

病案举例 2

　　患者，女，69 岁，因"反复眩晕 2 年，加重 3 天"入院。患者 2 年前无明显诱因出现眩晕，院外诊断：颈性眩晕。患者进行了间断门诊治疗。3 天前患者无明显诱因出现眩晕不止，于社区医院就诊，仍考虑颈椎病，给予康复理疗、甲磺酸倍他司汀片（敏使朗）口服后未见好转，故到我院*就诊，门诊以"眩晕，待诊"收住入院。既往有高血压，且不规律服药，血压控制欠佳，收缩压为 160～170 mmHg；高脂血症，未服用药物。入院症状：眩晕，枕部疼痛，伴间断呕吐，行走不稳。查体：体温（T）36.4℃，脉搏（P）66 次/min，呼吸（R）20 次/min，血压（BP）176/89 mmHg；意识清楚，眼震（＋），心、肺、腹（－），共济失调，四肢肌力正常。头颅 CT 检查提示：小脑出血。血钠：126 mmol/L。治疗：①立即卧床、密切监测生命体征，每小时观察瞳孔、意识 1 次，吸氧，保持呼吸道通畅。②20% 甘露醇 125 ml 每 8 h 静脉注射 1 次。③西咪替丁 0.2～0.4 g/d，预防消化道出血。④补钠（9～12 g/d），纠正电解质紊乱。⑤并发症预防：翻身拍背，预防感染；双下肢充气治疗预防血栓。⑥其他：营养支持、良姿位摆放、康复功能锻炼、心理支持等。48 h 复查 CT：出血范围未见扩大，1 周后患者病情稳定出院，嘱定期门诊随访。

*病案中的"我院"指四川省骨科医院，全书同。

病案举例 3

患者，男，56 岁。因"反复颈肩背部疼痛伴头晕 1 年，加重 10 天"入院。患者 1 年前无明显诱因出现颈肩、背部疼痛，呈持续性酸胀、痛，伴头晕、行走不稳，感视物旋转、恶心、呕吐，无胸闷、心悸，无四肢无力及行走踩棉花感，不伴有发热、身痛等症状；症状以长时低头、劳累后加重，休息可稍缓解。在外院神经内科及耳鼻喉科就诊，在医生建议下转诊到骨科，后在康复科住院，行相关检查后诊断为"颈椎病"，予输液、口服药物、针灸、中频电疗等治疗后症状好转。后上述症状反复发作，患者均在住家附近社区医院理疗控制症状。10 天前无明显诱因出现上述症状加重，休息无缓解，到我院就诊后以"颈椎病"收住院。既往史：无特殊。专科查体：颈椎反弓，无侧弯畸形，椎旁肌痉挛，寰枕部、$C_3 \sim C_6$ 棘旁压痛，颈椎活动正常，双侧肩胛间区压痛，四肢肌力、肌张力、感觉及腱反射对称正常，病理征未引出，颈椎间孔挤压征（－），双侧臂丛牵拉试验（－），过伸过屈试验（－），旋颈试验（＋）。颈肩痛视觉模拟评分（VAS 评分）：4 分。影像学检查（图 2-7 ~ 图 2-9）：颈椎正、侧位及过伸、过屈位数字 X 线摄影（DR）提示颈椎退行性改变，$C_4 \sim C_7$ 椎间隙变窄。诊断：颈性眩晕。治疗方案：$C_4 \sim C_5$、$C_5 \sim C_6$、$C_6 \sim C_7$ 椎间盘激光修复术。术后颈肩痛 VAS 评分：2 分。眩晕症状好转。椎间盘激光修复术以热毛细效应和热塑效应消除颈椎间盘内异常生长鲁菲尼小体及颈椎间盘内炎症反应，以缓解颈性眩晕症状。椎间盘激光修复术是治疗本病的最安全有效的微创手术方法，难点在于穿刺技术。

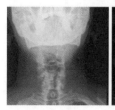 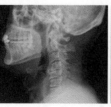 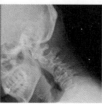 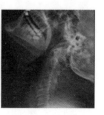

正位　　　　　侧位　　　　　过屈位　　　　　过伸位

图 2-7　颈椎 DR 图像

注：颈椎退行性改变，$C_4 \sim C_7$ 椎间隙变窄。

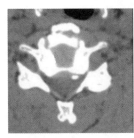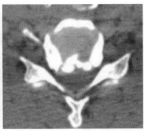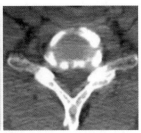

颈椎退行性改变　　　　　　$C_4 \sim C_7$ 椎间隙变窄　　　　　　$C_4 \sim C_7$ 椎间盘膨出

图 2-8　颈椎 CT 平扫检查图像

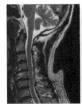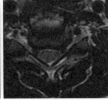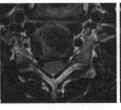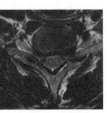

颈椎退行性改变　　　$C_4 \sim C_7$ 椎间隙变窄　　　$C_4 \sim C_7$ 椎间盘膨出　　　$C_4 \sim C_6$ 终板炎

图 2-9　颈椎 MRI 平扫检查图像

第三章

晕　厥

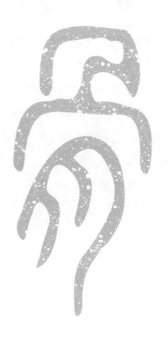

晕厥是由一过性全脑供血不足，导致急性发生的、短暂性的、自限性的意识丧失。患者因肌张力消失而倒地或不能维持正常姿势，可于短时间内恢复。若意识丧失时间超过 10 s，有些患者可发生抽搐。

【病因】

（一）心血管性

1. 神经源性血管减压及血管迷走反射性

（1）外源性刺激经压力感受器传至延髓：①血管减压（血管迷走反射性）；②神经心脏性；③颈动脉窦性，如心脏抑制性、心血管减压性、混合性及中枢性；④舌咽神经痛性。

（2）伴回心血量减少：①排尿性；②咳嗽性；③瓦尔萨尔瓦动作，举重；④餐后。

（3）内源性精神性刺激：①恐惧、焦虑（最常见为晕厥先兆）；②见到血液；③癔症性。

2. 交感神经系统衰竭性（直立性低血压性）

（1）周围性自主神经功能衰竭：①糖尿病；②完全性自主神经功能衰竭；③吉兰 - 巴雷综合征（GBS）；④淀粉样变性；⑤交感神经切除术后；⑥使用降血压及其他阻滞血管支配神经的药物。

（2）中枢性自主神经功能衰竭：①原发性自主神经功能衰竭；②帕金森病；③脊髓痨；④脊髓空洞症；⑤横贯性脊髓炎；⑥使用有中枢作用的降压药。

3. 心源性

（1）器质性：①心室流出道与流入道阻塞，如主动脉狭窄、肥厚型心肌病、二尖瓣狭窄、心房黏液瘤、肺动脉栓塞、法洛四联症（Fallot 四联症）、肺动脉高压（PH）；②泵衰竭，如心肌梗死、人工心脏瓣膜功能异常、全心缺血；③心脏压塞；④主动脉夹层动脉瘤。

（2）电生理紊乱：房室传导阻滞、病态窦房结综合征、室上性或室性心动过速、长 QT 间期综合征（LQTS）及与起搏器有关的功能异常。

（二）非心血管性

1.神经源性 ①脑血管病，如脑动脉粥样硬化、脑动脉狭窄或阻塞、颈动脉及椎基底动脉 TIA（动脉粥样硬化、颈过度伸展）；②锁骨下动脉盗血综合征；③无脉病；④正常颅内压脑积水；⑤癫痫发作；⑥延髓性昏厥；⑦慢性铅中毒性脑病；⑧颅脑损伤后；⑨偏头痛（基底动脉性）。

2.代谢与血液性 ①缺氧，如高空缺氧、低氧血症；②低血糖症；③过度通气；④严重贫血。

3.精神性 ①恐惧性疾病；②重度抑郁症；③癔症；④转换性疾病；⑤心理冲突躯体化；⑥幻想性虚构性病或住院癖。

【病史采集】晕厥的病史采集非常重要，通过详细的病史询问对患者进行评估，判断其是否为晕厥，是否为高危患者，以及确定晕厥的病因。

大多数血管迷走反射性晕厥通过典型病史和症状即可诊断。发现诱发因素，了解药物的使用情况及并发症，可帮助判断预后。询问发作时的情境、前驱症状、患者的自诉和旁观者对晕厥事件及生命体征的观察及晕厥后症状。鼓励录制发作时的视频，有助于判断病情。晕厥与进餐和体力活动的关系、前驱症状持续的时间，有助于鉴别神经介导性与心源性晕厥。对老年患者，特别需要了解并发症和药物使用情况。对心血管疾病患者，要注意既往用药史，有无晕厥或猝死家族史。

（一）发作的诱因

以用力为诱因的晕厥发作者多见于心源性晕厥，特别是由于心室流出道梗阻性疾病，如主动脉瓣狭窄、原发性肺动脉高压、梗阻性肥厚型心肌病等，也常见于发绀型先天性心脏病，如法洛四联症。用力也是引起严重脑血管阻塞的诱因。疼痛、情绪不稳、恐惧、见血以及长时间站立，或处于拥挤、闷热环境中等引起的晕厥发作者，多见于血管迷走反射性晕厥。急剧转颈、低头或衣领过紧诱发晕厥者，应想到颈动脉窦性晕厥。从卧位或久蹲位突然转变为直立位时出现的晕厥，最可能是直立性低血压性晕厥。紧接于咳嗽后或吞咽后的晕厥，考虑为咳嗽性或吞咽性晕厥。在排尿期间或排尿完毕出现的晕厥，大抵是排尿性晕厥。

（二）发作的体位

血管迷走反射性晕厥、颈动脉窦性晕厥大多数在站立或坐位时发生，尤其是在拥挤、高温环境下的长时间站立时；但心源性晕厥的发作多与体位无明显关系，可在卧位发生，通气过度综合征也常在卧位发作。直立性低血压性晕厥多在体位突然变换为直立位时，或与有低血压作用药物的使用和剂量改变有密切关系，或与伴有自主神经功能障碍的帕金森病叠加，如多系统萎缩等。

（三）发作的伴随症状及体征

面色明显苍白见于神经介导性晕厥，特别是血管迷走反射性晕厥；面色苍白和发绀多为心源性晕厥。明显的呼吸困难见于心源性晕厥；呼吸缓慢而带鼾声出现于某些脑源性晕厥。血压显著下降见于直立性低血压性晕厥以及血管迷走反射性晕厥，后者尚伴有脉搏缓弱。两上臂收缩压相差大于 20 mmHg 者，要考虑是否有锁骨下动脉盗血综合征或主动脉夹层动脉瘤的可能。心率、心音及心电图改变见于大多数心源性晕厥，如发现心尖搏动移位、震颤、心脏增大等体征，则更符合心源性晕厥。颈动脉怒张见于心源性晕厥，发作后有心前区疼痛者应怀疑心肌梗死。眼底或周围血管有栓塞者，须考虑有心房黏液瘤的可能。

（四）既往史

心源性晕厥可存在明确的器质性心脏病，发作之前可有心悸或伴有胸痛，有心脏猝死家族史。神经介导性晕厥可有反复发作的晕厥史。直立性低血压性晕厥者要注意有无帕金森病或帕金森样病病史。

【查体】查体包括卧位和直立位 3 min 的血压和心率变化，注意心率和节律的异常，以及心脏杂音、异常心音，如奔马律、心包摩擦音等提示器质性心脏病的证据；通过初步的神经系统检查寻找局灶性功能缺损，必要时进一步行神经系统专科详细检查。

（一）一般情况

心源性晕厥患者常有发绀和明显呼吸困难等；血管迷走反射性晕厥和重度贫血性晕厥患者则常有面色苍白等；脑源性晕厥患者常有面色潮红、呼吸缓慢而不规则等体征。

（二）血压

血管迷走反射性晕厥和心源性晕厥患者常有血压明显降低；高血压脑病性晕厥患者常有血压显著增高；主动脉夹层性晕厥可致两侧上臂血压相差 20 mmHg 以上等。

（三）心脏体征

心源性晕厥患者常有心脏增大、器质性心脏杂音、异常心音（如开瓣音、奔马律等）和（或）心律不齐等。

（四）神经系统体征

神经源性晕厥患者可有一时性偏瘫、肢体感觉异常、偏盲、言语障碍或病理反射阳性等表现。

【检查】

（一）与心脏相关的检查

一方面，按需要选择如心电图、超声心动图、心电监测、动态心电图、心脏负荷试验、运动试验，另一方面，如果心脏有异常发现，应进行血流动力学检查和（或）心血管造影方面的评价，以明确其功能上的意义。此外，由于心律失常是器质性心脏病患者发生晕厥最常见的病因，所以应通过无创性检查来评估患者对快速或缓慢性心律失常的易感性。

（二）其他检查

其他检查包括常规脑电图、视频脑电图、颈椎 X 线检查或颈椎 CT 检查和（或）MRI 检查，脑部 CT、MRI、CTA、MRA 检查，脑脊液检测等。如果通过初步检查排除了器质性心脏病，直立倾斜试验则是首选的最有意义的诊断性试验。因为在这种情况下，血管迷走反射性晕厥的可能性最大。有充分的研究表明，在倾斜角度为 60° ~ 70° 且没有诱发药物的情况下，直立倾斜试验的特异性为 90% 左右；在有诱发药物的情况下，直立倾斜试验的特异性降低，但不影响其临床使用。直立倾斜试验结合创伤性电生理检查能提高晕厥病因的诊断率。颈动脉按摩是提示颈动脉窦反射过敏导致晕厥的一种检查方法。

【鉴别诊断】晕厥的鉴别诊断，尤其要注意与一些可引起短暂意识障碍的疾病鉴别。

1. 与眩晕的鉴别　眩晕主要是感到自身或周围景物旋转或摇摆晃动的感觉，眼或头部转动时症状增剧，通常无意识障碍。

2. 与昏迷的鉴别　昏迷的意识障碍持续时间较长，较难恢复。

3. 与休克的鉴别　休克的早期意识仍清醒或仅表现为迟钝，周围循环衰竭更明显且持久。

4. 与癫痫的鉴别　癫痫小发作一般无诱因，患者不倒地，面色、血压及脉搏无改变，发作及终止比晕厥快，发作完毕可立即继续原来的工作或活动；而晕厥发作后患者全身软弱无力，不愿讲话或活动，晕厥发作时脉搏减慢、血压下降，脑电图出现普遍性慢波，而癫痫小发作的脑电图见有 3 Hz 的棘慢波。晕厥如伴发抽搐，须与癫痫全面性发作鉴别，后者发作时面色发青，血压及脉搏改变不明显，抽搐多表现为四肢开始时为强直性继而为痉挛性；而晕厥持续时间较长，出现的抽搐多表现为肢体不规则的零星抽动。

5. 与其他原因造成的短暂性意识障碍鉴别　各种原因造成的代谢紊乱，如低血糖、低氧血症、过度通气造成的低碳酸血症等引起的意识障碍均不属于晕厥；各种原因造成的中毒和椎基底动脉 TIA 也须与晕厥鉴别。

综上，晕厥的诊断流程见图 3-1。

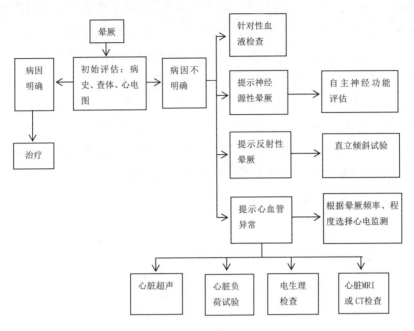

图 3-1 晕厥诊断流程

第一节 心源性晕厥

心源性晕厥（cardiogenic syncope）占全部晕厥的 9%~34%。引起心源性晕厥的情况有：心搏停止、心律失常（心动过速或过缓）、心室流入道或流出道受阻、心内由右至左分流增加、渗漏或裂解的主动脉瘤、急性肺动脉栓塞等。心源性晕厥的发生是由于急性心排血量骤减，随即脑灌注量急降而出现晕厥，晕厥可发生于卧位、体力活动时或活动后。心源性晕厥在各类晕厥中最危险，猝死常见于心源性晕厥，大多数晕厥患者的猝死原因为心律失常。

一、心律失常

在心源性晕厥中，以心律失常所致的晕厥最常见。

心电图具有下列征象之一可诊断心律失常性晕厥。①在清醒的状态下持续窦性心动过缓（＜ 40 次 / min）、反复窦房传导阻滞或者窦性停搏＞3 s，并且为非体育运动训练所致；②二度Ⅱ型和三度房室传导阻滞；③交替性左、右束支传导阻滞；④室性心动过速或快速的阵发性室上性心动过速；⑤非持续性多形性室性心动过速合并长或短 QT 间期；⑥起搏器或自动复律除颤器（ICD）故障伴有心脏停搏。心电监测特别是长时程心电监测是诊断心律失常性晕厥的主要方法。与交感神经激活相关的晕厥可做运动试验，如长 QT 间期综合征Ⅰ型和儿茶酚胺敏感性多形性室性心动过速。对无创检查不能明确病因且高度怀疑为心律失常性晕厥的患者可进行电生理检查。

二、左心房黏液瘤与左心房巨大血栓

左心房黏液瘤可发生在任何年龄，绝大多数发病于 30 ～ 60 岁，女性受累概率 3 倍于男性，发病可能与遗传有关。晕厥常发生于从卧位起坐或起立时，由于黏液瘤或漂浮球状巨大血栓嵌顿于房室瓣口，造成急性暂时性心脏排血障碍或中断，引起脑缺血及晕厥，甚至惊厥，晕厥发生时可能在心前区闻及相应的杂音。超声心动图检查是诊断黏液瘤的可靠方法。

三、主动脉瓣狭窄

约有 10% 的主动脉瓣狭窄病例（先天性或获得性，各年龄组均有）发生晕厥，是由左室流出道梗阻、心排血量减少所致。几乎所有的患者在晕厥前都有用力史。当运动时，冠状动脉供血亦相对不足，导致严重的心肌缺血，心排血量进一步下降。主动脉瓣狭窄是以瓣膜的纤维钙化病变为基础，延及房室结，可引起房室传导阻滞，合并的快速性室性心律或反射性迷走神经张力增高等因素均可导致晕厥。体检可发现特征性收缩期杂音（常伴有可触到的颤动）。晕厥时间一般较长，晕厥后可有明显无力、呼吸短促及心绞痛。X 线检查及心电图检查均可发现左心室肥厚。

四、左室流出道梗阻

心室流出道肌性肥厚导致心室排血受阻，以原因未明的主动脉瓣狭窄最常见。在激动或运动后，由于交感神经兴奋，流出道心肌收缩增强，梗阻加重，可发生脑缺血，引起头晕、易疲劳及晕厥，常伴有呼吸短促和心绞痛。多数发病于 30～40 岁。在闭口呼气动作用力期，心尖内侧及胸骨下段内侧可听到粗糙的收缩期杂音。心电图常有异常 Q 波和预激综合征等改变。超声心动图检查，尤其是二维超声心动图对本病有确诊价值。心导管检查可发现左室腔与流出道间明显压力阶差，心血管造影也是证实本病的可靠方法。

五、心肌梗死

心肌梗死引起的晕厥以发生在左心室前壁梗死者居多，因左心室前壁内神经丛与颈动脉窦有联系。急性心肌梗死（AMI）以晕厥为主要表现者，多见于伴有高血压或老年冠心病者。晕厥多发生于心前区疼痛的高峰即严重缺血阶段，伴脉搏减慢或消失，意识丧失持续时间稍长，亦可反复发作。心电图检查可确诊急性心肌梗死和伴随的心律失常。

六、先天性心脏病

先天性心脏病合并右至左分流者发生晕厥比其他类型的先天性心脏病常见，其中以法洛四联症引起者居多，患儿在啼哭或用力时，由于外周血管的阻力下降，使由右向左的分流增加，动脉血氧饱和度降低而致晕厥。

七、肺栓塞和肺动脉高压

肺栓塞以晕厥为首发症状的占 11%～20%。肺动脉高压患者在用力时或用力后发生晕厥，其原因主要是心肌缺血，导致心室颤动、心排血量剧减所致。晕厥前有短时头晕、眼花、上腹部不适、窒息感、心脏紧迫感以及用力性呼吸困难，意识丧失常伴发绀。本病若发生晕厥可能是猝死的先兆。血气分析时即使安静状态下也呈低氧血症。肺栓塞的确诊检查包括 CT 肺动脉造影（CTPA）、放射性核素肺通气 / 灌注（V/Q）显像、磁共振肺动脉造影（MRPA）、肺动脉造影等，肺栓塞确诊影像学检查包括加压静脉超声（CUS）、CT 静脉造影（CTV）、放射性核素静脉显像、静脉造影等。图 3-2 和图 3-3 为肺动脉高压和肺栓塞相关影像学检查图像。

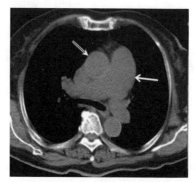

图 3-2　CT 平扫检查图像

注：肺动脉（实心箭头）较主动脉（空心箭头）明显增粗，提示肺动脉高压。

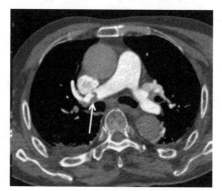

图 3-3　CTA 检查图像

注：右侧肺动脉血栓形成，提示肺动脉栓塞（实心箭头）。

八、大动脉炎

　　大动脉炎是指主动脉及其主要分支和肺动脉的慢性非特异性炎性疾病。其中以头臂血管、肾动脉、胸腹主动脉及肠系膜上动脉为好发部位，常呈多发性，因病变部位不同而临床表现各异，可引起不同部位动脉狭窄、闭塞，少数可导致动脉瘤。本病多发于年轻女性，亚洲妇女最常见。有 35% ～ 75% 的患者发生晕厥，患者可在起立、走路或活动过剧时，由于回流到脑部的血流量减少而发生晕厥，特别是在运动后、站立或头部活动时。体检可发现两侧动脉搏动减弱或消失，两侧血压降低。

第二节　神经源性血管减压及血管迷走性晕厥

一、血管迷走性晕厥

血管迷走性晕厥（VVS）又称普通晕厥，最为常见，是由多种因素触发引起周围血管扩张、低血压和心动过缓所致的自限性晕厥发作。多发生于体弱的年轻女性，可由激动，恐惧、焦虑、晕针、急性感染、创伤、剧痛等引起。在高温、通风不良、疲乏、饥饿、妊娠及各种慢性疾病情况下更易发生。常发生于立位或坐位时，起病前先有短暂的头昏、注意力不集中、面色苍白、恶心、上腹不适、出冷汗、心慌、无力等症状，严重者有 10 ~ 20 s 晕厥先兆。如能警觉此先兆而及时躺下，症状可缓解或消失。初时心搏常加快，血压尚可维持，以后心搏减慢，血压渐下降，收缩压较舒张压下降更多，故脉压缩小。当收缩压下降为 50 ~ 60 mmHg 时，出现意识丧失数秒或数分钟，可伴有苍白、出冷汗、脉搏弱且缓、瞳孔扩大，少数患者可有尿失禁，醒后有无力、头昏等不适；较重者醒后则有遗忘、精神恍惚、头痛等症状，持续 1 ~ 2 天康复。发作间歇期直立倾斜试验阳性支持该病的诊断。

二、颈动脉窦性晕厥

颈动脉窦性晕厥又称颈动脉窦综合征（CSS），是一组自发地突发性头昏、乏力、耳鸣以致晕厥的临床综合征。病因最常见是动脉粥样硬化，其他如动脉炎、颈动脉体瘤、近窦处的炎症、肿瘤、淋巴结肿大、瘢痕组织、人为压迫等。发病诱因大多是突然引起颈动脉受压的因素，如急剧转颈、低头、刮面、衣领过紧等。按其发作时脉搏和血压的改变分为 3 型。①迷走型：出现晕厥并有明显的窦性心动过缓或房室传导阻滞，偶可发生窦性停搏，本型占 70%。②减压型：出现晕厥伴有血压下降，心率改变不明显。如晕厥伴有心率及血压均明显改变者称混合型颈动脉窦性晕厥。③脑型：因脑血管收缩发生广泛性脑供血不足，出现晕厥、心率及血压变化不大。相关检查：①颈动脉窦刺激试验：颈动脉窦受刺激诱发心动过缓和血压下降或出现晕厥者常可确定诊断。②直立倾斜试验：约 50% 的颈动脉窦综合征患者在此试验中出现阳性，因此在与血管迷走性晕厥的鉴别方面，直立倾斜试验的价值不大。

三、舌咽神经痛性晕厥及吞咽性晕厥

少数舌咽神经痛患者在疼痛发作时可伴发心动过缓、血压下降而致晕厥，甚至发生抽搐，一般持续 10 ~ 15 s，也属于吞咽性晕厥。在吞咽时食团依次通过口腔、咽和食管 3 个部位。支配这些部位的神经有舌咽神经及迷走神经。它们在解剖与生理上有密切的联系。在某些情况下，如咽、食管或纵隔存在疾病，吞咽时食团的刺激可引起迷走神经张力增高，反射性抑制心脏，导致严重的窦性心动过缓、房室传导阻滞及血压下降，进而脑血流量急剧减少而发生晕厥。此外，类似发作常可出现在气管镜、食管镜及胃镜等检查操作时。

四、排尿性晕厥

排尿性晕厥多见于中年男性患者，偶见于老年人。多在排尿中或末尾发生，发病前有头晕、眼花、无力等。意识突然丧失 1 ~ 2 min，并同时晕倒，易发生外伤。自然苏醒者不留后遗症。该病的发生机制可能是由于过度扩张的膀胱迅速排空时，通过迷走神经反射性地引起心动过缓与血管扩张，急促排尿时胸腔内压上升，夜起排尿而骤然转变体位及自主神经不稳定等多种因素，引致心排血量降低和暂时性脑缺血。在站立位做前列腺检查过程中发生的晕厥，称前列腺性昏厥。

五、咳嗽性晕厥

由于剧烈咳嗽后发生的短暂意识丧失称为咳嗽性晕厥，多见于慢性支气管炎、慢性喉炎或百日咳患者。咳嗽时胸腔内压增高而致静脉回流受阻，回心血量减少，心排血量降低；同时咳嗽也使颅内压增高，两者均能引起脑血流量减少而发生晕厥。本病亦可发生于大笑、用力大便、快奔上楼或举重等费力的活动时。

第三节　直立性低血压性晕厥

直立性低血压性晕厥也称体位性低血压性晕厥（OHS），是从卧位或久蹲位突然转为直立位时发生的一种晕厥，常发生于直立体位后3 min 内。引起该病的原因如下。①药物：最常见，如血管扩张药、利尿药、吩噻嗪类药、抗抑郁药。②血容量不足：如出血、腹泻、呕吐等。③神经源性：原发性自主神经功能障碍，见于单纯自主神经功能障碍、多系统萎缩、帕金森病、路易体痴呆；继发性自主神经功能障碍见于糖尿病、血管淀粉样变性、脊髓损伤、自身免疫性自主神经病变、副肿瘤性自主神经病变、肾衰竭。该类晕厥的特点是：①通常无诱因；②晕厥前期和晕厥后期的症状均不明显；③意识丧失时间短；④血压急骤下降，心率无大改变（继发于低血容量者可有心动过速）；⑤立即卧床则症状可缓解。直立性低血压性晕厥的诊断依据症状出现在卧位或坐位突然直立时，收缩压下降 ≥ 20 mmHg、舒张压下降 ≥ 10 mmHg，或收缩压降为 < 90 mmHg。血压体位试验、直立倾斜试验和基础自主神经功能检查可协助诊断。

血压体位试验方法：让患者平卧，2 min 后测量血压，站立后 1 min内测量直立位血压。5 min 后按此顺序复测一遍。正常人站立时收缩压下降一般不超过 20 mmHg，舒张压基本不下降，通过躯体的调节反射于 30 ~ 40 s 血压回升。如直立位收缩压下降 > 20 mmHg，舒张压下降 > 10 mmHg，且持续较长时间不恢复，同时出现脑缺血症状者，可诊断为直立性低血压。本病若为隐性，可在做此试验前嘱患者先做体力活动，引起小动脉扩张后则较易诱发。

第四节　脑源性晕厥

一、脑血管病晕厥

本病是由于脑动脉或主要供应脑血液循环的动脉发生病变、功能紊乱或受压，导致一时性广泛的或局限的脑供血不足所引起。动脉狭窄或阻塞主要见于动脉粥样硬化与闭塞性大动脉炎（无脉病），动脉受外来压迫或发生扭曲可见于肿瘤、颈椎病、上颈椎畸形或其他颅内外病变，颈动脉、椎动脉与基底动脉及其主要分支是主要病变部位。阻塞程度越重，越易发生晕厥。本病多见于老年患者，晕厥时可伴发偏瘫、偏身感觉障碍等局灶性神经系统体征。站立、咳嗽等动作可使血压稍降而引起晕厥。无脉病患者在运动时可发生眩晕和晕厥，多见于年轻女性，其特点为桡动脉搏动消失，可有偏瘫，受累血管部位可闻及杂音。晕厥起源于颈动脉、椎动脉病变或受压时，患者做转头动作或压迫颈部可出现颈痛、恶心、呕吐、眩晕、视物模糊，发作一般仅数秒钟，易反复发作。怀疑脑源性晕厥，应行头颅 CT、脑血管造影、颈动脉和椎动脉血管 B 超等检查，以对因治疗。

二、延髓性晕厥

本病是多种原因累及延髓的调节心率与血管运动中枢所致，见于延髓型脊髓灰质炎、狂犬病、卟啉病、吉兰－巴雷综合征或其他原因引起的上升性麻痹等急性神经系统疾病，亦可见于延髓、脑桥病变（如延髓空洞症、肌萎缩侧索硬化或胶质瘤），以及应用镇静催眠药、抗抑郁药与麻醉药等对血管运动中枢有直接抑制作用的药物等。根据神经系统病变的其他表现或用药史，可诊断延髓性晕厥。

第五节　血液成分异常性晕厥

一、低血糖性晕厥

低血糖性晕厥可见于应用过量胰岛素的糖尿病患者或注射胰岛素后未及时进食的患者，也见于使用胰岛素促泌剂或含有胰岛素促泌剂成分中成药的患者，胰岛细胞瘤或晚期肾上腺、垂体功能不全或肝病患者等。患者在晕厥前常有心慌、出冷汗、眩晕、复视、乏力等感觉。晕厥多缓起，恢复亦缓慢。发作时血压与脉搏改变不多。轻症常发生于餐后 2～5 h，可无意识障碍。诊断时可参考病史，本病发作时血糖降低，注射胰岛素或口服甲苯磺丁脲（或反应性低血糖患者进食高碳水化合物食物）可诱发，发作时注射葡萄糖可迅速解除症状。重症肝病（尤其是原发性肝癌、肝硬化、肝炎）引起低血糖性晕厥也时有之，在乙醚麻醉后尤易激发。荔枝病是发生于荔枝收获季节的急性疾病，患者常因进食过多荔枝而未进食晚餐，一般在翌晨发病，表现为低血糖症状，严重时会突发晕厥，注射葡萄糖溶液多有疗效；患者大多为儿童。

二、通气过度综合征

本病是由于情绪紧张或癔症发作引起呼吸增强与过度通气时，二氧化碳（CO_2）排出量增加，导致呼吸性碱中毒而引起脑部毛细血管收缩，使脑细胞缺氧所致。轻症者感到头晕、乏力、颜面及四肢有针刺感、麻木感和发冷感觉，间或感到恍惚。症状可持续 10～15 min，发作与体位无关，血压稍降，心率增快，不伴有面色苍白，亦不因躺下而缓解。当患者安静后发作即终止，并可由过度通气而诱发。诊断：①在排除其他器质性疾病的前提下，根据发病前多有心因性因素、典型的症状、动脉血气分析证实呼吸性碱中毒、过度通气激发试验部分或完全诱发出主要症状做出临床诊断。常见于女性。②过度通气激发试验：通过潮气末 CO_2 分析仪让患者自主过度呼气 3 min（60 次 / min）诱发出患者呼吸调节功能的不稳定性，使其过度通气造成呼吸性碱中毒，全部或部分复制出重要症状。③试验性治疗：试用含 CO_2 的气体让患者吸入，可阻止症状的发作。

三、重度贫血

重度贫血患者可因血氧浓度低下而在用力时发生晕厥。

四、高山性晕厥

人如未经适应性锻炼而从平原地带进入高山或高原地区，在短期内可因机体急性缺氧而发生晕厥。迅速缺氧时首先影响中枢神经系统，开始是兴奋，渐入抑制状态，表情淡漠、反射迟钝、不思饮食、嗜睡，最后发生晕厥——高山性晕厥。脑脊液检查可有压力增高，蛋白质、葡萄糖、细胞计数一般无改变。心肺及血液常规检查通常无显著异常。约半数患者血压升高。由于呼吸频率、肺泡 CO_2 分压降低，可引起呼吸性碱中毒。缺氧也可增加肺毛细血管的通透性，从而导致急性肺水肿。

第六节　癔症性晕厥

癔症性晕厥是以突然晕倒、不省人事、手足厥逆为主症的一种病症，一般晕厥时间较短，醒后无后遗症，但也有一厥不复而导致死亡者。本病多见于女性，患者多有活泼、敏感而不够坚定的性格特征。发病前常有明显的精神刺激因素；晕倒复醒后，受刺激又可复发。发病时主要表现为突然晕倒，呼之不应，问之不答，推之不动；或有意识朦胧，全身僵直，或有手足不规则舞动，面部表情紧张，发作时间可长达数小时。晕倒环境多较安全，常在有人在场的情况下发病。无口吐涎沫、二便失禁等，血压、脉搏等正常。发病后可有肢瘫、失音、遗忘等症状。平常有忧郁、焦虑、烦躁、喜叹息等神情症状。各种有关检查示无器质性病理基础，或虽有某些轻微变化，但与症状的显著性极不相称。

病案举例 4

患者，女，72岁，2020 年 11 月 18 日因"右肱骨远端骨折"入院治疗，否认既往高血压、糖尿病、心脏病及肺部慢性疾病史，11 月 21 日在全麻下行右肱骨远端骨折切开复位内固定术、肘关节稳定术（内侧副韧带修复术），手术顺利，安返病房。术后第 2 日 16 时 55 分，患者起床上厕所返回病床后突发意识丧失、呼之不应，约几秒后患者意识恢复，自诉心悸不适，测得生命体征：BP 76/48 mmHg, P 62 次 /min, R 28 次 /min。予以吸氧、心电监测、建立静脉通道等处理，并立即行床旁心电图、急查血液生化等。17 时 22 分，患者再次出现呼之不应，且大动脉搏动消失、血压不能测出、心率 25 次 /min、经皮动脉血氧饱和度（SpO$_2$）68%，立即行胸外心脏按压、静脉注射肾上腺素、使用血管活性药物，并在简易呼吸球囊辅助呼吸后，行气管插管、有创呼吸机辅助呼吸。急查血液生化结果：发病后 1 h 高敏肌钙蛋白 T 0.034 ng/ml 磷酸肌酸激酶 496 U/L，发病后 1.5 h 高敏肌钙蛋白 T 0.406 ng/ml、磷酸肌酸激酶 478 U/L，发病后 3 h 高敏肌钙蛋白 T 0.690 ng/ml、磷酸肌酸激酶 1 431 U/L，发病后 7 h 高敏肌钙蛋白 T 1.205 ng/ml、磷酸肌酸激酶 4 472 U/L。结合心电图检查结果，诊断为非 ST 段抬高心肌梗死。此患者经抗血小板、稳定斑块、抗凝、扩冠状动脉等病因治疗后生命体征逐渐平稳，康复出院。

病案举例 5

患者，男，14 岁，2021 年 9 月 15 日因突然晕倒在某医院急诊科入院治疗。患者 14 天前因车祸撞击左上腹，感左上腹疼痛，经 B 超检查未发现异常，疼痛逐渐缓解，未予重视。急诊查体：T 35℃，P 120 次/min，R 25 次/min，BP 70/40 mmHg，精神紧张，烦躁，口渴，面色苍白，黏膜干燥，呼吸深而快，瞳孔等大、等圆，对光反射正常，颈软，心率 120 次/min，双肺未见异常，左上腹腹肌紧张，明显压痛、反跳痛。血红蛋白 60 g/L。B 超检查：较大的脾包膜下血肿及腹腔内积血。经手术对症治疗后痊愈。

注意：重视上腹外伤的动态观察。

病案举例 6

患者，男，64 岁，2021 年 1 月 15 日因"右股骨头缺血坏死"在某医院做全髋关节置换术。患者神志清楚，心肺未见异常，血小板 350×10^9/L，D- 二聚体 1.2 mg/L。1 月 19 日，患者起床时突然出现短暂意识丧失，约 1 min。近日患者偶有咳嗽，咳少许黄痰，查体双肺底可闻及少许细湿啰音，胸部 X 线片提示双下肺感染，予抗感染对症治疗。1 月 25 日患者咳嗽、咳痰消失，未出现晕厥，复查胸部 X 线片提示双肺感染灶较前有吸收，准备 1 月 26 日出院。1 月 26 日早上，患者从坐位直立时再次晕厥，约 2 min 清醒，查 D- 二聚体 4.2 mg/L，立即做双下肢静脉彩超，提示右下肢深静脉血栓形成，立即做胸部 CTA 检查，提示肺栓塞。经治疗后痊愈出院。

注意：在有血栓高危因素存在，或患者下蹲后直立时出现晕厥的情况下，首先要高度怀疑肺栓塞的发生，晕厥有可能是唯一症状。

第四章

意识障碍

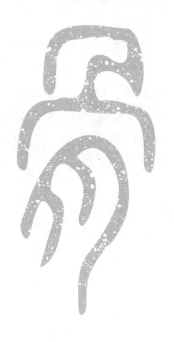

意识障碍是由维持人脑意识的特定脑部结构受损，导致人对内、外环境的意识觉醒水平下降，以及意识活动保持抑制状态，是多种病因引起的一组神经功能缺失的症候群。

【意识障碍的分级】

临床上根据意识损害的轻重将意识障碍分为嗜睡、昏睡和昏迷。昏迷是最严重的意识障碍，表现为对周围事物和声、光等刺激丧失反应，意识活动完全中断和丧失，根据程度不同分为轻度、中度和重度。

1. 轻度昏迷　也称浅昏迷或半昏迷。患者的随意运动丧失，对周围事物以及声、光等刺激全无反应，但在强烈的疼痛刺激时（如压迫眶上神经）可见患者有痛苦表情、呻吟和下肢的防御反应；吞咽反射、咳嗽反射、角膜反射和瞳孔对光反射仍然存在；呼吸、脉搏、血压一般无明显改变。大小便潴留或失禁。

2. 中度昏迷　患者对周围事物及各种刺激均无反应，对于剧烈的刺激或可出现防御反应；角膜反射减弱，瞳孔对光反射迟钝，眼球无转动。呼吸、脉搏、血压已有改变；大小便潴留或失禁。

3. 重度昏迷　全身肌肉松弛，对各种刺激全无反应。腱反射、吞咽反射、咳嗽反射、角膜反射和瞳孔对光反射均消失。呼吸不规则，血压或有下降，大小便失禁，偶尔潴留。此时机体仅能维持最基本的功能。

【发病机制及原因】

许多神经系统疾病和全身疾病均可导致意识障碍。不同的病因和不同的发病部位，其发病机制亦不同。但其共同的病理生理改变是脑干网状结构损害和（或）大脑皮质联系中断；神经递质的合成、释放、储存障碍，递质平衡失调及突触传递阻滞；脑的能源严重缺乏。疾病的发生导致上述的病理生理改变后即可发生意识障碍。

导致意识障碍的病因众多，一般可将其分为结构性原因和代谢性原因，前者包括颅内天幕上病变和天幕下病变，后者主要是指全身系统疾病继发性脑部损伤，即代谢性原因。

意识障碍疾病的分类见表 4-1。

表 4-1　意识障碍疾病的分类

Ⅰ . 全身性疾病	（三）垂体性昏迷
一、急性感染性疾病	（四）甲状腺危象
（一）病毒感染	（五）黏液水肿性昏迷
1. 流行性乙型脑炎（乙脑）	（六）糖尿病性昏迷
2. 森林脑炎（蜱传性脑炎）	1. 糖尿病酮症酸中毒所致昏迷
3. 单纯疱疹病毒性脑炎	2. 高渗性非酮症糖尿病性昏迷
4. 带状疱疹病毒性脑炎	（七）乳酸酸中毒所致昏迷
5. 亚急性硬化性全脑炎	（八）低血糖性昏迷
6. 脑膜脑炎型脊髓灰质炎	（九）慢性肾上腺皮质功能减退症性昏迷
7. 肠道病毒性脑膜（脑）炎	（十）肺性脑病
8. 淋巴细胞脉络丛脑膜炎	三、水、电解质平衡紊乱
9. 类脑炎型病毒性肝炎	（一）稀释性低钠血症
10. 流行性出血热	（二）低氯性碱中毒
11. 脑炎型流行性感冒	（三）高氯性酸中毒
12. 传染性脑炎	四、外因性中毒
（二）立克次体感染	（一）工业毒物中毒
（三）细菌性感染	1. 一氧化碳中毒
（四）螺旋体感染	2. 急性硫化氢中毒
（五）真菌感染	3. 急性苯中毒
1. 隐球菌性脑膜炎	4. 急性苯胺中毒
2. 念珠菌性脑膜炎	5. 急性丁二烯中毒
3. 组织胞浆菌性脑膜炎	6. 急性二硫化碳中毒
4. 毛霉性脑膜炎	（二）农药类中毒
（六）寄生虫感染	1. 急性有机磷中毒
1. 脑型疟疾	2. 急性有机氯中毒
2. 急性脑型血吸虫病	3. 急性有机汞中毒
（七）感染中毒性脑病	4. 急性氯化苦中毒
二、内分泌及代谢障碍性疾病	5. 急性磷化锌中毒
（一）尿毒症	6. 急性硫酸亚铁中毒
（二）肝性脑病	（三）药物类中毒

续表

1. 巴比妥酸盐中毒	1. 壳核出血
2. 吩噻嗪类中毒	2. 丘脑出血
3. 急性吗啡类药物中毒	3. 脑叶出血
4. 颠茄类中毒	4. 脑干出血
5. 急性醇类中毒	5. 小脑出血
（四）植物类中毒	6. 继发性脑室出血
1. 氰化物中毒（包括木薯、苦杏仁中毒）	（二）蛛网膜下腔出血
2. 急性棉籽中毒	（三）脑梗死
3. 钩吻中毒	（四）其他脑血管疾病
4. 苍耳子中毒	1. 高血压脑病
5. 白果中毒	2. 颅内静脉窦血栓形成
（五）动物类中毒	三、颅内占位性疾病
毒蛇咬伤	四、闭合性颅脑损伤
五、物理性及缺氧性损害	（一）脑震荡
（一）热射病（中暑性高热）	（二）脑挫裂伤
（二）日射病	（三）外伤性颅内血肿
（三）触电	1. 硬脑膜外血肿
（四）高山性昏迷	2. 硬脑膜下血肿
Ⅱ. 颅内病变	3. 脑实质内血肿
一、脑感染性疾病	五、颅内压增高与脑疝形成
二、脑血管病	六、癫痫
（一）脑出血	

【病史采集】病史询问涉及：①意识障碍发生的缓急，历时长短，演变及伴随的症状；②意识障碍是首发症状，或之前有症状而提示其是在某些疾病基础上演变的；③过去有无发生意识障碍，其异同和可能的联系；④有无外伤，是否服用药物、毒物或接触煤气等化学物；⑤有无癫痫、高血压，有无严重的肝、肾、肺病，有无糖尿病、心脏病等病史。

【查体】

（一）皮肤与黏膜

感染与酒精中毒的患者皮肤潮红。一氧化碳中毒时皮肤呈樱红色。缺氧性心、肺疾病及硝基苯、亚硝酸盐中毒呈发绀。贫血、失血、休克者肤色苍白。黄染提示肝胆疾病或溶血。躯干上部蜘蛛痣为肝脏病征。瘀点见于败血症、流行性脑膜炎、感染性心内膜炎。皮肤湿冷见于休克、低血糖症。皮肤干燥见于糖尿病性昏迷、失水及中枢性高热。

（二）呼吸

呈深大呼吸者应考虑代谢性酸中毒（糖尿病、尿毒症等）；鼾声呼吸且伴有呼吸时一侧面肌瘫痪者提示脑出血；呼吸急促多为急性感染性疾病；低血糖性昏迷的呼吸则较浅。呼气带有氨味见于尿毒症性昏迷；呼气带有烂苹果味见于糖尿病性昏迷；呼气有苦杏仁气味见于氢氰酸（苦杏仁、木薯、氰化物等）中毒；呼气及排泄物（尤其是尿液）有大蒜样臭味见于有机磷农药中毒；呼气中及尿液出现"肝臭"提示为肝性脑病。脑部广泛损害或代谢障碍时，可引起过度通气后呼吸暂停现象；双侧大脑深部病变或天幕上占位病变，可产生潮式呼吸；中脑下部和脑桥上部病变，可引起中枢神经性过度通气；脑桥下部病变，可引起长吸式呼吸；比奥（Biot）呼吸（呼吸深浅或节律完全不规则）见于延髓背内侧病变。

（三）发热

意识障碍伴发热常见于各种颅内外感染、脑出血或蛛网膜下腔出血；昏迷伴体温过低可见于休克、低血糖、中毒、甲状腺功能减退、肾上腺皮质功能减退等。

（四）脉搏

脉搏触诊有助于及时发现阿－斯综合征（Adams-Stokes syndrome）。脉慢而充盈见于脑出血、酒精中毒；脉慢而弱见于吗啡类药物中毒；脑脓肿患者的脉搏常缓慢、充实而规则，而脑膜炎患者的脉搏多细速。颠茄类中毒、氯丙嗪中毒时脉搏显著加快。

（五）血压

血压显著升高常见于脑出血、高血压脑病。脑梗死、尿毒症或蛛网膜下腔出血亦可有高血压。急性颅内压增高及脑干缺血时收缩期血压升高，如库欣反射（Cushing 反射）。血压降低除见于休克外，亦可发生于阿－斯综合征、甲状腺功能减退、糖尿病性昏迷、肾上腺皮质功能减退、镇静催眠药中毒等。

（六）眼症状

通过瞳孔和瞳孔对光反射、眼球的反射运动和运动反应可以区分天幕上病变，天幕下病变和毒性代谢性原因引起的意识障碍。天幕上病变的病因常为大面积脑梗死、硬脑膜下出血、脑出血、脑脓肿、脑肿瘤、脑外伤等，瞳孔通常为正常大小，对光反射正常，眼球反射运动正常，而运动反应常不对称，出现天幕疝时瞳孔变大，对光反射消失，运动反应呈对称性。天幕下病变常见的病因为脑干及小脑的梗死、出血、肿瘤、脓肿和脱髓鞘病等，瞳孔常为中等大小；中脑病变时对光反射消失，如累及脑桥则呈针尖样瞳孔；眼球反射运动的改变是中脑病变时影响内收运动，如累及脑桥则影响内收和外展运动，当病变为单侧时运动反应不对称，而双侧病变时运动反应可对称。毒性代谢性原因所致意识障碍的最常见病因为中毒、低血糖、糖尿病酮症酸中毒所致昏迷、肝性脑病、肾性脑病、胰性脑病、电解质平衡失调、低氧血症、中暑、低体温、高血压脑病等，瞳孔通常大小正常，对光反射正常。安定类、阿片类制剂中毒可呈针尖样瞳孔和对光反射消失，抗胆碱药物中毒则瞳孔变大伴对光反射消失，而眼球反射运动常为正常，运动反应通常是对称的。浅昏迷时眼球可有水平或垂直的自发性游动，随昏迷加深，中脑及脑桥受累时眼球游动消失。两眼球明显分开斜视提示中脑受损。两眼球偏向偏瘫对侧，表示病灶在偏瘫对侧的大脑半球；如偏向偏瘫侧表示病变位于偏瘫对侧的脑干。两眼向下偏斜见于丘脑及丘脑底部病变与广泛的中脑损害。两眼持续向上偏斜见于缺氧缺血性脑病。两眼球反侧偏斜见于脑干病变、中毒代谢性脑病或原有隐斜视者。双侧瞳孔缩小如针眼，伴有高热是原发性脑桥出血的特征，若患者还有四肢阵发性强直性抽搐，则是脑室出血的表现。双侧瞳孔大小不等或忽大忽小，可能是脑疝的早期征象；单侧瞳孔散大和对光反射消失，是蛛网膜下腔出血、颅内血肿以及小脑幕切迹疝等病变压迫动眼神经的结果。双侧眼球同向偏斜的急性昏迷患者，提示有脑出血或大面积脑梗死的可能；突然昏迷而伴有单侧眼肌麻痹的患者，有可能是颅内动脉瘤破裂出血；昏迷患者伴有高热和单侧（有时是双侧）眼球突出以及眼外肌麻痹时，要想到海绵窦血栓性静脉炎。对昏迷患者进行眼底检查，视神经盘水肿是颅内压增高重要而客观的指征；视网膜有渗出、出血以及动脉改变，有助于尿毒症、恶性高血压和糖尿病的诊断。玻璃体下出血常见于蛛网膜下腔出血。

（七）颈强直

颈强直是各种脑膜炎和蛛网膜下腔出血常见而有诊断意义的征象，颈强直或伴有颈痛应警惕早期枕骨大孔疝的可能。

（八）局灶性神经系统体征

昏迷患者有无局灶性神经系统体征，有助于鉴别是全身性病变所致的昏迷还是颅内病变所致的昏迷。如伴有偏瘫体征，则提示颅内有局灶性神经系统病变，常见于脑血管病、脑部感染、颅脑损伤、颅内占位性疾病等。但无局灶性神经系统体征的昏迷也可能是颅内病变，如蛛网膜下腔出血、脑积水或脑内静脉窦血栓形成导致的，不少患者除有颈强直外，并未发现局灶性神经系统体征；如癫痫发作后的昏迷，局灶性神经系统病征常缺如。发生昏迷的某些化脓性脑膜炎患者不一定伴有脑膜刺激征，尤其是婴幼儿或老年患者在疾病的早期阶段。昏迷患者伴有双侧巴宾斯基征阳性，见于多种原因所致的昏迷，如脑血管病、颅脑损伤、颅内感染、低血糖状态和中毒性昏迷等。

（九）不随意运动

意识障碍伴有不随意运动如肌肉抽搐见于尿毒症、肺性脑病；扑翼样震颤多见于肝性脑病，也可见于肺性脑病；二硫化碳、阿托品类、有机氯等中毒可发生阵发性抽搐；一氧化碳、有机磷、氰化物、士的宁等中毒可引起强直性抽搐；使用胰岛素过量可引起阵发性或强直性抽搐；癫痫样发作可见于高血压脑病、脑出血、蛛网膜下腔出血、脑栓塞、颅脑损伤等疾病；舞蹈样动作见于风湿性脑病。

（十）伴有精神症状的意识障碍

如谵妄多由于感染、蛛网膜下腔出血或外源性中毒所引起；昏迷而有兴奋躁动，见于颅脑损伤、酒精中毒等；昏迷患者显得安静，所谓宁静型昏迷，见于尿毒症、营养不良或衰竭性昏迷等。

【检查】中枢神经系统结构性损害所致意识障碍是最常见的病因，因此，中枢神经系统的全面查体、头颅 CT 及腰穿检查非常重要。尿常规、血糖的检查可尽早发现低血糖昏迷和糖尿病酮症酸中毒所致昏迷。血气分析、血电解质分析以及肝肾功能的检查可明确诊断乳酸酸中毒所致的昏迷、高渗性非酮症糖尿病性昏迷、电解质紊乱及肝性脑病、肾性脑病。在进行上述检查时应仔细询问病史，并结合体征有针对性地选择。

综上，意识障碍的诊治流程见图 4-1。

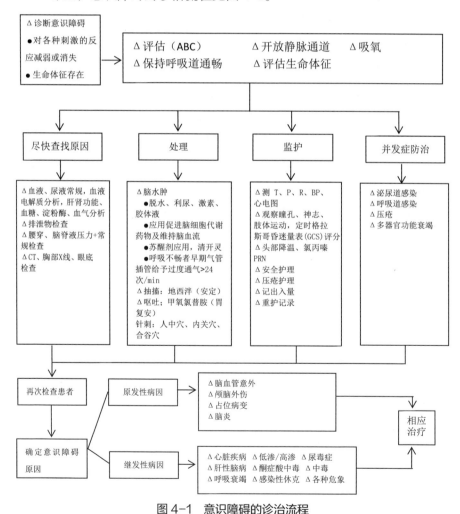

图 4-1　意识障碍的诊治流程

第一节　脑血管意外

脑血管意外包括出血性脑卒中（主要包括脑出血和蛛网膜下腔出血）和缺血性脑卒中（主要包括脑梗死）。

一、脑出血

自发性脑出血指非创伤性脑内血管破裂，导致血液在脑实质内聚集，其在脑卒中各亚型中的发病率仅次于缺血性脑卒中，位居第二。全脑症状中最突出的是不同程度的昏迷，这也是与其他类型急性脑血管疾病鉴别的要点。基底节出血表现为突然偏瘫、昏迷、呕吐、血压升高、呼吸紊乱、尿失禁及脑膜刺激征，严重者呈去皮质或去大脑强直，眼底可见视网膜出血或急性视神经盘水肿征，脑脊液压力增高，先为血性后为黄变。脑室出血亦骤然起病，迅速昏迷，有明显脑膜刺激征、呕吐、呼吸不规则、去大脑强直及高热。脑桥出血除急性昏迷、四肢瘫痪或强直外，尚有针尖样瞳孔与高热。重型小脑出血的临床表现与脑桥出血相似，轻型以眩晕、枕部痛及呕吐开始，之后出现共济失调及逐渐加重的意识障碍。

【诊断与评估】包括：病史与体征、影像学检查、实验室检查、疾病诊断及病因分型等。病史采集时，重点询问患者或目击者脑卒中发生的时间、症状、当时患者的活动情况、年龄，以及是否有外伤史、高血压病史、脑卒中病史、糖尿病病史、冠心病病史及吸烟饮酒史、用药史（是否服用阿司匹林、氯吡格雷、华法林等抗血栓药），有无药物滥用（如可卡因等），是否存在凝血功能障碍或其他诱发出血的内科疾病（如肝病等）。通过查体首先对患者的生命体征进行评估，在完成气道、呼吸和循环功能评估后，进行一般查体和神经系统检查，可借助脑卒中量表评估病情严重程度、判断预后及指导治疗。常用的量表有：格拉斯哥昏迷量表、美国国立卫生研究院卒中量表（NIHSS）、脑出血评分量表。影像学检查是脑出血诊断的重要手段，尤其是头颅CT检查是诊断早期脑出血的"金标准"（图4-2）。因此，只要患者病情允许，都应该做影像学检查以明确诊断和帮助了解病因。脑血管检查有助于了解导致脑出血病变的血管及病因，指导选择治疗方案。

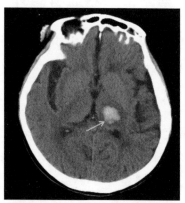

图4-2　头颅CT平扫检查图像

注：左侧丘脑区脑出血（白箭头）。

诊断标准：①急性起病；②局灶性神经功能缺损症状（少数为全面性神经功能缺损），常伴有头痛、呕吐、血压升高及不同程度的意识障碍；③头颅CT或MRI检查显示出血灶；④排除非血管性脑部病因。四种常见急性脑血管疾病的临床鉴别见表4-1。

表4-1　四种常见急性脑血管疾病的临床鉴别

鉴别点	脑出血	蛛网膜下腔出血	动脉血栓性脑梗死	脑栓塞
发病年龄	中老年	青壮年多见	老年多见	青壮年多见，中老年
主要病因	高血压及动脉硬化，血压突然升高引起动脉破裂	先天性动脉瘤或脑血管畸形或动脉硬化性动脉瘤破裂	脑动脉硬化、动脉内膜炎、脑血管管腔变窄，于血流减慢时形成血栓，梗死血管	风湿性心瓣膜病、亚急性细菌性心内膜炎、冠心病等的血栓或细菌性栓子堵塞脑血管
发病形式	急骤（数分钟或数小时），多在活动或情绪激动时发生	急骤（数分钟），起病时有剧烈头痛	发病稍慢（数小时或数日）	最急（数秒或数分钟），多在活动时发生
意识状态	昏迷较深，多呈持续性	常为短期轻度昏迷	清醒或有不同程度的昏迷	昏迷较轻，且易恢复

鉴别点	脑出血	蛛网膜下腔出血	动脉血栓性脑梗死	脑栓塞
瘫痪	最常见	可有单侧动眼神经麻痹，肢体瘫痪较少	最常见	单瘫或不完全偏瘫
脑膜刺激征	见于大约半数患者	明显	少见	少见
抽搐	间有	可有	少见	间有
颅内压增高	多有	多有	可有	少见
脑脊液	压力高，多为血性	压力高，血性	压力正常或增高，清亮	压力正常或增高，清亮
头颅CT检查	脑内高密度灶	蛛网膜下腔有高密度灶	脑内低密度灶	脑内低密度灶，灶内可有出血
脑DSA检查	大动脉多无闭塞	动脉瘤或脑血管畸形	大动脉多见狭窄或闭塞	大动脉可见狭窄或闭塞

二、蛛网膜下腔出血

蛛网膜下腔出血（SAH）是指脑底部或脑表面血管破裂后，血液流入蛛网膜下腔引起相应临床症状的一种脑卒中，占所有脑卒中的5%～10%。颅内动脉瘤是SAH最常见的病因（85%）。

SAH患者最突出的临床症状是头痛，无论是在重体力活动时、情绪激动状态下还是在正常活动期间均可发病，发病时还可伴有恶心、呕吐、意识障碍、局灶性神经功能缺损、癫痫发作和脑膜刺激征。意识障碍以短暂而轻度昏迷为其特点，系大量血液进入蛛网膜下腔刺激脑膜及急性脑血管痉挛所致；进行性意识障碍、昏迷提示迟发性脑血管痉挛，常发生于蛛网膜下腔出血后1周左右，多伴有偏瘫、四肢瘫或癫痫发作；突然头痛、呼吸停止、昏迷提示枕骨大孔疝形成，常见于颅底动脉瘤再破裂出血。

【诊断】SAH的临床特点包括突发头痛，伴恶心、呕吐、意识障碍、癫痫、脑膜刺激征阳性，头颅CT检查结果提示蛛网膜下腔高密度影（图

4-3）。若症状不典型、头颅CT检查结果为阴性，仍疑诊SAH，则应尽早行腰穿检查，均匀血性脑脊液亦可确诊SAH。SAH须与偏头痛发作、脑膜炎等鉴别。若CT扫描发现纵裂或横窦区域有高密度影，还应注意与颅内静脉窦血栓形成进行鉴别。

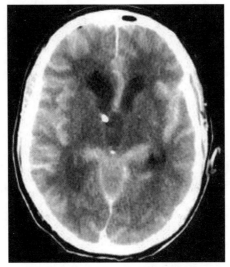

图4-3　头颅CT平扫检查图像

注：蛛网膜下腔出血（高密度影）。

三、脑梗死

脑梗死包括动脉粥样硬化性脑梗死和血栓性脑梗死（脑栓塞），前者是指在脑动脉粥样硬化等动脉壁病变的基础上形成管腔内血栓，造成该动脉供血区血流中断，局部脑组织发生缺血、缺氧、坏死。脑栓塞主要是指脑动脉管壁上的粥样硬化斑块或心源性血栓脱落后引起的脑动脉栓塞。

脑动脉血栓形成多见于老年患者，于睡眠与休息安静时发病，昏迷较浅，伴有偏瘫、偏身感觉障碍或失语，血压一般不高。脑动脉栓塞起病急骤，常在数分钟内出现偏瘫等脑局灶性损害征，意识障碍较轻。在动脉主干（如颈内动脉或基底动脉）阻塞时，由于侧支循环差而形成较大的梗死与并发脑水肿，昏迷常深而持久。脑梗死时脑脊液压力正常，但脑水肿显著时可升高，脑脊液常无色透明，在出血性梗死时脑脊液中可有红细胞。

脑梗死的头颅CT（发病24 h）可发现低密度病灶；MRI（发病 6 ~ 12 h后）可显示T_1低信号、T_2高信号的梗死灶，并能发现脑干、小脑（CT不能显示的）小病灶。图4-4为左侧侧脑室后角旁急性脑梗死患者头颅MRI平扫图像。MRI弥散加权成像（DWI）和灌注加权成像（PWI）可发现更早期（20 ~ 30 min）的缺血病灶，对溶栓治疗有指导价值。

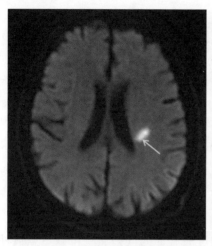 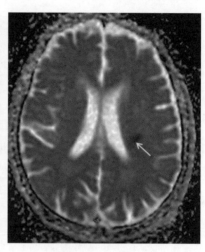

DWI呈高信号　　　　　　　　　　　ADC呈低信号

图4-4　头颅MRI平扫检查图像

注：左侧侧脑室后角旁急性脑梗死。

四、高血压脑病

高血压脑病是指因某种诱因引起的血压骤然急剧升高（原发性或继发性高血压）所致的一种短暂性急性全面脑功能障碍综合征，一般血压突升至180/120 mmHg时即可发病。病理改变主要是广泛性脑水肿、脑小动脉壁纤维素样坏死、点状出血或小灶性梗死。主要临床表现为头痛、呕吐、黑矇、烦躁、意识模糊、嗜睡、视物模糊和癫痫发作，如血压控制良好，症状可在数分钟至数日缓解，否则可导致昏迷甚至死亡。

根据高血压患者突发急骤的血压与颅内压升高的症状，当具备以下条件时应考虑为高血压脑病。

1.高血压患者突然出现血压迅速升高，其中以舒张压大于120 mmHg为其重要的特征。

2.临床上出现以颅内压增高和局限性脑组织损害为主的神经精神系统异常的表现：突然剧烈的头痛，常伴有呕吐、黑矇、抽搐和意识障碍，一般在血压显著升高后12～48 h发生。

3.患者经紧急降压治疗后，症状和体征随血压下降，在数小时内明显减轻或消失，不遗留任何脑实质损害的后遗症。

第二节　颅脑外伤

一、脑震荡

脑震荡是指头部遭受外力打击后，即刻发生短暂的脑神经功能障碍。临床表现为短暂性昏迷、逆行性遗忘以及头痛、恶心和呕吐等症状，神经系统检查无阳性体征发现。它是最轻的一种脑损伤，经治疗后大多可以治愈。其可以单独发生，也可以与其他颅脑损伤如颅内血肿合并存在，应注意及时做出鉴别诊断。

【临床表现】①意识障碍：程度较轻而时间短暂，可以短至数秒或数分钟，但不超过半小时。②近事遗忘：清醒后对受伤当时的情况及受伤经过不能回忆，但对受伤前的事情能清楚地回忆，称为逆行性遗忘，这是本病的特征之一。伤者也往往对醒后的一段时间发生遗忘，称为顺行性遗忘。③其他症状：常有头痛、头晕、恶心、厌食、呕吐、耳鸣、失眠、畏光、注意力不集中和反应迟钝等症状。④神经系统检查无阳性体征。

【诊断】依据：①头部外伤后即刻出现短暂的意识障碍及近事遗忘；②除上述瞳孔与肌张力改变之外，神经系统检查一般无明显异常；③脑脊液检查正常；④头颅CT或MRI检查无阳性发现。脑震荡主要须与脑挫裂伤以及颅内血肿相鉴别。

二、脑挫裂伤

脑挫裂伤是脑挫伤和脑裂伤的统称，单纯脑实质损伤而软脑膜仍保持完整者称为脑挫伤，如脑实质破损伴软脑膜撕裂称为脑裂伤。因脑挫伤和脑裂伤往往同时并存，故合称脑挫裂伤。

【临床表现】①意识障碍：大多伤后立即昏迷，常以伤后昏迷时间超过 30 min 作为判定脑挫裂伤的参考时限，长期昏迷者多有广泛的脑皮质损害或脑干损伤。②局灶症状：伤及额、颞叶前端等"哑区"可无明显症状，伤及脑皮质可有相应的瘫痪、失语、视野缺损、感觉障碍和局灶性癫痫等征象，有新的定位体征出现时应考虑颅内继发性损害可能。③颅内高压：为脑挫裂伤的最常见表现，如伤后持续剧烈头痛、频繁呕吐，或一度好转后再次加重，应明确有无血肿、水肿等继发性损害。④生命体征改变：早期表现为血压下降、脉搏细弱和呼吸浅快，如持续性低血压应除外复合伤，如血压升高、脉压加大、脉搏洪大有力、脉率变缓、呼吸加深变慢，应警惕颅内血肿、脑水肿和脑肿胀的发生；持续性高热多伴有下丘脑损伤。⑤脑膜刺激征：与蛛网膜下腔出血有关，表现为闭目畏光、蜷曲而卧，可有伤后早期低热、恶心、呕吐，1 周后症状消失。

【诊断】患者多有明确外伤史，有阳性体征者可根据定位征象和昏迷情况大致判断受损的部位和程度，意识障碍严重者常需要依靠 CT 扫描和其他检查明确诊断，以 CT 检查为首选（图 4-5）。

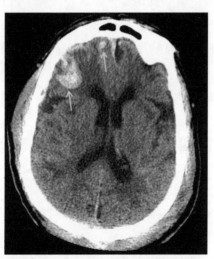

图 4-5　头颅 CT 平扫检查图像

注：右侧额叶脑挫裂伤，合并血肿形成（白箭头）。

三、外伤性颅内血肿

外伤性颅内血肿的病情呈进行性加剧，一般于伤后有短暂昏迷，继以一段意识好转期，有头痛、呕吐，而后出现躁动不安，再度昏迷，并常伴随脑疝征，如急性硬膜外血肿及慢性硬膜下血肿。也可在伤后昏迷继续加深，迅速出现颅内压升高与脑疝征，如急性或亚急性硬膜下及颅内血肿。弥漫性轴索损伤为严重颅脑损伤之一，系大脑半球白质（如胼胝体）与上部脑干的神经元及其轴索弥漫性损害与变性，伴有脑水肿及血管损伤，如见于颅脑损伤后持久昏迷或呈植物状态的患者，多见于年轻人。一般于伤时即出现深昏迷，伴有两侧肢体伸展性强直及自主神经功能障碍。慢性硬膜下血肿可以在外伤后数周甚至数月出现症状。

第三节　脑肿瘤

脑肿瘤引起的昏迷往往是在疾病的后期出现，一般起病缓慢。下述几种情况有导致昏迷的可能：①颅内压逐渐增高，继发脑疝；②肿瘤内血管破裂（脑瘤性卒中）；③脑室系统及其附近的肿瘤突然闭塞脑脊液的循环通路，引起昏迷。主要表现为：①进行性脑实质局灶性症状及体征，如痫性发作、运动与感觉障碍等；②头痛、呕吐、视神经盘水肿等颅内压增高表现。一般无意识障碍，并发脑疝则可引起昏迷。如肿瘤出血则在病程中突然发生意识障碍，临床表现与脑卒中发作相似，故又称脑肿瘤卒中。

第四节　中枢神经系统感染

各种中枢神经系统感染均有不同程度的头痛、发热、精神意识障碍、颈项强直、克尼格（Kernig）征阳性及脑脊液异常。脑膜炎时以脑膜刺激征及精神、意识障碍为主要表现。脑炎则以意识障碍、精神症状及脑弥漫性或局灶性损害征为主要表现，其意识障碍与精神症状较脑膜炎重。常见中枢神经系统感染所致昏迷的鉴别要点见表4-2。

表4-2 常见中枢神经系统感染所致昏迷的鉴别要点

疾病	临床要点	实验室发现							
		血液	脑脊液					细菌学检查	其他
			外观	压力	白细胞 /($\times 10^9 \cdot L^{-1}$)	蛋白质 /($g \cdot L^{-1}$)	葡萄糖 /($mmol \cdot L^{-1}$)		
流行性脑膜炎	多见于春季，起病急，发热，脑膜刺激征，惊厥，精神障碍→嗜睡、昏迷，皮肤、黏膜瘀点，重者可发生休克和弥散性血管内凝血	白细胞增多	浑浊	增高	>1.0，多核细胞为主	>1	<2.5	涂片与培养阳性	肺炎球菌、链球菌、葡萄球菌脑膜炎等表现与流脑类似，但多有病灶感染，细菌学检查可确定致病菌
结核性脑膜炎	亚急性起病，有结核病史，一般为意识模糊，晚期或严重者昏迷，有局灶性中枢神经受损表现，脑膜刺激征明显		淡黄色或毛玻璃样	多增高	<1.0，淋巴细胞为主	>1	<2.5	可找到结核分枝杆菌	其他部位可有结核病灶
乙脑	多见于夏秋季，急性起病，高热，伴脑实质受损，较深、早期昏迷即可有脑膜刺激征，严重者常致呼吸衰竭	白细胞增多，多核细胞增多	清	正常或增高	<0.1，淋巴细胞为主	<1	多正常	—	补体结合试验、中和试验、血凝抑制试验大多在第2~5周呈现阳性，但对早期诊断帮助不大

续表

疾病	临床要点	血液	实验室发现						
			脑脊液						其他
			外观	压力	白细胞 /(×10⁹·L⁻¹) $/ (\times 10^9 \cdot L^{-1})$	蛋白质 /(g·L⁻¹) $/(g \cdot L^{-1})$	葡萄糖 /(mmol·L⁻¹) $/(mmol \cdot L^{-1})$	细菌学检查	
单纯疱疹病毒性脑炎	意识障碍明显，常有额叶和颞叶受损的局灶征	抗疱疹病毒抗体滴度增高	清	增高	<0.5，淋巴细胞为主，常可有红细胞增多	>1	多正常	抗疱疹病毒抗体滴度增高	脑电图、MRI、CT等检查显示局灶性改变
急性脱髓鞘性脑病	常先有上呼吸道感染史，常：性格改变，昏睡，精神异常；进而意识障碍，昏迷或去皮质状态、弥漫或弥散性脑受损征、偶可发热		清	正常或稍高	正常或稍高				脑电图显示弥漫或弥散性 θ 节律，以额区为主；CT、MRI检查可发现脑脱髓病灶

第五节 糖尿病性昏迷

一、糖尿病酮症酸中毒所致昏迷

糖尿病酮症酸中毒（DKA）为最常见的糖尿病急症，以高血糖、酮症和酸中毒为主要表现，是胰岛素不足和拮抗胰岛素激素过多共同作用所致的严重代谢紊乱综合征。1型糖尿病患者有自发DKA倾向，2型糖尿病患者发生DKA常有诱因，如感染、胰岛素治疗中断或不适当减量、饮食不当、创伤、手术、妊娠和分娩等。早期"三多一少"症状加重；酸中毒失代偿后，疲乏、食欲减退、恶心、呕吐、多尿、口干、头痛、嗜睡，呼吸深快，呼气中有烂苹果味（丙酮）；后期严重失水，尿量减少，眼眶下陷，皮肤、黏膜干燥，血压下降，心率加快，手足厥逆；晚期有不同程度意识障碍，昏迷。少数患者表现为腹痛，酷似急腹症，易误诊。虽然患者常有感染，但其临床表现可被DKA的表现所掩盖，且往往因外周血管扩张而体温不高，甚至偏低，是预后不良的表现。

能否早期诊断是决定治疗成败的关键，临床上对于原因不明的恶心、呕吐、酸中毒、失水、休克、昏迷患者，尤其是呼气有烂苹果味、血压低而尿量多者，不论有无糖尿病病史，均应考虑到本病的可能性。立即查末梢血糖、血酮体、尿糖、尿酮体，同时抽血查血糖、血酮体、β-羟丁酸、尿素氮、肌酐、电解质、血气分析等以肯定或排除本病。如血糖 > 11 mmol/L 伴酮尿和酮血症，血 pH 值 < 7.3 及（或）血 HCO_3^- < 15 mmol/L 可诊断为 DKA。DKA 诊断明确后，尚须判断酸中毒严重程度：pH 值 < 7.3 或 HCO_3^- < 15 mml/L 为轻度；pH 值 < 7.2 或 HCO_3^- < 10 mmol/L 为中度；pH 值 < 7.1 或 HCO_3^- < 5 mmol/L 则为严重酸中毒。

二、高渗性非酮症糖尿病性昏迷

高血糖高渗状态（HHS），又称高血糖高渗性非酮症综合征，是糖尿病急性代谢紊乱的另一临床类型，以严重高血糖、高血浆渗透压、脱水为特点，无明显酮症，患者可有不同程度的意识障碍或昏迷（＜10%）。部分患者可伴有酮症，主要见于老年 2 型糖尿病患者，超过 2/3 患者原来无糖尿病病史。本病常见于老年人，好发年龄为 50 ～ 70 岁。本症的发病机制复杂，尚未完全阐明。发病常有明显的诱因，如急性胃肠炎、液体摄入受限，使用利尿药、糖皮质激素等易导致失水或高血糖的情况，或严重伴随疾病治疗期间，或因误诊而大量输入葡萄糖液而促使病情恶化。起病缓慢，最初表现为多尿、多饮、食欲减退。渐出现严重脱水和神经、精神症状，患者反应迟钝、烦躁或淡漠、嗜睡，逐渐陷入昏迷，晚期尿少甚至尿闭。就诊时呈严重脱水，可有神经系统损害的定位体征，易误诊为脑卒中。与 DKA 相比，失水更为严重，神经、精神症状更为突出。血糖达到 33.3 mmol/L（一般为 33.3 ～ 66.8 mmol/L），有效血浆渗透压达到 320 mmol/L（一般为 320 ～ 430 mmol/L）可诊断为本病。血钠正常或增高。尿酮体阴性或弱阳性，一般无明显酸中毒，借此与 DKA 鉴别，但有时两者可同时存在。高渗性非酮症糖尿病性昏迷与 DKA 所致昏迷的鉴别见表 4-3。

表 4-3　高渗性非酮症糖尿病性昏迷与 DKA 所致昏迷的鉴别

鉴别点	高渗性非酮症糖尿病性昏迷	DKA 所致昏迷
发生年龄	老年人居多（50 岁以上）	青年人或中年人居多（多在 50 岁以下）
诱因	液体摄入受限，急性胃肠炎，应用利尿药、糖皮质激素、苯妥英钠等，肝病、胰腺疾病，烧伤，腹膜透析，低温等	饮食不当、感染、停用胰岛素等
呼气	无酮味	酸中毒大呼吸，有酮味
临床表现	脱水常严重，低容量休克较突出，常有四肢抽动的表现	大多无周围循环衰竭
血糖	常＞ 33.3 mmol/L 甚至达到 55.5 mmol/L	大多＜ 33.3 mmol/L
血浆二氧化碳结合力（CO_2CP）	正常或稍低，（－）～（±）	明显降低，（＋）～（＋＋＋）

续表

鉴别点	高渗性非酮症糖尿病性昏迷	DKA 所致昏迷
尿酮体	常升高	正常或降低
血钠	升高	正常或降低，也有升高
血钾	正常或升高，也可降低	正常或升高，也可降低
血浆渗透压	常 > 350 mmol/L	< 350 mmol/L
血尿素氮、肌酐	常升高	一般在正常范围，可升高

三、乳酸性酸中毒所致昏迷

乳酸由丙酮酸还原而成，是糖中间代谢产物，当缺氧或丙酮酸未及氧化时即还原为乳酸。病因：①缺氧，人体在缺氧的情况下会造成乳酸的生成明显增加。心、肺功能障碍或者血管阻塞均可造成氧气供应不足；此外，多种休克（心源性、内毒素性、低血容量性）、贫血、心力衰竭、窒息、一氧化碳中毒等也是造成机体缺氧的原因。②药物应用，双胍类药物，山梨醇、木糖醇、甲醇、乙醇等醇类药物，对乙酰氨基酚以及水杨酸盐的应用均可引起体内乳酸堆积。其中，双胍类药物尤其是盐酸苯乙双胍（降糖灵）能增强无氧酵解，抑制肝及肌肉对乳酸的摄取，抑制糖异生作用，故有致乳酸性酸中毒的作用。③系统性疾病，见于糖尿病、恶性肿瘤（白血病等）、肝病（急性病毒性或药物中毒性肝炎伴功能衰竭）、严重感染（败血症等）、尿毒症、惊厥、胰腺炎及胃肠病等。系统性疾病常引起机体肝肾功能障碍，导致体内多余的乳酸无法代谢排出体外，引起乳酸堆积。④先天性代谢异常，有先天性葡萄糖 –6– 磷酸酶缺陷（第 1 型糖原贮积病）、丙酮酸脱氢酶及羧化酶缺陷、果糖 –1,6– 双磷酸酶缺陷、氧化磷酸化缺陷者可引起体内乳酸代谢异常，导致酸中毒。

乳酸性酸中毒病情发展通常相当快，患者可在几小时内发生谵妄而迅速陷入昏迷，伴有酸中毒深大呼吸。缺氧症状也出现，低血压为突出表现之一。实验室检查血 pH 值与 CO_2CP 下降，血乳酸 > 5 mmol/L。血糖水平正常或增高。血酮体与尿酮体正常或轻度增高。由于过度通气所致的呼吸性碱中毒，血中也可有乳酸积聚，故血 pH 值测定有特殊的鉴别诊断意义。

第六节 低血糖性昏迷

低血糖性昏迷是指静脉血糖浓度低于 2.8 mmol/L，由低血糖导致的昏迷。低血糖性昏迷是糖尿病治疗过程中最常见，也是最重要的并发症。引起老年人空腹低血糖的常见原因有胰岛 β 细胞瘤（胰岛素瘤），胰岛外肿瘤，外源性胰岛素，口服降血糖药，严重肝病，乙醇性，垂体、肾上腺皮质功能低下等。引起老年人餐后低血糖的常见原因有胃大部切除后（滋养性低血糖），乙醇性，2 型糖尿病早期，垂体、肾上腺皮质功能低下等。患者在昏迷前常有心慌、出冷汗、眩晕、复视、乏力等感觉，但偶尔也有在注射胰岛素后突然发生昏迷者。

第七节 尿毒症脑病

尿毒症脑病（又称肾性脑病）的前期症状为精神不振、乏力、眩晕、头痛、表情淡漠、视力障碍等，继而发生嗜睡、意识不清，或先有烦躁不安、谵妄，最后转入昏迷。尿毒症脑病须与急性肾炎高血压脑病（肾性惊厥）相鉴别，但前者有肾病史或恶性高血压病史、CO_2CP 降低、代谢性酸中毒，一般不难鉴别。

第八节 肝性脑病

肝性脑病（又称肝性昏迷）是指严重肝病引起的，以代谢紊乱为基础的中枢神经系统功能失调的综合征，其主要临床表现是意识障碍、行为失常和昏迷。有急性与慢性脑病之分。肝性脑病发生于下述 3 种情况：①病毒性肝炎或中毒所致的急性肝功能衰竭，昏迷发生急骤；②慢性肝病的肝衰竭期，昏迷发生较为缓慢；③门脉分流性脑病，昏迷的表现是易反复，易发生于高蛋白饮食或消化道出血后。昏迷的诱因通常为肝病恶化、食管静脉曲张破裂出血、感染、外科手术、应用麻醉药或镇静药、高蛋白饮食、过度应用利尿药、大量放腹水，以及任何原因所致的缺氧与休克等。

扑翼样震颤是肝性脑病最具特征性的神经系统体征，具有早期诊断意义。随着病情的进展，患者的智力发生改变，表现为对时间、空间概念不清，人物概念模糊，吐字不清，颠三倒四，书写困难，计算、计数能力下降，数字连接错误。智力障碍是早期鉴别肝性脑病简单、可靠的方法。继智力障碍后即出现比较明显的意识障碍，由嗜睡、昏睡逐渐进入昏迷状态，各种反应、反射均消失。也有由躁狂状态逐渐进入昏迷者。而肝脑变性型肝性脑病主要临床表现为：智力减退、构音困难、记忆下降、思维迟钝、共济失调、震颤强直、痉挛性截瘫（肝性脊髓病）等，但无明显意识障碍。

【诊断】临床诊断主要结合实验室检查进行综合分析。主要根据患者有严重肝病和（或）广泛的门-体分流（门静脉高压症或门-体分流术后）的病史、临床表现及肝功能检查异常，并出现一系列神经、精神症状，常伴血氨升高和（或）支链氨基酸/芳香氨基酸比例下降或倒置，通过脑电图或视觉诱发电位的异常可排除其他原因，脑脊液压力及常规检查正常时，即可做出诊断。如能找到引起肝性脑病的诱因者更有利于诊断。

第九节　肺性脑病

肺性脑病常是慢性肺源性心脏病的严重并发症，早期可表现为头痛、头昏、记忆力减退、精神不振、工作能力降低等症状，继之可出现不同程度的意识障碍，轻者呈嗜睡、昏睡状态，重者昏迷。肺性脑病主要系缺氧和高碳酸血症引起的 CO_2 麻醉所致。此外，还可有颅内压升高、视神经盘水肿和扑翼样震颤、肌阵挛、全身强直-阵挛样发作等各种运动障碍。精神症状可表现为兴奋、不安、言语增多、幻觉、妄想等。肺性脑病的诊断，可根据肺源性心脏病伴有失代偿性呼吸性酸中毒的存在，上述临床表现，血气分析检查示 $PaCO_2$ 增高与 PaO_2 降低，并除外其他原因的中枢神经系统疾病而确定。

第十节 水和电解质平衡紊乱

一、水过多和水中毒

水过多是指机体摄入或输入水过多，以致水在体内潴留超过正常体液量，引起血液渗透压下降和循环血量增多的一种病理状态。若过多的水进入细胞内，导致细胞内水过多则称为水中毒。水过多和水中毒是稀释性低钠血症的病理表现。

此症主要见于重度及病程较长的慢性充血性心力衰竭或肝硬化顽固性腹水患者，伴有肾滤过率降低，同时严格限制食盐并输入过多水分的情况。细胞外液的水分相对增多，水肿显著，少尿而患者并无口渴的感觉。水中毒尚可见于慢性肾上腺皮质功能减退症的患者，或垂体功能减退症患者接受药物治疗而又大量饮水时，以及急性肾衰竭患者少尿期未限制水大量摄入等情况，此时肾血流量不足，未能正常地排出水分。

【临床表现】①急性水过多和水中毒：起病急，神经、精神表现突出，如头痛、精神失常、定向力障碍、共济失调、癫痫样发作、嗜睡与躁动交替出现以致昏迷，也可呈头痛、呕吐、血压增高、呼吸抑制、心率缓慢等颅内高压表现。②慢性水过多和水中毒：轻度水过多仅有体重增加；当血浆渗透压低于 260 mmol/L（血钠 125 mmol/L）时，有疲倦、表情淡漠、恶心、食欲减退和皮下组织肿胀等表现；当血浆渗透压降至 240 ~ 250 mmol/L（血钠 115~120 mmol/L）时，出现头痛、嗜睡、神志错乱、谵妄等神经、精神症状；当血浆渗透压降至 230 mmol/L（血钠 110 mmol/L）时，可发生抽搐或昏迷。血钠在 48 h 内迅速降至 108 mmol/L 以下可致神经系统永久性损伤或死亡。

二、代谢性碱中毒

大多数代谢性碱中毒是由于各种原因致肾小管 HCO_3^- 重吸收过多（如血容量不足、Cl^- 或 K^+ 丧失）引起。轻者被原发病掩盖，重者呼吸浅慢，由于蛋白结合钙增加、游离钙减少，碱中毒致乙酰胆碱释放增多，神经肌肉兴奋性增高，常有面部及四肢肌肉抽动、手足搐搦、口周及手足麻木。血红蛋白对氧的亲和力增加，致组织缺氧，出现头晕、躁动、谵妄乃至昏迷。伴低钾血症时，可表现为软瘫。须积极寻找和区别导致 H^+ 丢失或 OH^- 潴留的原发病因，确诊依赖于实验室检查。

三、代谢性酸中毒

由于固定酸的相对或绝对增加，引起血浆中 H^+ 浓度升高，血 pH 值降低，二氧化碳结合力（CO_2CP）降低，即为代谢性酸中毒。

【临床表现】①代偿阶段无症状：只有血气分析结果改变。②失代偿期后：除原发病外，早期患者疲乏、无力、头晕，突出的表现为呼吸加深加快，典型者称酸中毒大呼吸。③随病情加重可有脏器功能损害表现，如恶心，呕吐，食欲减退，头痛，头胀，表情淡漠，心率加快，心音低钝，血压下降，皮肤、黏膜干燥，颜面潮红等，甚至嗜睡、昏迷并伴有原发病表现。

【诊断】辅助检查：①血气分析结果示 HCO_3^- 下降，实际碳酸氢盐（AB）、标准碳酸氢盐（SB）减少（$< 22\,mmol/L$），出现碱缺失（BE）（$< -2.3\,mmol/L$）。如果除外呼吸因素影响，CO_2CP 下降可作为判定酸中毒程度的指标：$> 15\,mmol/L$ 为轻度，$15 \sim 8\,mmol/L$ 为中度，$< 8\,mmol/L$ 为重度。若发生失代偿，血 pH 值下降为 < 7.35。②部分特殊类型代谢性酸中毒，可见阴离子间隙增大，乳酸酸中毒时血乳酸 $> 3\,mmol/L$；糖尿病酮症酸中毒时血酮体 $> 15\,mmol/L$，尿酮体阳性，常伴血 K^+、Cl^- 增高等。

第十一节　感染中毒性脑病

感染中毒性脑病可见于急性感染的早期或高峰期，系机体对感染毒素产生高敏反应所致。急性细菌性感染为主要病因，如败血症、细菌性肺炎、痢疾、伤寒、猩红热、白喉、肾盂肾炎等，其次由流感病毒、副流感病毒、合胞病毒、腺病毒引起的急性呼吸道感染和疟疾亦可引起本病。本病多发生于 $2 \sim 10$ 岁的儿童，成人较少罹患。毒血症、代谢紊乱和缺氧引起脑水肿为主要发病机制。脑的病理改变表现为弥漫性脑水肿，点状出血，毛细血管扩张，大脑皮质神经细胞变性，染色体溶解，细胞固缩；软脑膜充血，水肿，静脉淤血或血栓形成。

感染中毒性脑病的临床特征：①脑症状与原发疾病同时发生，患者除有高热、头痛、呕吐外，可出现烦躁不安、谵妄、惊厥、昏迷以及病理反射等。脑膜刺激征也常见（假性脑膜炎）。②脑脊液无色透明，压力大都增加，细胞数正常或稍增高（一般不超过 $50 \times 10^6/L$），蛋白定量轻度增加。③脑症状多在 1～2 天消失，少数病例也可持续数天乃至数周之久。

感染中毒性脑病须与乙脑、病毒性脑膜脑炎、脑脓肿、高血压脑病等鉴别。

第十二节　外源性中毒

引起昏迷的毒物大致可有中枢神经抑制药、麻醉药、一氧化碳、乙醇、氰化物、抗胆碱能及胆碱能类药物或毒物等。询问毒性接触史，对可疑毒物、排泄物（尿、粪）、呕吐物及血做毒物分析鉴定，可迅速明确诊断。外源性中毒所致昏迷某些表现的鉴别诊断见表 4-4。

表 4-4　外源性中毒所致昏迷某些表现的鉴别诊断

昏迷伴随的症状与体征	可能引起中毒表现的常见毒物、药物或食物
抽搐	中枢兴奋剂（士的宁、樟脑等）、氰化物、有机磷、氟化物、有机氯、五氯酚钠、苯、丁二烯、磷化锌、硫酸亚铊、棉籽、发芽马铃薯、马桑子、苍耳子、白果、枸橼酸哌嗪（驱蛔灵）、水杨酸类等
瘫痪	一氧化碳、河豚等
谵妄、躁狂	乙醇、颠茄碱类药物、四乙基铅、CO_2、苯、樟脑等
呼吸困难	氰化物、亚硝酸盐、一氧化碳、CO_2、硫化氢等
呼吸缓慢	吗啡类药物、镇静催眠药、鱼藤、银环蛇毒素等
肺水肿	有机磷、安妥、氨水、有机氯、五氯酚钠、硫化氢、棉籽、苍耳子等
喉水肿	氨水、硫化物、碘、樟脑、磷等
心动过速	阿托品类药物、颠茄碱类药物、水杨酸类药物等

续表

昏迷伴随的症状与体征	可能引起中毒表现的常见毒物、药物或食物
心动过缓	吗啡类药物、毒蕈、鱼藤、附子等
腹痛、呕吐或腹泻	汞、铅、有机磷、磷化锌、乙醇、毒蕈、硫酸亚铊、棉籽、钩吻、苍耳子、白果等
流涎	有机磷、有机氯、毒蕈、烟碱、汞、硫酸亚铊、银环蛇毒素等
瞳孔扩大	颠茄碱类药物、乙醇、钩吻等
瞳孔缩小	吗啡类药物、有机磷、巴比妥酸盐、毒蕈、枸橼酸哌嗪（驱蛔灵）、氯丙嗪（冬眠灵）等
上睑下垂	河豚、硫酸亚铊、钩吻、银环蛇毒素、海蛇毒素等
皮肤潮红	颠茄碱类药物、乙醇、亚硝酸异戊酯、硝酸甘油、一氧化碳等
皮肤、黏膜发绀	亚硝酸盐、苯胺、硝基苯类药物、臭丸（萘）、吗啡类药物等
皮肤干燥	颠茄碱类等皮肤湿润药物、吗啡类药物、水杨酸类药物、乙醇、五氯酚钠、有机磷、有机氯等
血红蛋白尿与黄疸	毒蕈、砷化氢、磷化锌等

第十三节 脂肪栓塞综合征

脂肪栓塞综合征（FES）是由于创伤后脂肪滴进入血循环，以急性微血管栓塞为基础，以肺泡损伤为机制，以肺功能不全兼有中枢神经系统障碍的一组症候群。具体发病机制目前尚未清楚，综合为机械性和化学性两种学说。①机械性学说：正常骨髓腔的压力为 30~50 mmHg，在使用髓内钉扩髓时，骨髓腔内的压力可上升至 600 mmHg，损伤后的骨髓或软组织局部的游离脂肪滴，由静脉进入血液循环，机械性栓塞小血管和毛细血管，造成脂肪栓塞。②化学性学说：机体创伤后，应激反应使交感神经兴奋，通过神经-内分泌效应，机体释放大量的儿茶酚胺，使肺及脂肪组织内的脂酶活动增加，并在脂酶的作用下发生水解，以致过多的脂肪酸在肺内积累，且游离脂肪酸的毒性作用造成一系列病理改变，导致呼吸窘迫综合征、低氧血症。脂肪栓塞综合征患者通常在初始创伤后 24 ~ 72 h 出现淤斑、呼吸窘迫和神经功能障碍三联征。推测脂肪栓塞的途径为在患肢部位形成脂肪栓子，再经由腔静脉送往心脏，栓子进入肺循环并阻塞血流。对于脂肪栓塞患者，最常见的是肺部脂肪栓塞，不过也有孤立性脑脂肪栓塞综合征。一方面，栓子可以通过卵圆孔未闭到达脑部并形成栓塞；另一方面，也有证据显示微栓子可以通过穿透肺毛细血管等方式绕过肺循环。

脂肪栓塞综合征起病急骤、病死率高，其治疗主要以支持为主。患者的大部分神经症状是短暂可逆的，之后也有可能完全康复。相比之下，脂肪栓塞应以预防为主，特别是对于有骨折病史的患者，应当予以警惕。

【诊断】目前，诊断脂肪栓塞综合征在临床上没有统一的标准，但 1970 年修订的诊断标准值得推荐。主要标准：①皮肤点状出血。②呼吸系统症状，呼吸窘迫及缺氧症状，肺部弥散性湿啰音及胸部 X 线片改变，典型肺部 X 线片可见全肺出现暴风雪状阴影，并常有右心负荷量增加的影像。③脑症状如头痛、谵妄、昏迷等。2 项次要标准：① $PaO_2 < 60 \, mmHg$；② $Hb < 100 \, g/L$。7 项参考标准：①血小板减少；②血沉增快；③心率增快；④体温升高；⑤血中出现脂肪滴；⑥尿中或痰中出现脂肪滴；⑦血清脂肪酶上升。当存在主要标准中的 2 项，或主要标准 1 项、次要标准和参考标准有 4 项以上时均可确诊。

病案举例 7

患者，女，84 岁，2021 年 6 月 1 日因"右髋部伤痛伴活动受限 2 h"入院。既往有糖尿病、高血压病史 20 年，服药史不详，有白内障手术史。查体：BP 73/180 mmHg，表情淡漠，大便失禁，双眼凝视左前方，未能按指示运动，患者能自主发声，但不能言语，伸舌向右侧偏，肱二头肌反射正常，肱三头肌反射正常，右上肢肌力Ⅱ级，左上肢肌力正常，膝腱反射左侧正常，右侧未查，跟腱反射左侧正常，右侧未查，脑膜刺激征（－）。右下肢外旋短缩畸形，腹股沟中点压痛。凝血功能示：纤维蛋白降解产物 32.54 μg/ml，纤维蛋白原 4.16 g/L，D- 二聚体测定 8.62 μg/ml。急查头颅 CT：左侧小脑半球斑片状低密度影（图 4-6），梗死灶？或其他？左侧枕叶陈旧性梗死、软化灶（图4-7）；脑萎缩，脑白质脱髓鞘；左侧椎动脉钙化灶形成；枕骨可见低密度影，蛛网膜压迹可能。考虑诊断：左基底节区新发脑梗死，左小脑梗死，右股骨颈骨折。立即予以阿司匹林舌下含服，阿托伐他汀钙稳定斑块，低分子肝素钙抗凝，对症治疗。因患者新发脑梗死，所以有骨折手术的禁忌，故予以保守治疗方案。该患者最后顺利度过脑梗死急性期，好转出院。

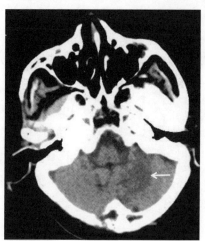

图4-6　头颅CT平扫检查图像

注：左侧小脑半球斑片状低密度影（白箭头）。

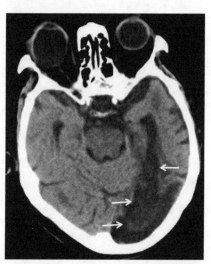

图4-7　头颅CT平扫检查图像

注：左侧枕叶陈旧性梗死、软化灶（白箭头）。

病案举例 8

患者，男，18 岁，2015 年 3 月 1 日 9:00 因"右侧闭合性胫腓骨粉碎性骨折，肋骨骨折 10 h"入院治疗，患者神志清楚，体型肥胖，血红蛋白 140 g/L，红细胞计数 4.8×10^{12}/L，血小板计数 250×10^9/L。3 月 1 日 16:00 做跟骨牵引术及整复骨折后用弹力绷带缠绕高度肿胀的小腿，足背动脉搏动良好。3 月 1 日 22:00，患者突然出现意识改变，木僵状态，呼之不应，双侧瞳孔等大、等圆，对光反射正常，T 39℃，P 130 次 /min，R 28 次 /min，轻度发绀，前胸、右肩、左眼睑结膜处有出血点。血气分析 $PaO_2$60 mmHg，血红蛋白急剧下降到 90 g/L，红细胞计数 2.9×10^{12}/L，血小板计数 80×10^9/L，立即行头颅 CT 检查未发现出血灶。考虑为脂肪栓塞综合征。经治疗后痊愈。

注意：如无脑外伤的骨折患者突然出现昏迷、抽搐、复视、颈强直、偏瘫或肌力下降、瞳孔大小不等、括约肌麻痹等，均提示脂肪栓塞引起脑缺氧、脑水肿的可能。

病案举例 9

患者，女，63 岁，2021 年 6 月 27 日因"腰背部疼痛伴活动困难 7 年，加重 11 天"入院。患者 7 年前无明显诱因下出现腰背部疼痛，11 天前不慎扭伤腰部出现腰骶部疼痛，曾于当地医院住院治疗，但经治疗后症状缓解不明显，故至四川省骨科医院急诊科就诊，考虑"马尾综合征？"收住入院治疗。既往有糖尿病病史 8 年，未规律监测血糖。入院后 1 日，患者出现神志改变，胡言乱语，烦躁不安，呼吸急促，伴体温升高，最高体温 39.8℃，转入 ICU。转入后查体：皮温低，睑结膜略显苍白，双侧瞳孔等大等圆，直径约 2.5 mm，对光反射灵敏，颈部强直，双肺呼吸音粗，未及明显干湿啰音，心律齐，各瓣膜听诊区未闻及器质性杂音，腹部无压痛、反跳痛、肌紧张。腰骶部压痛，叩痛明显，四肢肌力正常，双下肢肌张力增高，右侧显著。生理反射存在，病理反射未引出，脑膜刺激征（＋）。辅助检查：降钙素原 6.33 ng/ml；血液常规（急），白细胞计数 23.8×10^9/L，中性粒细胞计

数 $21.68 \times 10^9/L$，中性粒细胞百分比 91.20%。结合患者症状、体征、实验室检查，考虑脓毒症，感染源为椎管内感染可能性大，结合患者颈强直表现，目前不能排除颅内感染，予以万古霉素＋美洛培南抗感染，血培养，严密监测控制血糖，维持水液、内环境稳定。并完善腰骶段MRI 检查：$L_3 \sim S_1$ 椎体层面硬膜外改变、硬膜改变考虑感染可能性大，局部脓肿形成可能性大；$L_2 \sim L_4$ 椎体层面硬膜外病灶，血肿可能，不排除其他。后追问病史，患者于外院治疗过程中曾行腰背部针灸治疗，治疗后立即在施针处外敷中药，针灸部位与感染部位高度重合，行针灸治疗后局部疼痛加重，故考虑该患者为有创操作所致椎管内感染。经过积极抗感染及支持治疗后，该患者生命体征平稳，感染被有效控制，腰痛缓解，康复出院。

提示：针灸时应严格无菌操作，治疗后不能立即在施针处外敷中药及使用未消毒的膏药，特别是免疫功能低下或患有基础疾病者，如糖尿病患者。

病案举例 10

患者，女，65 岁，2020 年 1 月 15 日因"右上腹绞痛伴呕吐发热半天"在某医院住院治疗，疼痛阵发性加剧，向右肩背放射。入院查体：T 38.9 ℃，P 120 次 /min，R 24 次 /min，BP 120/60 mmHg，神志清楚，双侧瞳孔等大等圆，对光反射正常，颈软，心肺未见异常，右上腹饱满，胆囊区腹肌紧张、明显压痛、反跳痛。白细胞计数 $20 \times 10^9/L$。经抗感染对症治疗，1 月 16 日疼痛消失、体温正常，仍有恶心、呕吐。1月 16 日下午，患者上厕所时突然昏倒，意识丧失，双侧瞳孔不等大，右侧瞳孔针尖样大小，对光反射无，左侧瞳孔 0.3 mm，对光反射微弱。立即行头颅 CT 检查，提示硬膜外血肿、脑疝。经急诊手术后患者痊愈，后追问病史，患者 3 个月前因洗澡跌倒，枕部着地，当时感局部疼痛，几天后消失，无特殊不适，以后未予重视。

提示：重视询问头颅详细外伤史，有头部外伤的重视动态观察。

第五章

颈胸痛

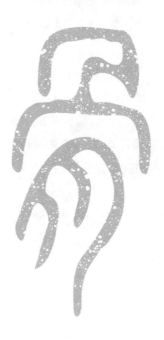

颈胸痛是临床上常见的症状，但症状表现千差万别，每位患者的主观感受差异很大。表现可轻可重，而疼痛轻重与病情严重程度并不完全一致，其临床意义也可大可小，若起源于局部轻微损害，则意义不大，但如果是由于内脏疾病引起的疼痛则有重要的临床意义，致命性胸痛短期内不能识别及治疗，会危及生命。一些预后良好的胸痛患者，若被误诊为严重的疾病，会带来经济上与心理上的巨大负担。

【病因】

（一）炎性病变

胸壁的炎性感染如带状疱疹、流行性胸痛、胸壁软组织炎、肋软骨炎、肋间神经炎、肩关节周围炎等；胸腔内脏器官感染如胸膜炎、肺炎、心包炎、纵隔炎、食管炎、膈下脓肿等。

（二）血供失常

如心肌梗死、肺梗死、贫血引发的心绞痛等。

（三）机械压迫、刺激和损伤

如主动脉瘤侵蚀胸骨或其夹层瘤外膜的膨胀、肥厚性脊椎炎时增生骨疣压迫脊神经后根、胸腔内原发性和转移性肿瘤的膨胀或压迫、气管或食管内异物的刺激和胸部外伤等。

（四）化学刺激

如腐蚀剂引起的食管炎，毒气引起的气管、支气管炎以及胃酸反流性食管炎等。

（五）自主神经功能失调

如通气过度综合征、心脏神经症、贲门痉挛等引起的胸痛。

（六）邻近器官病变的反射或牵连

如颈肋及前斜角肌病变引起的胸廓入口综合征、肩关节及其周围病变伴有胸肌痛、膈下病变（肝炎、肝癌、阿米巴肝脓肿、胆道疾病、脾曲综合征、脾梗死等）引起的下胸和上腹部痛并向肩背部放射。

（七）肋骨病变

如骨折、骨髓瘤、转移性肋骨肿瘤等。

【发病机制】各种病因和理化因素，如炎症、缺氧、内脏膨胀、机械压迫、异物、外伤、肿瘤等刺激了分布在该部位的感觉神经末梢，兴奋传导到大脑皮质，产生疼痛。有时脏器与体表的某部位受脊神经后根同一传入神经的支配，内脏的刺激在大脑皮质可产生相应体表的痛觉。

【病史采集】

（一）起病情况

急性起病，疼痛迅速达到高峰往往提示血管堵塞或脏器破裂如主动脉夹层、气胸、纵隔气肿等。慢性起病多见于炎症或肿瘤。

（二）疼痛的部位和放射区

有些疾病引起的胸痛常有固定的部位和放射区，如心前区：心绞痛、急性心肌梗死、心包炎、心肌炎、主动脉夹层。胸骨后：心绞痛、急性心肌梗死、心包炎、心肌炎、食管与纵隔疾病。一侧胸痛：肺炎、胸膜炎、气胸、肺癌、膈下脓肿。后背：脊柱疾病、主动脉夹层。放射痛：心绞痛、急性心肌梗死、动脉瘤、胆囊炎。

（三）疼痛的性质

自轻微的隐痛到剧烈的绞痛、刀割样疼痛不等。典型的心绞痛及心肌梗死表现为压榨紧缩、压迫窒息、沉重闷胀性疼痛，而非刀割样尖锐痛或抓痛，短促的针刺样或触电样痛，在少数患者可表现为烧灼感、紧张感或呼吸短促伴有咽喉或气管上方压榨紧缩感。主动脉夹层或动脉瘤破裂表现为难以忍受的胸背部撕裂样痛。消化道疾病引起的疼痛则以烧灼感为主，有时与进食有关。胸膜炎的疼痛呈剧烈尖锐刺痛及撕裂痛。流行性肌痛时可出现胸、腹部肌肉剧烈疼痛，可向肩部及颈部放射。带状疱疹的疼痛剧烈难忍。焦虑、抑郁患者及神经症患者的胸痛持续几分钟或数天，呈钝痛或尖锐痛。

（四）疼痛的时间和诱因

胸痛持续时间长短与其产生的原因密切相关。平滑肌痉挛或血管狭窄缺血所引起的疼痛为阵发性。炎症、肿瘤、栓塞、梗死及血管撕裂引起的疼痛则表现为持续性。胸膜炎疼痛常在深吸气及咳嗽时因脏层与壁层胸膜摩擦而加重，停止呼吸运动则疼痛减轻或消失。心绞痛常在用力或精神兴奋时诱发，呈发作性，持续 1 ~ 5 min 即消失。食管病变导致的胸痛常在吞咽食物时引起或加重。脊神经后根痛发生于身体转动或弯曲之际。肌肉痛常在肌肉收缩时增剧。凡胸壁疾病引起的疼痛局部常有压痛。肋骨肿瘤侵蚀常呈持续痛，活动和咳嗽时加剧。

（五）伴随症状

伴随症状对诊断也有一定帮助，如突发、尖锐、胸膜样痛合并呼吸困难见于气胸。胸痛伴有呼吸困难和发热常见于肺炎、胸膜炎、支气管炎等。胸痛伴咳嗽见于气管、支气管、胸膜疾病。胸痛伴有咯血见于肺结核、肺栓塞、原发性肺癌、急性心肌梗死合并心功能不全。胸痛伴吞咽困难见于食管、纵隔疾病。胸痛伴有特定体位缓解的情况如下：心包炎引起的胸痛于坐位及前倾位缓解；二尖瓣脱垂引起的胸痛于平卧位缓解；食管裂孔疝引起的胸痛于立位缓解；反流性食管炎引起的胸痛于坐位及立位缓解。

（六）其他有关病史

如急性骨髓炎常伴有外伤史，肺梗死常有心脏病病史或新近手术史，急性纵隔炎有颈部外伤、炎症病变或邻近脏器疾病史，急性食管炎有吞咽异物或腐蚀剂病史。

【查体】胸壁的外伤、炎症、肿瘤等疾病往往经视诊及触诊已可确诊。骨折相关疾病按照视触动量严格查体一般可发现。对于内脏疾病所致的疼痛，为明确病因诊断应做详细查体。比较左右侧的上下肢血压和脉搏是否对称、呼吸是否窘迫。确定患者一般情况良好、痛苦或危重，多数患者有焦虑。检查皮肤、黏膜有无发绀，胸壁皮肤有无束带状皮疹，颈部气管是否居中，评价颈静脉压和库斯莫尔征。胸部有无触痛及皮下气肿。双肺呼吸音是否对称，有无干、湿啰音。听诊心率、心律，有无杂音或病理性心音。检查腹部有无肌紧张、触痛、肿块，肠鸣音如何。神经系统查体注意寻找局灶性神经系统体征。

【检查】实验室检查包括血液、痰液的常规检查，胸腔和心包穿刺液的化验和细胞学检查；器械检查有胸部 X 线、心电图、超声心动图和多普勒超声、CT、MRI、纤维支气管镜、心肌灌注显像、心血管造影等检查。

第一节 胸壁病变

一、带状疱疹

带状疱疹是由长期潜伏在脊髓后根神经节或脑神经节内的水痘 - 带状疱疹病毒经再激活引起的感染性皮肤病。除皮肤损害外，常伴有神经病理性疼痛。带状疱疹发病的危险因素：高龄、细胞免疫缺陷、遗传易感性、机械性创伤、系统性疾病（如糖尿病、肾病、发热、高血压等），近期精神压力大、劳累等也是带状疱疹发病的常见诱因。女性发生带状疱疹的风险高于男性。典型临床表现：发疹前有轻度乏力、低热、食欲减退等全身症状，患处皮肤自觉烧灼感或神经痛，触之有明显的痛觉敏感，也可无前驱症状即发疹。好发部位为肋间神经（约53%）、颈神经（约20%）、三叉神经（约15%）及腰骶部神经（约11%）。患处先出现潮红斑，很快出现粟粒至黄豆大小丘疹，呈簇状分布而不融合，继而迅速变为水疱，疱壁紧张发亮，疱液澄清，外周绕以红晕。皮损沿某周围神经区域呈带状排列，多发生在身体的单侧，一般不超过正中线。病程一般2～3周，老年患者为3～4周。水疱干涸、结痂脱落后留有暂时性淡红色斑或色素沉着。神经痛为主要症状，可在发疹前、发疹时以及皮损痊愈后出现。疼痛可为钝痛、抽搐痛或跳痛，常伴有烧灼感，多为阵发性，也可为持续性。老年、体弱患者疼痛较为剧烈。根据典型临床表现即可诊断。也可通过收集疱液，用聚合酶链式反应（PCR）检测法、病毒培养法予以确诊。无疹性带状疱疹的诊断较难，须做水痘 - 带状疱疹病毒活化反应实验室诊断性检测。由于实验室诊断操作难度较大，目前主要依靠临床表现诊断。

二、系统性硬化病

系统性硬化病是一种临床表现多样、多器官受累的自身免疫性疾病，病理性特点为皮肤和内脏的纤维化并伴血管病变，临床表现包括雷诺现象、指端溃疡、肺动脉高压和硬皮病肾危象。起病隐匿，如病变侵犯胸壁的皮肤、肌肉、食管等均可引起胸痛，疼痛性质常为紧缩感或吞咽食物后有发噎感，以及饱餐后随即躺下的"烧心"感。根据1980 年美国风湿病学会关于本病的诊断标准，凡是具备下列 1 项主要标准或 2 项次要标准者，即可诊断为硬皮病，即系统性硬化病。

1. 主要标准　有近端硬皮病，即手指和掌指关节或跖趾关节以上的任何部位皮肤有对称性增厚、绷紧和硬化。这类变化可累及四肢、面部、颈和躯干（胸和腹部）。

2. 次要标准　①双侧肺基底部纤维化：标准胸部 X 线检查显示双侧网状的线形或线形结节状阴影，以肺基底部最明显，可呈弥散性磨玻璃影或"蜂窝肺"外观。这些改变不能归因于原发性肺部病变。②手指硬皮病：上述皮肤改变仅限于手指。③手指的凹陷性瘢痕或指垫（指肚）组织消失，缺血所致的指尖凹陷或指垫（指肚）组织消失。

系统性硬化病的变异型——CREST综合征的诊断标准为具备钙化、雷诺现象、食管运动障碍、手指硬皮病和毛细血管扩张 5 项中的 3 项及抗着丝点抗体阳性可确诊。

三、肋间神经炎

肋间神经痛归属于神经病理性疼痛，常为病毒感染、中毒、机械损伤、压迫等原因引起肋间神经炎而导致胸痛，疼痛性质为刺痛或灼痛，常沿着一根或数根肋间神经支配区域分布，转身、深呼吸、咳嗽均可使疼痛加重，沿肋间神经分布区域局部有压痛，以脊椎旁、腋中线及胸骨旁较明显。神经病理性疼痛的诊断主要依靠详细的病史询问、全面细致的查体，特别是包括感觉神经系统在内的神经系统检查以及必要的辅助检查。神经病理性疼痛其异常感觉区域应该符合神经解剖学分布特点，与确定的损伤部位一致。神经病理性疼痛的病因较复杂，应选择性地进行一些实验室检查以明确病因，如血液、尿液、大便常规；脑脊液常规及生化；血糖、肝肾功能检查以及微生物、免疫学检查、可能的毒物检测。必要时进行神经影像学检查（如 CT 及 MRI 检查）和皮肤神经活检。神经电生理检查对神经病理性疼痛的诊断尤为重要，神经传导速度和体感诱发电位等常规的电生理检查在证实、定位和量化中枢及周围感觉神经传导损害方面很有帮助。

四、脊神经根痛

脊神经根痛属于周围性神经病理性疼痛。感染、中毒、赘生骨的压迫（如强直性脊椎炎、骨关节炎）、神经根受牵拉（如脊柱后凸，早期椎间盘肿胀、肥厚等使脊神经穿出椎间孔时张力增加）等原因均可引起胸段神经根痛，疼痛性质为刺痛或锐痛，可放射至肩部、侧胸及前胸，弯腰、举臂及转身均可使疼痛加重，脊柱 X 线检查、MRI 检查及脊柱造影有助于诊断。也可行神经电生理检查。

五、多发性硬化

多发性硬化（MS）是一种以中枢神经系统（CNS）白质炎症性脱髓鞘病变为主要特点的免疫介导性疾病。其病因尚不明确，可能与遗传、环境、病毒感染等多种因素相关，MRI 的影像学表现为 CNS 白质广泛髓鞘脱失并伴有少突胶质细胞受损，也可伴有神经细胞受损及其轴索受损。MS 病变具有时间多发性和空间多发性的特点。MS 好发于青壮年，女性更多见，男女患病比例为 1 ∶（1.5 ~ 2）。CNS 各个部位均可受累，临床表现多样。常见症状包括：视力下降、复视、肢体感觉障碍、肢体运动障碍、共济失调、膀胱或直肠功能障碍等。此病可引起胸痛，为呈节段性或根性分布的疼痛。可根据 CNS 白质损害的症状和体征，缓解和复发交替的病程，脑脊液检查而做出诊断。诊断首先应以客观病史和临床体征为基本依据；其次，应充分结合辅助检查特别是 MRI 检查特点，寻找病变的时间多发性及空间多发性证据；再其次，还需排除其他可能疾病；最后，除满足以上 3 项条件外，应尽可能寻找电生理、免疫学等辅助证据。鉴于 MRI 检查在 MS 诊断中的重要地位，推荐应用 1.5T 及以上增强 MRI 扫描仪；头部序列应该包括平扫［矢状面 FLAIR 序列，横断面 T_1WI、T_2WI、扩散加权成像（DWD）］及增强（横断面 T_1WI）；扫描层数为全脑覆盖（30 ~ 32 层），层厚 4 mm；中心定位线为平行胼胝体膝部、压部下缘连线；推荐注射造影剂后延迟 10 ~ 15 min 做增强扫描。

六、流行性肌痛

流行性肌痛大多由柯萨奇病毒 B 组病毒感染所致，夏秋多发。本病突出症状为突发胸、腹部肌痛。疼痛轻重不一，呈针刺样、刀割样、烧灼感、压榨样、撕裂样等，咳嗽、翻身时加剧，胸痛严重时可感觉"透不过气"。疼痛另一特点是转移性：出现于胸、腹、颈、肩、腰、四肢，最后转移到膈肌部位。肌肉压痛阳性。患者有高热和其他病毒感染的全身表现，可伴有寒战，呈间歇热，可为 39 ~ 40℃。通常发热数小时后方出现肌痛。肌痛消失后体温多恢复正常。热程平均 3 ~ 4 天。少数病例体温正常或有微热。其他症状为头痛、全身不适、咽痛、咳嗽、呼吸困难、纳差、恶心、呕吐、便秘或腹泻等。眼部疼痛罕见。体检可发现口唇疱疹、表浅淋巴结肿大、颊黏膜出血点、咽充血、腱反射减退等；患处肌肉有压痛，呼吸运动受限；肝、脾大较少见。血液学检查一般在正常范围，有时白细胞增多或减少，相对性淋巴细胞增多，偶有单核细胞增多，或出现不典型淋巴细胞。血沉多正常，或轻度加快。胸部 X 线检查正常或有肋膈角变钝。并发症通常不多见，可有睾丸炎、胸膜炎、无菌性脑膜炎、心包炎、视神经炎等。预后良好。

七、急性白血病

急性白血病（AL），是一种常见的恶性血液病，发病时骨髓中异常的原始细胞及幼稚细胞大量增殖，蓄积于骨髓并抑制正常造血功能。急性白血病包括急性淋巴细胞白血病（ALL）和急性髓系白血病（AML），临床表现包括骨髓组织受白血病细胞浸润所引起的骨髓正常造血衰竭表现（如贫血、感染、出血等）以及白血病细胞的髓外浸润引起的异常（如淋巴结肿大，肝、脾大等）两大方面。ALL 的临床表现各异，症状可以表现比较隐匿，也可以呈急性，这取决于骨髓被恶性克隆替代的程度和髓外浸润的范围。骨和骨膜的白血病浸润引起骨痛（儿童较成人多见，ALL 较 AML 多见），骨痛常比较剧烈，部位不固定，主要见于四肢骨、脊柱和骨盆，游走性不明显，应用一般镇痛药疗效不佳。逾1/3 的患者有胸骨压痛，是白血病常见的体征之一（有助于诊断）。

此外，少数患者可因骨髓坏死而发生剧烈骨痛。

第二节　胸腔脏器疾病

一、稳定型心绞痛

心绞痛是由暂时性心肌缺血引起的以胸痛为主要特征的临床综合征，是冠心病的最常见表现。通常见于冠状动脉至少一支主要分支管腔直径狭窄在 50% 以上的患者。慢性稳定型心绞痛是指心绞痛发作的程度、频度、性质及诱发因素在数周内无显著变化。心绞痛也可发生在瓣膜病（尤其是主动脉瓣病变）、肥厚型心肌病、未控制的高血压、甲状腺功能亢进以及严重贫血等患者。冠状动脉"正常"者也可由于冠状动脉痉挛或内皮功能障碍等发生心绞痛。某些非心脏性疾病如食管、胸壁或肺部疾病也可引起类似心绞痛的症状，临床上应注意鉴别。

胸痛的特征包括如下几个方面。①部位：典型的心绞痛部位是在胸骨后或左前胸，范围常不局限，可以放射到颈部、咽部、颌部、上腹部、肩背部、左臂及左手指内侧，也可以放射至其他部位。心绞痛还可以发生在胸部以外如上腹部、咽部、颈部等。每次心绞痛的发作部位往往是相似的。②性质：常呈紧缩感、绞榨感、压迫感、烧灼感、胸憋、胸闷或有窒息感、沉重感，有的患者只诉胸部不适，主观感觉个体差异较大，但一般不会是针刺样疼痛，有的表现为乏力、气短。③持续时间：呈阵发性发作，持续数分钟，一般不会超过 10 min，也不会转瞬即逝或持续数小时。④诱发因素及缓解方式：慢性稳定型心绞痛的发作与劳力或情绪激动有关，如在走快路、爬坡时诱发，停下休息即可缓解，多发生在劳力当时而不是之后。舌下含服硝酸甘油片可在 2 ～ 5 min 迅速缓解症状。稳定型心绞痛患者体检常无明显异常，心绞痛发作时可有心率增快、血压升高、焦虑、出汗，有时可闻及第四心音、第三心音或奔马律，或出现心尖部收缩期杂音，第二心音逆分裂，偶闻双肺底啰音。体检尚能发现其他相关情况，如心脏瓣膜病、心肌病等非冠状动脉粥样硬化性疾病，也可发现高血压、脂质代谢障碍所致的黄色瘤等危险因素，颈动脉杂音或周围血管病变有助于动脉粥样硬化的诊断。

相关检查：①了解冠心病危险因素，如进行空腹血糖、血脂检查。血脂检查包括总胆固醇（TC）、高密度脂蛋白胆固醇（HDL-C）、低密度脂蛋白胆固醇（LDL-C）及三酰甘油（TG）。必要时做糖耐量试验。②了解有无贫血（可能诱发心绞痛），如查血红蛋白。③必要时检查甲状腺功能。④行尿常规、肝肾功能、电解质、肝炎相关抗原、人类免疫缺陷病毒（HIV）检查及梅毒血清试验，须在冠状动脉造影前进行。⑤胸痛较明显患者，须查血心肌肌钙蛋白 I（cTnI）或心肌肌钙蛋白 T（cTnT）、肌酸激酶（CK）及肌酸激酶同工酶（CK-MB），以与急性冠脉综合征相鉴别。⑥所有胸痛患者均应行静息心电图检查：在胸痛发作时争取行心电图检查，缓解后立即复查。⑦胸部 X 线检查：胸部 X 线检查对稳定型心绞痛并无诊断性意义，一般结果都是正常的，但有助于了解心肺疾病的情况，如有无充血性心力衰竭、心脏瓣膜病、心包疾病等。⑧心脏超声。⑨负荷试验：对有症状的患者，各种负荷试验有助于慢性稳定型心绞痛的诊断及危险分层，但必须配备严密的监测及抢救设备。

二、急性冠脉综合征

急性冠脉综合征（ACS）是指冠状动脉内不稳定的粥样斑块破裂或糜烂引起血栓形成所导致的心脏急性缺血综合征，涵盖了 ST 段抬高心肌梗死（STEMI）、非 ST 段抬高心肌梗死（NSTEMI）和不稳定型心绞痛（UAP），其中，NSTEMI 与 UAP 合称非 ST 段抬高急性冠脉综合征（NSTE-ACS）。ACS 的发病率在我国逐年增加，据《中国心血管病报告 2014》，全国有心肌梗死患者 250 万；心血管疾病是城乡居民死亡的首要原因，2013 年农村地区急性心肌梗死（AMI）病死率为 66.62/10 万，城市地区为 51.46/10 万。

【临床表现】ACS 大多数伴有疼痛，且疼痛是最先出现的症状，多发生于清晨，诱因多不明显，常发生于安静时。疼痛部位多见于心前区与胸骨后，也可位于上腹部甚至背部等。疼痛的性质多为闷痛、压榨性痛、刺痛、绞痛、刀割样痛等。但少数也可为隐痛或仅呈胸部压迫感。此种疼痛如位于上腹部，可被误诊为上腹部疾病，甚至外科急腹症。疼痛常放射至左肩或（及）左臂内侧，少数可放射至颈、咽喉、背部、上腹部、右肩，甚至牙齿等。疼痛的持续时间多为 1 ~ 10 h，也可持续数天。休息和含服硝酸甘油片多不能缓解。心肌梗死患者也可无疼痛（无痛性心肌梗死）。国内文献报告患者入院时无疼痛者占 15.6% ~ 34.4%。

50% ~ 81.2% 的患者在心肌梗死形成前数小时至数天可出现前驱症状，对本病的预防和早期诊断有重要帮助。前驱症状主要有如下的表现：①原有心绞痛病史者的心绞痛突然加重，时间延长，发作次数增多，轻度活动或睡眠中也可发作；②原无心绞痛病史者突然发生频繁的心绞痛，且逐渐加重，使用硝酸甘油疗效差，诱发因素不明显；③有少数患者的前驱症状表现为胸部灼热感，伴心悸、气短、乏力、烦躁等，而不是心绞痛。

【诊断】cTnI 和 cTnT 是用于 AMI 诊断的特异度高、敏感度好的生物学标志物，高敏感方法检测的 cTnI、cTnT 称为高敏肌钙蛋白（hs-cTn）。推荐首选 hs-cTn 检测，如果结果未见增高（阴性），应间隔 1 ~ 2 h 再次采血检测，并与首次结果比较，若结果增高超过 30%，应考虑急性心肌损伤的诊断。若初始两次检测结果仍不能明确诊断而临床提示 ACS 可能，则在 3 ~ 6 h 后重复检查。在 AMI 早期 cTn（hs-cTn）升高阶段，CK-MB 对于判断再梗死有益。STEMI 患者的心电图有特殊诊断价值。①至少两个相邻导联 J 点后新出现 ST 段弓背向上抬高 [V_2-V_3 导联 ≥ 0.25 mV（< 40 岁男性）、≥ 0.2 mV（≥ 40 岁男性）或 ≥ 0.15 mV（女性），其他相邻胸导联或肢体导联 ≥ 0.1 mV] 伴或不伴病理性 Q 波、R 波减低；②新出现的完全左束支传导阻滞；③超急性期 T 波改变。当原有左束支传导阻滞患者发生心肌梗死或是心肌梗死出现左束支传导阻滞时，心电图诊断困难，须结合临床情况仔细判断。注意鉴别主动脉夹层、急性肺栓塞、急性心脏压塞、张力性气胸、食管破裂等急危重症。

三、心脏瓣膜病

1. 二尖瓣瓣膜病　二尖瓣狭窄或（及）关闭不全均可引起胸痛，发作一般与情绪激动、体力活动及饱餐等因素无关。二尖瓣狭窄所致疼痛的性质以钝痛较为常见，而很少有类似心绞痛样疼痛。查体心尖部可闻及"隆隆"样舒张期杂音或（及）收缩期吹风样杂音，彩色超声心动图检查有助于此类疾病的诊断。

2. 二尖瓣脱垂　胸痛是常见的症状，常为锐痛、刀割样痛或钝痛，疼痛部位常位于心前区，与心绞痛相似。疼痛发作与劳力和情绪变化无恒定关系，也可在休息时发生，疼痛可持续数分钟或数小时，不经治疗可自行缓解。彩色超声心动图检查有助于诊断。

3. 主动脉瓣膜病　主动脉瓣狭窄或（及）关闭不全均可引起心绞痛发作，前者的发生率≥10%，而后者的发生率则<5%。主动脉瓣狭窄所引起的心绞痛一般与典型的心绞痛相似，但其特点是较轻度的体力活动更易诱发，含服硝酸甘油片治疗后可引起晕厥。主动脉瓣关闭不全引起的心绞痛常于睡眠中发作，可持续数十分钟甚至1 h以上，发作时多有血压升高、窦性心动过速及呼吸加快等表现。含服硝酸甘油片治疗常无效或只能起暂时的缓解作用，数分钟后多有重复发作。主动脉瓣区可闻及响亮的收缩期杂音或（及）舒张期杂音，彩色超声心动图检查有助于诊断。

四、急性心包炎

急性心包炎是由心包脏层和壁层急性炎症引起的综合征。临床特征包括胸痛、心包摩擦音和一系列异常心电图变化。

【病因】病因较多，可来自心包本身疾病，也可为全身性疾病的一部分，临床上以结核性、非特异性、肿瘤者为多见，全身性疾病如系统性红斑狼疮、尿毒症等病变易累及心包引起心包炎。

【临床表现】急性心包炎常伴有剧烈的胸痛，尤其是急性非特异性心包炎，少数患者只觉紧压感或闷痛，疼痛部位常在心前区，并可放射至左肩、左臂内侧、左肩胛区、背部、颈部、下颌部以及剑突下。

疼痛可呈持续性或间歇性发作，于卧位时加重，坐起或身体前倾时减轻。如本病累及邻近胸膜，则胸廓活动增加时（如咳嗽、深呼吸、举臂等）疼痛加剧。查体可闻及心包摩擦音，如产生积液可出现心包积液征（Ewart征），甚至心脏压塞。

【诊断】具有以下情况中的两项时可确诊：胸痛（典型的锐痛，坐位前倾减轻，占85%～90%）；心包摩擦音（不足1/3）；新的广泛ST段抬高或PR段下移（不超过60%）；心包积液（少量，不超过60%）。其他体征和症状可以根据病因或全身性疾病不同而有差异。复发性心包炎被定义为首次心包炎后，经4～6周无症状间隔，心包炎复发。至少符合下列条件之一者为高危：高热（＞38℃），亚急性病程无明确的急性发作、大量心包积液（如舒张期无回声区＞20 mm）、心脏压塞，非甾体抗炎药治疗无反应、心肌心包炎、免疫抑制、外伤或口服抗凝药治疗。

五、主动脉瘤

主动脉瘤指主动脉壁局部或弥漫性的异常扩张（一般至少为预期正常主动脉段直径的1.5倍），压迫周围器官而引起症状，瘤体破裂为其主要危险。引起主动脉瘤的主要原因有动脉粥样硬化、感染（以梅毒为显著）、囊性中层坏死、外伤贯通伤、先天性疾病等。

按发生部位，主动脉瘤可分为：①升主动脉瘤，常累及主动脉窦；②主动脉弓动脉瘤；③降主动脉瘤或胸主动脉瘤，起点在左锁骨下动脉的远端；④腹主动脉瘤，常在肾动脉的远端。累及主动脉窦的近端升主动脉瘤常为先天性，其次为马方综合征、梅毒等感染性疾病；升主动脉瘤主要由粥样硬化、囊性中层坏死、梅毒引起；降主动脉瘤、腹主动脉瘤以粥样硬化为主要原因。

主动脉瘤的症状是由瘤体压迫、牵拉、侵蚀周围组织所引起，视主动脉瘤的大小和部位而定。胸主动脉瘤压迫上腔静脉时面颈部和肩部静脉怒张，并可有水肿；压迫气管和支气管时引起咳嗽和气急；压迫食管引起吞咽困难；压迫喉返神经引起声嘶。胸主动脉瘤位于升主动脉可使主动脉瓣瓣环变形，瓣叶分离而致主动脉瓣关闭不全，出现相应杂音，多数进程缓慢，症状少，若急骤发生则可致急性肺水肿。胸主动脉瘤常引起疼痛，疼痛突然加剧预示破裂可能。主动脉弓动脉瘤压迫左无名静脉，可使左上肢静脉压比右上肢高。升主动脉瘤可侵蚀胸骨及肋软骨而凸出于前胸，呈搏动性肿块。降主动脉瘤可侵蚀胸椎横突和肋骨，甚至在背部外凸于体表；各处骨质受侵均产生疼痛。胸主动脉瘤破裂入支气管、气管、胸腔或心包可以致死。腹主动脉瘤（图5-1）病因以动脉粥样硬化为主，常有肾、脑、冠状动脉粥样硬化的症状。最初引起注意的是腹部搏动性肿块。较常见的症状为腹痛，多位于脐周或中上腹部，也可涉及背部，疼痛的发生与发展说明动脉瘤增大或小量出血。疼痛剧烈持续，并向背部、骨盆、会阴及下肢扩展，或在肿块上出现明显压痛，均为破裂征象。X线、CT、超声检查有明确的诊断价值。

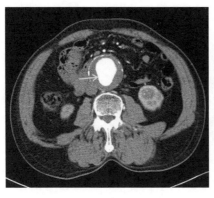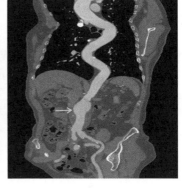

A   B

图 5-1　CTA 检查图像

注：腹主动脉瘤，示腹主动脉远端呈"瘤样"扩张（白箭头）。

六、主动脉夹层动脉瘤

主动脉夹层动脉瘤指主动脉腔内血液从主动脉内膜撕裂处进入主动脉中膜并使中膜分离，沿主动脉长轴方向扩展形成主动脉壁的二层分离状态，又称主动脉壁间动脉瘤或主动脉夹层分离。

【临床表现】主要有疼痛，夹层分离突然发生时，大多数患者突感疼痛，A型多在前胸，B型多在背部、腹部。疼痛剧烈难以忍受，起病后即达高峰，呈刀割或撕裂样。少数起病缓慢者疼痛可不显著。此外，还可合并高血压、心力衰竭，夹层破裂后血液进入心包腔、胸膜腔可引起心脏压塞及胸腔积液，使患者出现昏迷、意识模糊、截瘫、肢体麻木、反射异常、视力与大小便障碍、晕厥等神经症状。

【诊断】急起剧烈胸痛、血压高、突发主动脉瓣关闭不全、两侧脉搏不等或触及搏动性肿块应考虑本病。胸痛常被考虑为急性心肌梗死，但心肌梗死时胸痛开始不甚剧烈，逐渐加重，或减轻后再加剧，不向胸部以下放射，伴心电图特征性变化，若有休克外貌则血压常低，也不引起两侧脉搏不等，根据以上各点可鉴别。如胸痛位于前胸、有主动脉瓣区舒张期杂音或心包摩擦音、右臂血压低、脉搏弱、颈动脉搏动弱、心电图示心肌缺血或梗死提示夹层分离位于主动脉近端；疼痛位于两肩胛骨间、血压高、左侧胸腔积液提示夹层动脉瘤位于主动脉远端。超声心动图、X线、CT、MRI等检查对确立主动脉夹层动脉瘤的诊断有很大帮助，对拟做手术治疗者可考虑主动脉造影或血管内超声成像（IVUS）检查。图5-2为某胸主动脉夹层动脉瘤患者CTA检查图像。

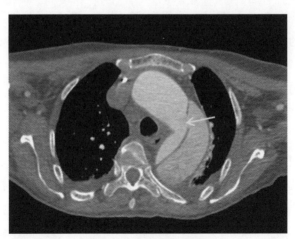

图5-2　CTA检查图像

注：胸主动脉夹层动脉瘤。主动脉内膜破口（白箭头），真假腔形成。

七、肺栓塞

急性肺栓塞是常见的心血管系统疾病，也是常见的三种致死性心血管疾病之一。肺栓塞是由内源或外源性栓子阻塞肺动脉引起肺循环和右心功能障碍的临床综合征，包括肺血栓栓塞症（PTE）、脂肪栓塞、羊水栓塞、空气栓塞、肿瘤栓塞等。PTE 是最常见的急性肺栓塞类型，由来自静脉系统或右心的血栓阻塞肺动脉或其分支所致，以肺循环和呼吸功能障碍为主要病理生理特征和临床表现，占急性肺栓塞的绝大多数，通常所称的急性肺栓塞特指 PTE。深静脉血栓形成（DVT）是引起 PTE 的主要血栓来源，DVT 多发于下肢或骨盆深静脉，栓子脱落后随血流循环进入肺动脉及其分支，PTE 常为 DVT 的并发症。其临床症状缺乏特异性，表现取决于栓子的大小、数量、栓塞的部位及患者是否存在心、肺等器官的基础疾病。多数患者因呼吸困难、胸痛、先兆晕厥、晕厥和（或）咯血而疑诊为急性肺栓塞。胸痛是急性肺栓塞的常见症状，多因远端肺栓塞引起的胸膜刺激所致。中央型急性肺栓塞引起的胸痛表现可类似典型心绞痛，多因右心室缺血所致，需与急性冠脉综合征（ACS）或主动脉夹层鉴别。呼吸困难在中央型急性肺栓塞患者中急剧而严重，而在小的外周性急性肺栓塞患者中通常短暂且轻微。既往存在心力衰竭或肺部疾病的患者，呼吸困难加重可能是急性肺栓塞的唯一症状。咯血提示肺梗死，多在肺梗死后 24 h 内发生，呈鲜红色，数日内发生的可为暗红色。晕厥虽不常见，但无论是否存在血流动力学障碍均可发生，有时是急性肺栓塞的唯一或首发症状。急性肺栓塞也可完全无症状，仅在诊断其他疾病或尸检时意外发现。急性肺栓塞的体征主要表现为呼吸系统和循环系统的体征，特别是呼吸频率增加（> 20 次 / min）、心率加快（> 90 次 / min）、血压下降及发绀。低血压和休克罕见，但一旦发生常提示中央型急性肺栓塞和（或）血流动力学储备严重降低。颈静脉充盈或异常搏动提示右心负荷增加。下肢静脉检查发现一侧大腿或小腿周径较对侧超出 1 cm，或下肢静脉曲张，应高度怀疑静脉血栓栓塞症（VTE）。其他呼吸系统体征还包括肺部听诊湿啰音及哮鸣音、胸腔积液等。肺动脉瓣区可出现第二心音亢进或分裂，三尖瓣区可闻及收缩期杂音。急性肺栓塞致急性右心负荷加重，可出现肝大、肝颈静脉反流征和下肢水肿等右心衰竭的体征。

CT 肺动脉造影检查（CTPA）具有无创、扫描速度快、图像清晰、较经济的特点，可直观判断肺动脉栓塞的程度和形态，以及累及的部位及范围。急性肺栓塞的直接征象为肺动脉内低密度充盈缺损，部分或完全包围在不透光的血流之内的"轨道征"，或者呈完全充盈缺损，远端血管不显影；间接征象包括肺野楔形条带状的高密度区或盘状肺不张，中心肺动脉扩张及远端血管分布减少或消失等。同时可对右心室形态、室壁厚度进行分析。CT 肺动脉造影检查是诊断急性肺栓塞的重要无创检查技术，敏感度为 83%，特异度为 78% ~ 100%，主要局限性是对亚段及亚段以下肺动脉内血栓的敏感度较差，在基层医疗机构尚无法普及。在临床应用中，CT 肺动脉造影检查应结合临床可能性评分。低危患者如 CT 检查结果正常，可排除急性肺栓塞；临床评分为高危的患者，CT 肺动脉造影检查结果阴性并不能除外单发的亚段肺栓塞。如 CT 检查结果显示段或段以上血栓，能确诊急性肺栓塞，但对可疑亚段或亚段以下血栓，则需要进一步结合下肢静脉超声、肺通气灌注扫描或肺动脉造影等检查以明确诊断。肺动脉造影检查是诊断急性肺栓塞的"金标准"，直接征象有肺动脉内造影剂充盈缺损，伴或不伴"轨道征"的血流阻断；间接征象有肺动脉造影剂流动缓慢，局部低灌注，静脉回流延迟。在其他检查难以确定诊断时，如无禁忌证，可行造影检查。对于疑诊 ACS 直接送往导管室的血流动力学不稳定的患者，排除 ACS 后，可考虑肺动脉造影检查，必要时可同时行经皮导管介入治疗。

八、肺动脉高压

肺动脉高压（PH）是指由多种异源性疾病（病因）和不同发病机制所致肺血管结构或功能改变，引起肺血管阻力和肺动脉压力升高的临床和病理生理综合征，继而发展成右心衰竭甚至死亡。

【临床表现】PH 的临床症状缺乏特异性，主要表现为进行性右心功能不全的相关症状，常为劳累后诱发，表现为疲劳、呼吸困难、胸闷、胸痛和晕厥，部分患者还可表现为干咳和运动诱发的恶心、呕吐。晚期患者静息状态下可有症状发作。随着右心功能不全的加重可出现踝部、下肢水肿、腹部水肿甚至全身水肿。导致 PH 的基础疾病或伴随疾病也会有相应的临床表现。部分患者的临床表现与 PH 的并发症和肺血流的异常分布有关，包括咯血、声音嘶哑、胸痛等。严重肺动脉扩张可引起肺动脉破裂或夹层。

【诊断】PH 的诊断建议从疑诊（临床及超声心动图筛查）、确诊（血流动力学诊断）、求因（病因诊断）及功能评价（严重程度评估）4 个方面进行。①疑诊：通过病史、症状、体征，以及心电图、胸部 X 线检查等疑诊 PH 的患者，进行超声心动图筛查，以明确发生 PH 的可能性。要重视 PH 的早期诊断，对存在动脉型肺动脉高压（PAH）相关疾病和（或）危险因素，如家族史、结缔组织病（CTD）、冠心病、HIV 感染、门静脉高压或能诱发 PAH 的药物或毒物摄入史者，应注意定期进行 PH 的筛查。②确诊：对于存在 PAH 相关疾病和（或）危险因素的患者，如果超声心动图高度怀疑 PH，需要做右心导管检查（RHC）进行诊断与鉴别诊断。③求因：对于左心疾病或肺部疾病患者，当合并重度 PH 和（或）右心室功能不全时，应转诊到 PH 中心，进一步寻找导致 PH 的病因。如果 V/Q 显像显示呈肺段分布、与通气不匹配的灌注缺损，需要考虑慢性血栓栓塞性肺动脉高压（CTEPH）。根据 CT 肺动脉造影检查、RHC 和肺动脉造影检查进行最终诊断。④功能评价：对于明确诊断为 PAH 的患者，需要根据世界卫生组织（WHO）功能分级、6 分钟步行试验及相关检查结果等进行严重程度评估，以利于制定治疗方案。

九、胸膜炎

由于各种病因所致的胸膜炎（纤维蛋白性、结核性、化脓性、肿瘤性、真菌性、结缔组织病性、胆固醇性等）的胸痛，在呼吸时加剧，尤其是深呼吸时更明显。干性（纤维素性）胸膜炎的胸痛呈刺痛或撕裂痛，多位于胸廓下部腋前线与腋中线附近，可触及胸膜摩擦感，闻及胸膜摩擦音。膈胸膜炎可引起下胸部疼痛，常向肩部、心前区或腹部放射，可伴有腹壁紧张及压痛而误诊为腹部疾病。渗出性胸膜炎早期为干性胸膜炎，有深吸气时胸痛，随渗出液的增加，胸痛逐渐消失。

十、胸膜间皮瘤

胸膜间皮瘤是一种少见的原发性胸膜肿瘤，约占整个胸部肿瘤的5%。胸膜间皮瘤的分型标准尚未统一。根据肿瘤生长方式和大体形态将其分为局限型和弥漫型两种。通常认为前者来源于胸膜下组织，多属良性或低度恶性；后者来源于胸膜本身，几乎均为高度恶性。本病可发生于任何年龄，但以40岁以上多见。男性发病率是女性的2倍。右侧胸腔比左侧常见。起病隐匿，常在胸部X线检查时发现。

【临床表现】主要表现为持续性胸痛和呼吸困难。胸痛逐渐加重，不随积液增多而减轻，服用一般镇痛药难以缓解。随着病情进展可出现干咳、疲乏、体重减轻，少数有咯血和不规则发热。尚可出现发作性低血糖、关节痛、杵状指、高钙血症、血小板增多症、自身免疫性溶血性贫血、血管免疫母细胞淋巴结病、慢性淋巴细胞性白血病、抗利尿激素分泌异常等副癌综合征，其中发生血小板增多症者高达42%。60%~90%患者有胸腔积液体征。肿瘤侵犯胸壁后可形成所谓冰冻胸，限制胸廓运动。虽有明显的胸膜增厚，却不伴有肋间或胸壁凹陷，反有局部胸壁膨隆。晚期随着血性胸腔积液迅速增多，病情日渐恶化，出现恶病质及呼吸衰竭而死亡。

【诊断】对有持续性胸痛和呼吸困难的中老年人，特别是有石棉接触史者，应高度怀疑本病。若影像学上有结节状胸膜增厚，叶间裂不规则增厚及突向胸膜腔内块影，更为本病诊断提供重要线索。确诊依赖组织病理学检查。

十一、气胸

气体进入胸膜腔，造成积气状态，称为气胸。它可以自发地发生，也可由于疾病、外伤、手术或诊断及治疗性操作不当等引起。典型症状为突发性胸痛，继之有胸闷和呼吸困难，并可有刺激性咳嗽。胸痛常为针刺样或刀割样，持续时间很短暂。刺激性干咳因气体刺激胸膜所致。大多数起病急骤，气胸量大，或伴肺部原有病变者，则气促明显。部分患者在气胸发生前有剧烈咳嗽、用力屏气大便或提重物等诱因，但不少患者在正常活动或安静休息时发病。健康年轻人的中等量气胸很少有不适，有时患者仅在查体或常规胸部 X 线检查时才被发现；而有肺气肿的老年人，即使肺压缩不到 10%，亦可产生明显的呼吸困难。张力性气胸患者常表现精神高度紧张、恐惧、烦躁不安、气促、窒息感、发绀、出汗，并有脉搏细弱而快、血压下降、皮肤湿冷等休克状态，甚至出现意识不清、昏迷，若不及时抢救，往往导致死亡。气胸患者一般无发热，白细胞计数升高或血沉增快，若有这些表现，常提示原有的肺部感染（结核性或化脓性）发生了并发症（如渗出性胸膜炎或脓胸）。少数患者可发生双侧性气胸，以呼吸困难为突出表现，其次为胸痛和咳嗽。根据临床症状、体征及 X 线表现可明确诊断。图 5-3 为某气胸患者胸部 CT 平扫检查图像。

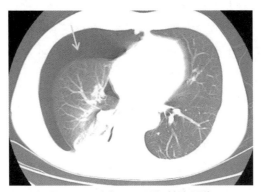

图 5-3 胸部 CT 平扫检查图像

注：右侧气胸（白箭头），右肺叶压缩、部分不张。

十二、原发性支气管肺癌

原发性支气管肺癌起源于支气管黏膜或腺体，简称肺癌。早期患者仅有胸闷不适感，随着病情的发展，肺癌侵犯胸膜、肋骨，压迫脊神经后根时可出现持续性胸痛，夜间尤重。1% ~ 2% 的患者由于肿瘤转移到骨骼，引起骨痛和病理性骨折，常见于小细胞肺癌。大多为溶骨性病变，少数为成骨性病变。疼痛可放射至头颈部或肩部；肿瘤转移至脊柱后可压迫椎管引起局部压迫和受阻症状。此外，也常见股骨、肱骨和关节转移，甚至引起关节腔积液。如放射痛范围广泛，常提示肺癌已有转移。凡中年以上吸烟患者，出现不明原因的胸痛，伴有刺激性咳嗽或血痰，应考虑本病的可能，胸部 X 线、胸部 CT、痰及胸腔积液检查癌细胞、纤维支气管镜检查等可使 80% ~ 90% 的患者得到确诊，但确诊时大多已为晚期，5 年生存率不高。因此对该病应有高度警惕性，只有提高早期诊断率，才有可能明显改善预后。

十三、原发性食管动力障碍

原发性食管动力障碍包括贲门失弛症、胡桃夹食管、弥漫性食管痉挛、食管下段括约肌高压症及非特异性食管动力障碍等。食管是一个有独立运动形式及神经支配的器官。食物进入下咽部时诱发吞咽反射，吞咽是下咽部、食管上段括约肌、食管体部、食管下段括约肌松弛或收缩产生的协调运动。原发性食管动力障碍患者常有咽下困难、食物通过困难、心绞痛样胸骨后疼痛等表现。此外，还可伴有食管综合征（包括胃灼热、反酸、上腹部烧灼感、吞咽困难）及食管外综合征（继发于夜间反流严重时口咽部分泌物和胃内容物吸入下呼吸道导致的慢性肺支气管病变，患者主诉咳嗽、咳痰、呼吸困难或哮喘）。

胸痛表现为胸骨后或剑突下挤压性绞痛，如源于反流性食管炎者可呈烧灼样疼痛，也可为钝痛。疼痛可向下颌、颈部、上肢或背部放射，部分患者疼痛发作与进食、体力活动和体位（如卧位和弯腰）有关。部分患者口服抗酸剂和硝酸甘油片可缓解疼痛。食管源性胸痛患者胸痛发作可为自发性，如弥漫性食管痉挛。食管裂孔疝患者，胸痛是典型和经常性的，当嵌顿时发生呕吐、腹痛。疼痛机制不是很明确，可能与食管平滑肌强烈收缩或食物潴留性食管炎有关。

对于原发性食管动力障碍，必须结合临床表现和各种检查结果，才能做出正确的病因学诊断。对反复发作性胸骨后或胸骨下疼痛的患者，首先应进行心血管方面的检查，以排除心脏疾病。然后进行常规食管钡剂造影、内镜检查以明确食管是否有功能或结构的异常，必要时进行食管动力学特殊监测。部分患者胸痛与食管异常的因果关系不易确立，因此尚须进行激发试验，为提高阳性检出率可进行联合检查。

十四、纵隔炎

纵隔炎是指纵隔内的细菌感染，临床上分为急性和慢性。

急性纵隔炎多为继发性。常见的有贯通性胸部外伤、食管或气管破裂、咽下异物造成食管穿孔、食管手术后吻合口瘘、食管镜检查外伤穿孔和食管癌溃疡外穿等。常在呕吐时发生，偶因邻近组织如食管后腔、肺及胸膜腔淋巴结、心包膜等感染灶的直接蔓延而引起。急性纵隔炎大多为化脓性，主要症状是寒战、高热、白细胞计数增高和胸骨后疼痛，呈持续性钝痛或钻痛。疼痛因吞咽和深呼吸而加剧。病变部位大多在上纵隔，故常出现前颈部肿痛与压痛。如炎症继发于食管或气管穿孔，可发生纵隔与颈部皮下气肿，出现呼吸困难。X线检查发现纵隔增宽或兼有纵隔气肿；如形成脓肿，则多在右侧。下纵隔急性炎症的临床表现可与急性上腹部疾病相混淆，详细的病史与X线检查有助于诊断。

慢性纵隔炎常由肺结核、组织胞质菌病、放线菌病、结节病、梅毒、外伤后纵隔出血以及药物中毒等因素引起，可导致纵隔纤维化。也可能与自身免疫有关。结核性纵隔炎常有潮热、乏力、盗汗、消瘦等结核性中毒症状，以及胸痛、咳嗽、吞咽困难等局部症状。如形成寒性脓肿，可向食管或气管穿破。化脓性纵隔炎或结核性纵隔炎在炎症吸收之后，可继发广泛性粘连，瘢痕收缩，从而引起纵隔器官压迫症状，较多见的是不同程度的上腔静脉阻塞综合征。

十五、纵隔肿瘤

原发性纵隔肿瘤中，以胸腺瘤、神经源性肿瘤和畸胎瘤较为多见，其他如囊肿、胸内甲状腺等相对少见。这些肿瘤多数为良性，但也有恶变可能。不论良性或恶性纵隔肿瘤都可引起压迫症状，如压迫神经、胸椎或肋骨，可出现持续胸部疼痛，且常伴有呼吸困难、咳嗽、声音嘶哑、吞咽困难以及上腔静脉阻塞综合征等。X线检查和CT检查对本病有重要的诊断意义。图5-4为某纵隔肿瘤患者的胸部CT平扫检查图像。

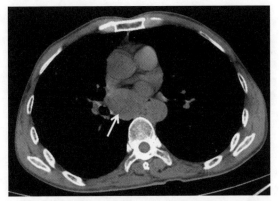

图 5-4　胸部 CT 平扫检查图像

注：右后纵隔良性肿瘤（白箭头）。

十六、纵隔气肿

纵隔内气体聚集，称为纵隔气肿。少量积气可无症状，当突然发生或大量气体进入纵隔时，压迫其内器官，可导致呼吸循环障碍，甚至危及生命。纵隔气肿症状的轻重与积气量、压力高低以及发生速度有关。积气量少、压力低、发生缓慢时，可无明显症状；积气量多、压力高、发病突然时，患者常感胸闷不适，咽部梗阻感、胸骨后疼痛并向两侧肩部和上肢放射。咽后部或喉周围气体扩散，患者会出现吞咽困难或发声困难。上腔静脉受压或伴发张力性气胸时，患者烦躁不安，脉速而弱，出冷汗，血压下降，意识模糊以致昏迷。此外，患者常伴有引起纵隔气肿的原发病的相应症状。

查体时严重者出现呼吸困难、皮肤青紫，颈静脉怒张。心尖搏动不能触及，心浊音界缩小或消失，心音遥远，约半数患者可于心前区闻及与心搏一致的摩擦音或咔嗒音（Hamman 征），以左侧卧位较清晰。出现皮下气肿时，局部肿胀，触诊有握雪感，听诊有皮下捻发音。X 线检查在纵隔气肿的诊断中非常重要，纵隔积气在 X 线片上可被显示是因为气体勾画出壁层胸膜和其他纵隔结构。胸部正位 X 线片示纵隔两旁有以索条状阴影为界的透亮带，一般以上纵隔显示明显，心边缘亦见透亮带，多发生在左侧。图 5-5 为某纵隔气肿患者胸部 CT 平扫检查图像。

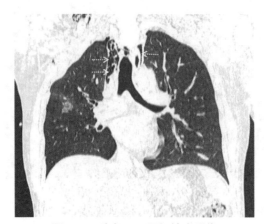

图 5-5　胸部 CT 平扫检查图像

注：冠状位重建图像示纵隔气肿（黑虚线箭头），上纵隔两旁见不规则条带状低密度影（白虚线箭头）。

第三节　腹部脏器疾病

腹部疾病，如膈下脓肿、肝脓肿、肝癌、消化性溃疡急性穿孔、肝胆疾病、膈肌病变等很多疾病除了有腹痛的症状外，也可引起胸痛症状。如膈下脓肿除有全身性感染症状外，还可引起下胸前部、侧胸或背部疼痛，以右侧较多见，并可放射至肩部。肝脓肿时除有感染症状外，还可出现右下胸痛，疼痛向肩部放射。右叶顶部肝癌可引起右下胸痛，并向右肩部放射。消化性溃疡急性穿孔时可引起剧烈的上腹痛，有时也可伴有下胸部疼痛。肝胆疾病可引起右下胸痛，也可出现类似心绞痛的症状。有时甚至由于胆道症状不明显或被胸痛症状所掩盖，而误诊为冠状动脉粥样硬化性心脏病。较大的脾梗死除可引起恶心、呕吐、左上腹痛外，还可出现左下胸持续性剧痛，并可向左肩和背部放射。膈肌病变，如创伤性或自发性膈肌破裂、膈肌恶性肿瘤等均可引起胸痛。膈肌破裂常表现为胸痛、胸闷、呼吸困难及恶心、呕吐等消化道症状。此类疾病要通过认真的查体及相应的辅助检查加以鉴别。

第四节　骨科相关疾病

一、颈椎病

颈椎病又称颈椎综合征、颈椎骨关节炎，是指颈椎间盘退行性改变、颈椎骨质增生、颈项韧带钙化等改变，刺激或压迫颈部的神经、脊髓、血管等组织而产生的一系列症状和体征的综合征。

【病因】颈椎间盘、椎体、椎间小关节及韧带等的退行性改变是颈椎病发生的主要原因。颈部外伤及慢性劳损是导致颈椎病发生的重要因素。长期从事低头伏案工作的会计，以及誊写、缝纫、刺绣等职业工作者，长期使用计算机或颈部遭受外伤者均可造成或加速颈椎退行性改变而引发颈椎病。颈椎先天畸形也是颈椎病发生的重要原因。

【临床表现】颈项部疼痛、僵硬，可伴有肩部疼痛，颈部活动不利，个别患者可有上肢牵涉痛或麻木，但咳嗽、打喷嚏等腹压增高时症状不加重；多数无明显外伤史。大多数患者逐渐感到颈部单侧局限性疼痛，颈根部呈电击样向肩、上臂、前臂乃至手指放射，且有麻木感，或以疼痛为主，或以麻木为主。疼痛呈酸痛、灼痛或电击样痛，颈部后伸、咳嗽，甚至增加腹压时疼痛可加重。上肢沉重，酸软无力，持物易坠落。部分患者可有头晕、耳鸣、耳痛、握力减弱及肌肉萎缩，此类患者的颈部常无疼痛感觉。

【检查】颈椎旁肌或胸锁乳突肌、斜方肌、冈上肌部有压痛，如有斜角肌痉挛，可扪及痉挛块，有压痛，可诱发或加重上肢牵涉痛。颈部活动受限、僵硬，颈椎横突尖前侧有放射性压痛，患侧肩胛骨内上部也常有压痛点，部分患者可摸到条索状硬结，受压神经根皮肤节段分布区感觉减退，腱反射异常，肌力减弱。$C_{5/6}$椎间病变时，刺激C_6神经根引起患侧拇指或拇、示指（示指又称食指）感觉减退。$C_{6/7}$病变时，则刺激C_7神经根而引起示、中指感觉减退。臂丛神经牵拉试验阳性，颈椎间孔挤压试验阳性。缓慢进行性双下肢麻木、发冷、疼痛，走路欠灵活、无力，腿打软、易绊倒，不能跨越障碍物。休息时症状缓解，紧张、劳累时加重，时缓时剧逐步加重。晚期下肢或四肢瘫痪，二便失禁或尿潴留。中央型症状先从上肢开始，之后方波及下肢。前中央血管型上、下肢同时出现症状。

【诊断】影像学检查包括颈椎正位、侧位、双侧斜位或侧位过伸、过屈位X线摄片、CT和MRI检查。CT检查可见颈椎间盘变性、颈椎增生、椎管前后径缩小、脊髓受压等改变（图5-6）。MRI检查可显示受压节段脊髓有信号改变，脊髓受压呈波浪样压迹（图5-7）。

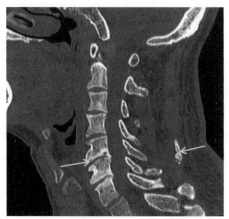

图5-6　颈椎CT平扫检查图像

注：正中矢状位重建图像示 $C_{5/6}$ 椎间隙狭窄（左侧白箭头），项韧带钙化（右侧白箭头）。

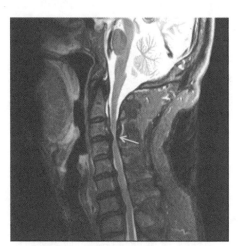

图5-7　颈椎MRI平扫检查图像

注：矢状位压脂序列（STIR）示 $C_3 \sim C_4$ 椎间盘突出，后方椎管狭窄，颈髓明显受压变细（白箭头）。

二、颈椎骨折

颈椎骨折是以头、颈痛，颈部筋肉紧张，活动受限，患者常用两手托住头部，局部压痛、肿胀，但后凸畸形不甚明显为主要表现，发生在颈椎部的骨折。

【病因】①屈曲型损伤；②垂直压缩所致损伤；③过伸损伤。

【临床表现】①颈部症状：颈部疼痛，活动障碍，颈肌痉挛，颈部广泛压痛，并且发麻、发胀，局部症状严重。②脊髓损伤：除少数幸运者之外，一般均有程度不同的瘫痪体征，而且脊髓完全性损伤的比例较高。

【检查】① X 线检查可以显示骨折及脱位情况，椎前阴影增宽（图5-8）；② CT 检查可以显示有无碎骨片移位（图 5-9）；③脊髓及其他软组织的损伤范围和程度须借助 MRI 检查（图 5-10、图 5-11、图5-12）。

【诊断】骨折及脱位的判定主要依据 X 线和 CT 检查；但对软组织损伤情况及脊髓状态的判定，仍以 MRI 检查为重，图像分辨率高，应设法及早进行检查。

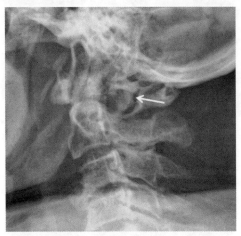

图 5-8　颈椎侧位 X 线片图像

注：寰椎粉碎骨折（白箭头）。

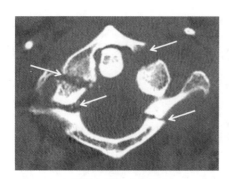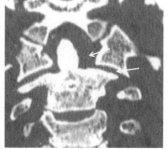

寰椎粉碎骨折（白箭头）　　　　　　寰枢关节脱位（白箭头）

图 5-9　颈椎 CT 轴位及冠状位重建图像

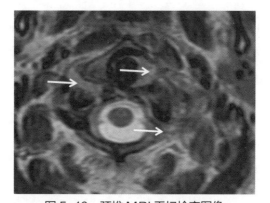

图 5-10　颈椎 MRI 平扫检查图像

注：轴位 T_2WI 示寰椎粉碎骨折。

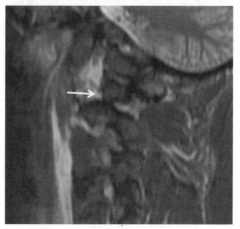

图 5-11　颈椎 MRI 平扫检查图像

注：矢状位压脂序列示寰枢关节脱位。

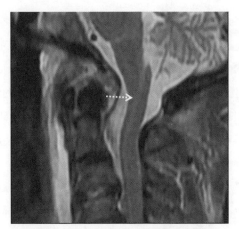

图 5-12　颈椎 MRI 平扫检查图像

注：正中矢状位 T_2WI 序列清晰显示脊髓形态及信号特征（虚线箭头），椎旁软组织明显水肿。

三、颈肩肌筋膜炎

肌筋膜炎为影响身体局部或某区域的慢性疼痛症状。颈部的肌筋膜炎为临床工作中最常遇到的疼痛状况之一。

【病因】颈肩肌筋膜炎是由致病因子侵犯颈肩部的纤维组织使之产生损伤及无菌性炎症，由此而引起广泛的颈肩部肌疼痛及痉挛等一组临床表现。同时，上呼吸道感染或其他引起发热的炎症，气候改变如寒冷潮湿时，以及身体过度劳累等也可引起颈肩部无菌性炎症。

长期的慢性劳损，如伏案低头作业，使肌肉长时间过度紧张、痉挛，虽损伤轻微，病变部位小，但在肌肉筋膜组织中产生变性、肥厚，形成纤维小结而引起较广泛的疼痛。其机制是由筋血不活、毛细血管及微循环不畅所致。

【临床表现】起初是颈肩部刺痛、酸胀麻木，经过简单治疗后可缓解。颈肩背部广泛疼痛、酸胀、沉重感、麻木感、僵硬、活动受限，可向后头部及上臂放射。疼痛呈持续性，可因感染、疲劳、受凉、受潮等而加重。颈肩部酸痛不适，肌肉僵硬板滞或有重压感，向单侧或双侧肩部与肩胛之间放射。晨起或天气变化及受凉后症状加重，活动后则疼痛减轻，常反复发作。急性发作时，局部肌肉紧张、痉挛，项背部活动受限。

【检查】对临床上确认的激痛点进行病理切片并不会找到组织学上相符合的异常。产生激痛点的肌肉群曾被形容像虫蛀状或蜡状变性。部分颈部肌筋膜炎的患者也曾被报告其血浆中肌球蛋白增加，但这项发现并未被其他研究者证实。部分研究还发现一些患者的肌张力增加，但同样不能普遍被证实。因此诊断还是基于临床上发现颈部棘突旁肌肉的激痛点及其相关的跳跃征，而非依靠特定的实验室检查、电生理检查或影像学检查。

【诊断】颈肩部及肩胛内缘有广泛压痛，皮下可触及变性的肌筋膜及纤维小结，并可闻及筋膜摩擦音；肩背部活动受限；一般无神经根性放射痛，故各种神经挤压试验结果均正常；X 线检查一般无阳性体征。偶可见项韧带钙化或肩背肌筋膜增厚，颈椎生理弧度轻度变直等。

四、落枕

落枕又称失枕，是指睡眠醒后出现以颈部疼痛、颈项僵硬、转侧不便为主要表现的颈部软组织损伤。落枕是颈部常见的筋伤之一，本病好发于青壮年，男多于女，冬春两季发病率较高。

【病因】落枕多因睡眠时枕头过高、过低或过硬，或睡姿不良，头颈过度偏转，使颈部肌肉长时间受到牵拉，处于过度紧张状态而发生静力性损伤。或睡眠时露肩受风，风寒侵袭颈项部，寒性收引致经络不舒，肌肉气血凝滞而痹阻不通，拘急疼痛而致落枕。损伤往往以累及一侧软组织为主，如发生于一侧的胸锁乳突肌、斜方肌或肩胛提肌痉挛等。

【临床表现】本病常在睡醒后出现颈部疼痛，多为单侧，活动时加重，头常歪向患侧，仰头、点头及转头等颈部活动受限，颈项不能自由旋转后顾，转头时常与上身同时转动，以腰部代偿颈部的旋转活动，向患侧活动受限尤为明显。疼痛可向肩背部放射。

【检查】颈部肌肉痉挛压痛，触之如条状或块状，斜方肌、大小菱形肌等处有压痛。因风寒外袭，颈项强痛，可伴有恶寒头痛等表证。本病起病较快，病程短，常在 1 周内自愈，但易复发。

【诊断】X 线检查一般无明显改变。由于颈部肌肉痉挛，头颈部可歪斜，X 线片可见颈椎侧弯、颈椎生理弧度改变为平直甚至反张。

五、颈部软组织损伤

颈部软组织损伤是指颈椎周围包括肌肉、筋膜、韧带及关节囊等组织由头颈部加速或减速、体育运动或生活等所致的损伤。

【病因】这些损伤是由头颈部运动范围和载荷超过正常解剖生理限度外力作用，以及轻度外力所造成。如颈部扭伤、颈部牵拉伤、挥鞭伤、加减速伤、过伸性伤等，但通称颈部软组织损伤。

【临床表现】颈部软组织损伤最常见的症状是疼痛。疼痛部位包括颈项部疼痛、肩胛间区疼痛、臂部及枕部疼痛等；疼痛性质通常为刺痛或灼性痛并与颈部运动有关，患者通常采取使头部保持"舒适"而又非生理性的强迫位置。疼痛可合并脑神经功能障碍。

【查体】包括头、颈、胸和上肢的情况。由于症状和体征会延迟出现，以及在损伤后早期症状和后续症状有可能会有很大差别，所以反复多次检查，更有助于诊断和治疗。颈部姿势和头部活动受限情况，可以提示颈部肌肉痉挛及疼痛严重程度并可能影响治疗方案的确定。脑神经功能可以通过神经系统检查确定。压痛部位的检查，包括枕部、颈椎棘突、椎旁肌肉、颈部前方软组织和颞下颌关节等。通过触诊可以判断肌肉的痉挛程度。活动范围，包括颈部的屈曲、伸展、左右侧屈、左旋、右旋等运动并记录其幅度。

【诊断】典型枕颈部和背部疼痛，就诊时会手扶着头并且颈部僵直。触诊可以发觉肌肉痉挛，疼痛点集中在颈后部棘旁肌肉的韧带上。疼痛和肌肉痉挛且活动受限，神经学检查正常。影像学检查可以证实或除外有无颈椎骨折或骨折脱位及不稳的表现，侧位 X 线片常可显示颈椎正常生理弧度减少或丢失，颈椎生理弧度变化与肌肉痉挛相一致。影像学检查可以发现颈椎退行性改变。尤其应注意有无隐匿骨折和咽后壁软组织肿胀。

六、寰枢椎半脱位

寰枢椎半脱位是指在某种因素作用下导致寰椎和枢椎的解剖关系异常。

【病因】临床分为创伤性寰枢椎脱位和自发性寰枢椎脱位两种，前者多因某种暴力造成，后者则系儿童咽部炎性浸润所致。患者有头部遭受打击、体育运动伤、交通事故伤等损伤史或有咽喉部慢性感染病史。

【临床表现】头颈部倾斜畸形、疼痛、僵硬、活动受限；寰枕交界处有压痛；极少数出现颈髓受压的症状和体征。脊髓受压和损伤时，根据其受压或损伤的不同程度可表现出相应的神经症状。

【检查】一般体征包括头颈部活动受限、颈枕部压痛等。合并高位脊髓病的患者出现四肢肌张力升高、腱反射亢进和病理反射阳性。合并颅底凹陷者可能出现共济失调、闭目难立、构音障碍及眼震等。

【诊断】

1. X线检查　①寰椎关节前脱位：开口位X线片表现为枢椎齿状突与寰椎双侧侧块间距不对称（图5-13）。②寰枢椎旋转脱位：上颈椎开口位X线片显示侧块向前旋转及靠向中线，棘突偏向一侧，小关节在无损伤侧呈"眨眼征"。③寰椎横韧带损伤：横韧带在普通X线不显影，其损伤情况仅以间接影像加以判断，X线表现为寰齿间距增大。

2. CT及MRI检查　可以与寰椎椎弓骨折及上颈椎畸形鉴别，同时有助于了解脊髓受压情况。图5-14为某寰枢关节半脱位患者颈椎CT平扫检查图像。

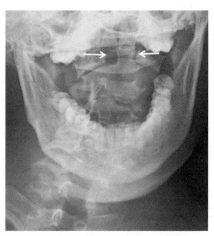

图5-13　颈椎开口位X线正位片

注：寰椎关节前脱位，枢椎齿状突与寰椎双侧侧块间距不对称（白箭头）。

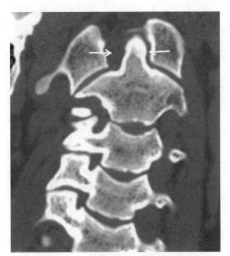

图5-14 颈椎CT平扫检查图像

注: 冠状位重建图像示寰枢关节半脱位, 枢椎齿状突与寰椎双侧侧块间距不对称(白箭头)。

七、颈长肌腱炎

颈长肌腱炎一般急性发作, 常被误诊为急性咽炎或咽后脓肿, 因为急性咽后疼痛常伴有体温和白细胞计数的升高。颈长肌腱炎在30～60岁的人群多发。

【病因】颈长肌的肌腱有发生炎症的倾向, 常由肌腱受到反复创伤或钙羟基磷灰石晶体沉积引起, 这种晶体沉积常发生于肌腱上方的纤维组织。

【临床表现】颈长肌腱炎表现为持续性疼痛, 程度剧烈, 位于咽后区域, 吞咽时疼痛会加重。患者会述颈部前方突发疼痛, 而且吞咽时疼痛加剧。患者常会有低热症状, 白细胞计数会轻度升高。在口腔内触压肌肉的上起点会诱发疼痛。

【检查】与咽后或椎体前脓肿不同, 颈长肌腱炎患者增强CT检查图像示积液边缘不强化, 怀疑有颈长肌腱炎, 还须进一步检查血液常规、血沉和血液生化系列。

【诊断】咽后区域疼痛的患者应进行颈部X线检查。若在寰椎前弓下方、肌腱的上起点见到不规则钙化影, 高度提示颈长肌腱炎(图5-15)。

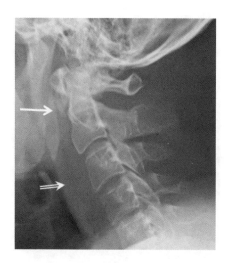

图 5-15　颈椎侧位 X 线片

注：颈长肌腱炎。正中矢状位重建图像示寰椎前弓下方团片状不规则高密度钙化影（实心箭头），椎前软组织肿胀（空心箭头）。

CT 图像则可显示得更清晰，在椎体前方有光滑、线状的液体图像可更明确地诊断该疾病（图 5-16）。颈长肌腱炎常被误诊为急性咽炎和咽后脓肿，有时也会被误诊为早期的扁桃体周围脓肿，这都会导致患者接受不必要的抗菌药物治疗，甚至"脓肿引流手术"。对于某些临床表现应考虑相关区域的原发性或继发性肿瘤。图 5-17 为颈长肌腱炎 MRI 平扫检查图像。

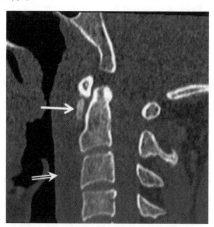

图 5-16　颈椎 CT 平扫检查图像

注：颈长肌腱炎。正中矢状位重建图像示寰椎前弓下方团片状不规则高密度钙化影（实心箭头），椎前软组织肿胀（空心箭头）。

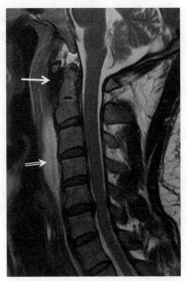

图 5-17 颈椎 MRI 平扫检查图像

注: T_2WI 序列示颈长肌腱炎。寰椎前弓下方团片状不规则低信号钙化影（实心箭头），椎前软组织液体积聚（空心箭头）。

八、颈部扭伤

因各种暴力使颈部过度牵拉或扭转暴力直接打击，引起颈部软组织损伤者，称为颈部扭伤。临床以胸锁乳突肌和斜方肌上部损伤多见，青壮年发病率较高。

【病因】颈部扭伤，多因颈项在外力的作用下突然过度前屈、后伸或旋转而发生。如乘车时猝然减速所致头部猛烈前冲，球类运动员在快速奔跑时头部突然后仰，以及跌扑、嬉闹时颈部过度扭转等，均可使颈部突然扭转或过度屈伸，肌肉骤然收缩或过度牵拉，造成颈项部肌肉起止点或肌腹部分纤维撕裂伤而形成颈部扭伤。

【临床表现】患者有明显的外伤史。颈部疼痛常在伤后 24 ～ 48 h 加重，可向肩背部放射，颈部活动时疼痛加剧，常伴有酸胀感。检查时在痛处可触及痉挛的肌肉，如条索状、板块状，局部有轻度肿胀或压痛，颈部活动受限。重者头歪向患侧，颈部活动受限以旋转侧屈受限明显。

【检查】颈部扭伤并无特殊的检查。检查的主要目的在于找出可能相似于颈部扭伤的隐匿性疾病。X线可以检查出骨质异常，包括关节炎、骨折、先天畸形和肿瘤。近期发生颈部扭伤的患者都应该进行颈部MRI检查，如果有明显的头枕部疼痛症状出现，则应做头部MRI检查。为了排除潜在的关节炎、感染和肿瘤，应该筛查血液常规、血沉、抗核抗体、人白细胞抗原（HLA）-B27抗原和血液生化系列。

【诊断】根据患者的外伤史、临床表现及影像学检查等可明确诊断。X线检查仅见颈椎生理弧度改变，无颈椎骨折脱位。但重症患者出现脊神经根刺激和颈脊髓受压的症状时，应做MRI或CT检查，以除外隐匿的颈椎骨折脱位或韧带等损伤。

九、颈椎小关节综合征

颈椎小关节综合征，通俗地讲就是颈椎轻微错位，也称为小关节滑膜嵌顿，多由于轻度的急性颈扭伤，使滑膜嵌入小关节之间，造成小关节交锁或脱位，使颈椎活动受限。

【病因】当颈部肌肉扭伤或受到风寒侵袭发生痉挛，睡觉时枕头过高或在肌肉放松的情况下突然翻身，工作中姿势不良，颈部慢性劳损，舞台表演或游泳时做头部快速转动等特技动作时，均可使颈椎小关节超出正常的活动范围，导致颈椎小关节发生移位、错动，同时伴有椎体一定程度的旋转性移位，使上、下关节突所组成的椎间孔的横、纵径皆减小，导致颈椎平衡失调，颈椎失稳。

【临床表现】起病较急，颈强直，疼痛，活动受限，有的患者可出现头昏、视物不清、眼震、面部麻木等头颈综合征。病变颈椎棘突的一侧隆起或偏歪，椎旁有压痛点。

【检查】50岁后几乎所有人都会有X线片上颈椎的小关节异常。所有怀疑患有颈椎小关节综合征的患者都应该进行颈椎MRI检查。但影像学检查仅为推定诊断，为了证实是小关节异常造成的疼痛，要对小关节腔内进行诊断性注射。如果对颈椎小关节综合征的诊断存疑，应该进行筛查性实验室检查，包括血液常规、血沉、抗核抗体、HLA-B27抗原和血液生化系列，从而排除造成患者疼痛的其他原因。

【诊断】①有长期低头工作的劳损史，或有颈部过度前屈、过度扭转的外伤史；②颈部有酸痛不适感，项韧带及两侧有压痛点；③触诊可有颈椎侧弯；④颈部活动受限、僵硬，颈后部有固定压痛点，颈部活动时有小关节弹响声，颈部可触及条索状、结节状、粘连增厚点；⑤X线片显示生理屈度变直，颈椎前凸减少或消失或反曲线，或椎间隙后缘增宽，椎体可向侧方移位。侧位X线片显示双边影。

十、神经根型颈椎病

因单侧或双侧脊神经根受刺激或受压所致，其表现为与脊神经根分布区相一致的感觉、运动及反射障碍。本病较多见，各种有针对性的非手术疗法均有明显的疗效，其中尤以头颈持续（或间断）牵引、颈围制动及纠正不良体位有效。预后大多较好。

【病因】髓核的突出或脱出，后方小关节的骨质增生或创伤性关节炎，钩椎关节的骨赘形成，以及相邻的三个关节（椎体间关节、钩椎关节及后方小关节）的松动与移位等均可对脊神经根造成刺激与压迫。此外，根管的狭窄、根袖处的粘连性蛛网膜炎和周围部位的炎症与肿瘤等亦可引起与本病相类似的症状。

【临床表现】

1.颈部症状　视引起根性受压的原因不同而轻重不一。主要因髓核突出所致者，由于局部脊神经脊膜支直接遭受刺激而多伴有明显的颈部痛、椎旁肌肉压痛及颈部立正式体位，颈椎棘突或棘突间的直接压痛或叩痛多为阳性，且这些表现尤以急性期明显。如系单纯性钩椎关节退行性改变及骨质增生所致者，则颈部症状较轻微，甚至可无特殊表现。

2.根性痛　最为多见，其范围与受累椎节的脊神经根分布区域一致。与根性痛相伴随的是该神经根分布区的其他感觉障碍，其中以手指麻木、指尖感觉过敏及皮肤感觉减退等多见。

3.根性肌力障碍　以前根先受压者明显，早期肌张力增高，但很快即减弱并出现肌萎缩。其受累范围也仅局限于该脊神经根所支配的肌组。在手部以大、小鱼际肌及骨间肌明显。

4.腱反射改变　即受累脊神经根所参与的反射弧出现异常。早期活跃，而中、后期减退或消失，检查时应与对侧相比较。单纯根性受累不应有病理反射，如伴有病理反射，则表示脊髓同时受累。

5.体征　凡增加脊神经根张力的牵拉性试验大多为阳性，尤其是急性期及以后根受压为主者。颈椎挤压试验阳性者多见于以髓核突出、髓核脱出及椎节不稳为主的病例，而钩椎增生所致者大多为弱阳性，椎管内占位性疾病所引起者，大多为阴性。

【检查】MRI 检查很好地显示颈椎及其内部组织。MRI 检查具有高度的准确性，可以发现是否有脊髓型颈椎病的异常。如果患者无法进行 MRI 检查（如安装心脏起搏器的患者），可以选择 CT 或 X 线检查。如果 MRI 检查的诊断模棱两可，可行椎间盘造影术。如果怀疑有骨折或骨质异常（如转移性疾病），则应该做放射性核素骨扫描和 X 线检查。

【诊断】①具有较典型的根性症状：包括麻木及疼痛等，且其范围与颈脊神经所支配的区域相一致。②颈椎挤压试验与上肢牵拉试验多为阳性，痛点封闭无显效，但诊断明确者无须做此试验。③影像学检查：X 线检查可显示颈椎曲度改变、椎节不稳及骨赘形成等异常，MRI 检查可清晰地显示局部的病理解剖状态，包括髓核的突出与脱出、脊神经根受累的部位与程度等。

十一、颈胸椎棘突间滑囊炎

颈椎下部和胸椎上部的棘突间韧带，以及其相关的肌肉在过度劳累后易形成急性或慢性疼痛。

【病因】一般认为滑囊炎是造成疼痛的主要原因。在长时间的颈部过度伸展活动（如粉刷天花板）或是长时间固定姿势使用电子计算机时，患者常会出现颈部中线疼痛。

【临床表现】疼痛为 $C_7 \sim T_1$ 棘突间区域的非放射性疼痛。疼痛特点是持续的钝痛和酸痛。患者会试图采取颈部向前的驼背姿势以缓解持续的疼痛。相对于颈部扭伤的疼痛，颈胸椎棘突间滑囊炎的疼痛通常会在活动时改善，休息时加重。

【检查】查体时，深触 $C_7 \sim T_1$ 区域会引出压痛点，且常伴有相关的棘旁肌肉结构反射性痉挛。患部活动范围明显减少，且疼痛会随着颈椎下部和胸椎上部的伸展而加重。

【诊断】MRI 检查可查出棘突间滑囊炎，但颈胸椎棘突间滑囊炎并无特异性检查。检查的主要目的是找出可能相似于颈胸椎棘突间滑囊炎的隐匿性病变。X 线检查可查出骨质异常，包括关节炎、骨折、先天畸形［如阿诺德－基里亚（Arnold–Chiari）畸形］和肿瘤。近期发生颈部扭伤的患者应行颈部 MRI 检查，如有明显的枕部或头痛症状出现，则应行头颅 MRI 检查。为排除潜在的发炎性关节炎、感染和肿瘤，应筛查血液常规、血沉、抗核抗体和血液生化系列。

十二、臂丛神经病变

臂丛神经病变是一组症状的集合，包含神经源性疼痛和相应的无力，并会从肩部放射至锁骨上方的区域和上肢。

【病因】臂丛神经病变的原因很多，比较常见的原因包括颈肋或异常的肌肉压迫神经丛（例如胸廓出口综合征）、肿瘤侵犯神经丛（例如肺上沟瘤）、神经丛受到创伤（例如拉伤和撕脱伤）、炎症因素（例如神经痛性肌萎缩、带状疱疹）和放疗后神经丛病变。

【临床表现】患有臂丛神经病变者主诉疼痛会放射至锁骨上方区域和上肢。疼痛的特点是神经炎性的疼痛，当神经丛被肿瘤侵犯时，疼痛的性质可变成深处的锐痛。颈部和肩部的活动会加重疼痛，患者会减少此类活动。

【检查】由于臂丛神经病变经常导致冻结肩样症状，所以易混淆诊断。如果怀疑胸廓出口综合征，可行斜角肌压迫试验（Adson test）。如果桡动脉脉搏随着颈部伸展和头部转向患侧而消失，则此试验为阳性。因斜角肌压迫试验不具有特异性，所以不应仅以此结果决定治疗方式。如果患者出现严重疼痛后短暂的极度无力，可通过肌电图确认是否存在臂丛神经发炎。

【诊断】所有表现为臂丛神经病变的患者，尤其是无外伤病史者，必须进行颈椎和臂丛神经 MRI 检查。图 5-18 为某患者臂丛神经 MRI 平扫检查图像。MRI 检查禁忌者行 CT 检查。肌电图和神经传导速率试验非常敏感，而有经验的肌电图医生可描绘出神经丛异常部分。如疑诊是以炎症为主的神经丛病变，必须行肌电图检查，而肩部肌肉的MRI检查通常会显示肌肉水肿和去神经支配引起的萎缩。如疑诊为肺上沟瘤或臂丛神经其他肿瘤，可行X线或CT检查。如果对诊断存有疑问，应筛查血液常规、血沉、抗核抗体和血液生化系列，以排除造成患者疼痛的其他原因。

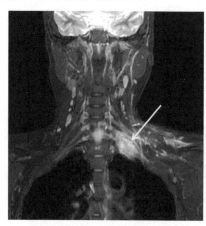 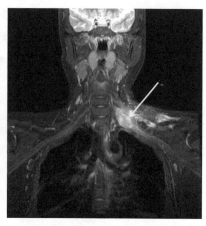

冠状位图像示左侧臂丛神经占位灶（白箭头）　C₆、C₇臂丛神经区域见团块状混杂信号影（白箭头）

图 5-18　臂丛神经 MRI 平扫检查图像

十三、肋尖综合征

肋尖综合征是由于上肢和躯体运动时的间接作用，引致第 8、9、10 前肋软骨间关节异常活动。肋尖综合征于 1992 年首先由 Danse-Colley 所描述，临床上并不少见，但易被忽略。也有命名为滑脱性肋骨、"咔嗒"响肋、滑脱性肋骨综合征、创伤性肋间神经炎等。

【病因】肋尖综合征真正的病因目前不明，有学者认为是由于肋间神经受到邻近肋骨或肋软骨的刺激所致，亦有学者认为与上肢过度频繁上举和躯体转动等间接创伤有关。

【临床表现】

1. 症状　①针刺样痛：局限于上腹部，尤其在转身或转腰时发生。偶有局限于肋缘下和放射到背部的钝痛、钻顶痛和灼痛。②"咔嗒"响：在胸腰部运动时肋缘处可发出"咔嗒"响声，或患者自己听到响声和感觉到"咔嗒"响动。

2. 体征 ①触觉减退和肋间肌痉挛：查体可发现沿肋间神经的径路有触觉减退及相应的肋间肌痉挛。②"钩形手法"诱发痛：检查者在近患者肋缘下，以弯成钩形的手指向前方牵拉肋缘而发生疼痛。③"咔嗒"响声与摩擦感：用手固定患者肋骨下缘并向前推动或突然转动躯体时可听到"咔嗒"响声或有摩擦感。

【检查】①实验室检查：肋尖综合征患者的血液常规、血液生化系列、酶学检查等各种常规化验均无异常。②辅助检查：肋尖综合征患者行心电图、胸部及肋骨X线检查均无异常发现。

【诊断】①临床特征：身体转动上腹部针刺样疼痛和"咔嗒"响声，肋间肌触觉减退和痉挛，以及"钩形手法"诱发的牵拉疼痛是肋尖综合征的特征。②患者自觉症状重，而实验室和辅助检查的各项指标正常，在排除腹部脏器疾病后，应考虑肋尖综合征。

十四、胸骨柄综合征

胸骨柄和胸骨体在胸骨角（Louis angle）的胸骨柄关节相连。该关节使胸腔能够扩张和回缩。源于胸骨柄关节的疼痛可与心源性疼痛类似。此关节也会因为加速－减速损伤和对胸壁的钝性损伤造成创伤，严重时可出现关节半脱位或全脱位。胸骨柄关节易发展为关节炎，且常因加速－减速损伤和对胸壁的钝性损伤而受损。

【病因】骨关节炎、类风湿性关节炎、强直性脊柱炎、赖特综合征（Reiter syndrome）和银屑病性关节炎等疾病可累及胸骨柄关节导致胸骨柄综合征。

【临床表现】查体发现，患者力图通过将肩膀僵硬地保持在中立位来固定关节。主动地伸展或回缩肩关节、深呼吸、手臂完全上举、耸肩动作可导致疼痛复现。前胸壁外伤的患者可能表现为咳嗽费力、排痰不畅。胸骨柄关节可有触痛。患者也可能诉有关节活动异响感。

【检查】①胸部X线检查，以排除潜在的骨性病理情况如肿瘤。②根据患者的临床表现，其他检查还应包括全血细胞计数、前列腺特异性抗原、血沉和抗核抗体检查。③关节 MRI 检查可查出是否存在关节不稳定。

【诊断】肩膀僵硬地保持在中立位来固定关节，主动地伸展或回缩肩关节、深呼吸、手臂完全上举、耸肩动作可导致疼痛复现。或可表现为咳嗽费力、排痰不畅。胸骨柄关节可有触痛。胸骨柄关节活动异响感。

十五、胸背肌筋膜炎

因劳损或风寒湿邪侵犯，导致胸背筋膜、肌肉损伤、粘连或变性，刺激神经引起疼痛，称胸背肌筋膜炎。

【病因】①劳损，如长期伏案工作、单上肢运动或肩背重物，引起胸背肌筋膜损伤。②风寒湿邪侵犯，导致胸背肌肉损伤。

【临床表现】背部疼痛，以酸痛、钝痛、锐痛、胀痛为主，轻重不等。少数患者疼痛剧烈，难以忍受，伴有重物压迫感，可牵涉颈项部，以阴雨天及受凉后症状明显。背部皮肤苍白或者充血，肌肉痉挛，压痛明显，可触及疼痛结节或条索状物。患者初起感胸背不适，麻痹胀感，逐渐出现疼痛，有时牵涉胸痛、胁痛；单侧上肢运动时，背痛加重。

【检查】①实验室检查：抗"O"试验、血沉正常或者增快、HLA-B27 阴性。②X 线检查排除胸椎错缝及胸椎肿瘤、结核等疾病。

【诊断】①胸背通和牵涉胸、胁痛；②胸椎上部旁侧或肩胛内侧有压痛或触及条索状改变；③影像学诊断未发现胸椎及心肺病变；④有长期伏案工作、单上肢运动或肩背重物史，引起胸背肌筋膜损伤，或风寒湿邪侵犯导致胸背肌肉损伤。

十六、肋骨骨折

肋骨共 12 对，在胸部两侧对称分布，前端与胸骨、后端与胸椎相连，构成一个完整的胸廓。胸部损伤时，无论是闭合性损伤还是开放性损伤还是肋骨骨折最为常见，约占胸廓骨折的 90%。儿童的肋骨富有弹性，不易折断，而成人，尤其是老年人的肋骨弹性减弱，容易骨折。

【病因】①肋骨骨折一般由外来暴力所致，直接暴力作用于胸部时，肋骨骨折常发生于受打击部位，骨折端向内折断，同时胸内脏器造成损伤；②间接暴力作用于胸部时，如使胸部受挤压的暴力，肋骨骨折发生于暴力作用点以外的部位，骨折端向外，容易损伤胸壁软组织，产生胸部血肿；③开放性骨折多见于火器或锐器直接损伤；④当肋骨有病理性改变如骨质疏松、骨质软化，或在原发性和转移性肋骨肿瘤的基础上，也容易发生病理性肋骨骨折。

【临床表现】①局部疼痛是肋骨骨折最明显的症状，且随咳嗽、深呼吸或身体转动等活动而加重，有时患者可自己听到骨摩擦音，或感觉到骨摩擦感。②疼痛以及胸廓稳定性受破坏，可使呼吸动度受限，呼吸浅快和肺泡通气减少，患者不敢咳嗽，导致痰潴留，从而引起下呼吸道分泌物梗阻、肺实变或肺不张，对于老弱患者或原有肺部疾病的患者尤应予以重视。③当患者出现两根以上相邻肋骨各自发生两处或以上骨折（又称连枷胸），吸气时，胸腔负压增加，软化部分胸壁向内凹陷；呼气时，胸腔压力增高，损伤的胸壁浮动凸出，这与其他胸壁的运动相反，称为反常呼吸运动。反常呼吸运动可使两侧胸腔压力不平衡，纵隔随呼吸而向左右来回移动，称为纵隔摆动，影响血液回流，造成循环功能紊乱，是导致和加重休克的重要因素之一。

【检查】胸部X线检查大都能够显示肋骨骨折，但对于肋软骨骨折、"青枝骨折"、骨折无错位，或肋骨中段骨折使得胸部X线片显示两侧肋骨骨折断端重叠，均不易发现，应行CT等进一步检查并结合临床表现来判断，以免漏诊。

【诊断】肋骨骨折的诊断主要依据受伤史、临床表现和胸部X线检查。如有胸部外伤史，胸壁有局部疼痛和压痛，胸廓挤压试验阳性，应想到胸廓骨折可能，结合X线检查可确诊，如果压痛点可触到摩擦感，或者胸壁出现反常呼吸运动，即可确诊。图5-19和图5-20为肋骨骨折患者胸部CT平扫检查图像。

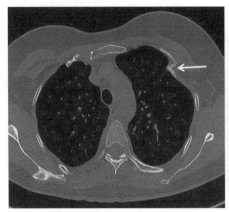 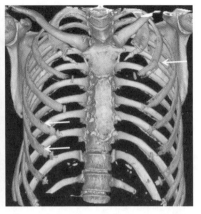

图 5-19　胸部 CT 平扫检查图像　　　图 5-20　胸部 CT 平扫检查图像

注：骨窗像示左侧第 2 肋骨"Z"字形骨　　注：表面遮盖显示（SSD）图像示
折（白线箭头）。　　　　　　　　　　左侧第 2 肋骨"Z"字形骨折，右侧多
　　　　　　　　　　　　　　　　　　根肋骨线形骨折（白箭头）。

十七、肋间肌损伤

　　肋间肌起始于爬行类动物。肺由胸部的肋骨保护，每两根肋骨之间有两组肌肉，分别称为肋间内肌和肋间外肌，合称肋间肌。吸气时，肋间肌收缩；呼气时，肋间肌舒张（图 5-21）。肋间肌损伤就是此肌肉受损。

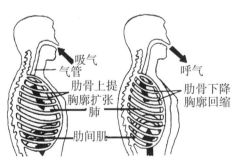

图 5-21　吸气、呼气时胸廓变化图像

　　【病因】大多数是患者在搬运重物或者打哈欠等姿势不良时引起的肋间肌肉牵拉损伤。

　　【临床表现】①肋间部位的疼痛感，按压肋间部位以及胸口处会有压痛感，局部会出现皮下淤青以及肿胀的症状；②患者呼吸的时候可能会出现疼痛感，病情严重的还可能导致活动不便，尤其是在深呼吸的时候牵拉损伤的部位，疼痛感更加明显和强烈；③在咳嗽的时候，会出现比较剧烈的疼痛感，也有可能会导致出现肿胀、皮下血肿以及皮下淤血。

【检查】①胸部 MRI 检查。②胸部 X 线检查。

【诊断】按压肋间部位以及胸口处会有压痛感，呼吸或者咳嗽的时候，可能会出现疼痛感。

十八、肋肋部软骨损伤

肋软骨位于肋的腹侧，由透明软骨构成，分左右共 12 对。前端几对肋的肋软骨直接与胸骨相连，称为胸骨肋（又名真肋）。其余肋骨的肋软骨则由结缔组织连接于前一肋的肋软骨上，称为弓肋（又名假肋）。

【病因】胸壁受暴力撞击或挤压所致，以摔跤、足球、篮球、击剑等运动中为多见，其损伤部位可在软骨本身或与骨的结合部。

【临床表现】①疼痛是以肋软骨部位局部疼痛为主；②咳嗽、起床翻身变换体位时，局部疼痛明显。

【检查】①胸部 X 线检查：一般 X 线看不到肋软骨，可排查是否有肋骨骨折存在。②胸部肋骨 CT+ 三维重建。

【诊断】①有胸壁部外伤史；②其损伤部位可在软骨本身或与骨的结合部；③咳嗽、起床翻身变换体位时，局部疼痛明显；④ X 线检查排除了肋骨骨折。

十九、胸椎小关节紊乱症

胸椎小关节紊乱症是在外力的作用下，胸椎小关节发生错移，出现以局部疼痛、功能障碍为主要临床表现的疾病。临床又称为胸椎错缝、胸椎小关节错缝、胸椎小关节脱位、胸椎小关节滑膜嵌顿、胸椎小关节功能紊乱等。

【病因】①急性外伤：有明显的外伤史，多因持物扭转或撞击，使胸椎后关节发生错位，导致关节滑膜、韧带、神经、血管等受到嵌顿挤压和牵拉等刺激，发生紊乱，并反射性地引起肌肉痉挛。②慢性劳损：由于胸椎间盘退行性改变变薄，椎间隙变窄，胸椎小关节的关节囊、韧带松弛，而使胸椎小关节发生错位；长期在不协调姿势下工作、学习，使背部软组织经常处于过度收缩、牵拉、扭转状态，而发生慢性劳损。由于这些软组织的紧张、痉挛等外平衡的不协调，促使内平衡不协调，而致胸椎小关节发生错位。

【临床表现】往往可闻及胸椎小关节在突然错位时的"咔嗒"声响，轻者发生关节劳损，表现为错位节段局部明显疼痛和不适；重者可引起韧带撕裂、小关节错位，表现为"岔气"，牵掣颈肩作痛，且有季肋部疼痛不适、胸闷、胸部压迫堵塞感，入夜翻身困难，以及相应脊神经支配区域组织的感觉和运动功能障碍。发生急性胸椎小关节紊乱症时，患者呈痛苦面容，头颈仰俯、转侧困难，常保持固定体位（多为前倾位），不能随意转动；受损胸椎节段棘突有压痛、叩击痛和椎旁压痛，深吸气疼痛更甚，棘突偏离脊柱中轴线，后凸隆起或凹陷等。受损胸椎节段椎旁软组织可有触痛、触及痛性结节或条索状物。

【检查】①胸椎正、侧位 DR。②胸椎 CT 检查：在胸椎正、侧位片或 CT 检查上，可以看到胸椎小关节位置有变化，关节间隙增宽，左右不对称。

【诊断】①有外伤史或长期不良姿势病史（骤然上举、转侧，长期伏案、扭身等）。②临床症状及体征：详见以上临床表现部分。③触诊错位节段胸椎棘突有明显压痛、叩击痛或偏歪（超过 1 mm）。棘突旁（约 1.5 cm）软组织可有不同范围和程度的紧张，甚至痉挛，触之常可感觉有条索状物，压之疼痛。④X 线、CT 检查：由于胸椎小关节紊乱症属于小关节解剖位置上的细微变化，其 X 线摄片常不易显示（但也有人认为，其病变棘突歪斜，小关节间隙不对称，存在 1 mm 宽度差异的阳性率为 100%）。X 线、CT 检查可排除胸椎结核、肿瘤、骨折、类风湿性疾病等。

二十、肋软骨炎

肋软骨炎又称蒂策（Titze）病或蒂策综合征、肋软骨疼痛性非化脓性肿胀、胸软骨痛、软骨增生病，是一种常见的疾病，分为非特异性肋软骨炎和感染性肋软骨炎。临床中最常见的是非特异性肋软骨炎，可占门诊量的 95% 以上，是肋软骨的非特异性、非化脓性炎症，为肋软骨与胸骨交界处不明原因发生的非化脓性肋软骨炎性病变，表现为局限性疼痛伴肿胀的自限性疾病。本病多发于 25 ～ 35 岁成年人，女性居多，男女之比为 1 ∶ 9。

【病因】

1.非特异性肋软骨炎　其病因尚不明确，可能的原因如下：①病毒感染，许多病例报道患病前有病毒性上呼吸道感染病史；②胸肋关节韧带慢性劳损；③免疫或内分泌异常引起肋软骨营养障碍；④其他原因，可能与结核病、全身营养不良、急性细菌性上呼吸道感染、类风湿性关节炎、胸肋关节半脱位，以及胸部撞击伤、剧烈咳嗽等所致损伤有关。

2.感染性肋软骨炎　原发性感染较为少见，一般经血运途径而感染，其致病菌常为结核分枝杆菌、伤寒杆菌或副伤寒杆菌，胸部外科手术后感染引起的软骨炎较为多见，其致病菌主要为化脓性细菌和真菌。

【临床表现】①非特异性肋软骨炎：患病初期患者感到胸痛，数日后受累肋软骨部位出现肿胀隆起、钝痛或锐痛的肿块，发生部位多在胸骨旁第 2 ～ 4 肋软骨，以第 2 肋软骨最常见，偶尔也可发生于肋弓。本病多侵犯单根肋骨，偶见多根或左右两侧肋骨同时受累。局部压痛明显，疼痛剧烈的向后背肩胛部或侧肩、上臂、腋窝处放射，深呼吸、咳嗽、活动、挺胸与疲劳后疼痛加剧。急性者可骤然发病，感胸部刺痛、跳痛或酸痛；隐匿者则发病缓慢，肋骨与肋软骨交界处呈弓状、肿胀、钝痛，皮肤无改变。疼痛轻重程度不等，往往迁延不愈。由于病灶在乳房内上方，同侧的乳房也有牵涉性疼痛，女性患者误以为乳房疼痛而就诊。病程可持续几小时或几天，但可复发，常在数月内自愈，个别可持续数年。②感染性肋软骨炎：局部皮肤会出现红、肿、热、痛，以胸痛为主，大都以此为首发症状，程度轻重不等，患者因胸痛不敢深呼吸、咳嗽，易引起肺部感染，软组织坏死可形成脓肿，脓肿溃破可形成窦道。

【检查】①X线检查：非特异性肋软骨炎患者胸部X线检查不能发现病变征象，但有助排除胸内病变、胸壁结核、肋骨骨髓炎。感染性肋软骨炎患者胸部X线检查可显示局部软组织肿胀及骨质破坏，还可排除局限性脓胸。②B超检查：可显示肋软骨肿胀及双侧对比观察肿胀变化等。③CT检查：发现病变部位，能很好地显示软骨肿胀及骨化等。④MRI检查：能够显示骨、软骨、滑膜及骨髓的活动性炎性改变，特异性和敏感性较高。⑤实验室检查：血液常规、血磷、血钙、血沉、血碱性磷酸酶等。

【诊断】依据病史、临床表现、胸部X线及CT检查进行诊断。①局部疼痛，有时向肩部或背部放射，以第2、3肋软骨多见，咳嗽和上肢活动时疼痛加重；②患处肋软骨肿胀、隆起并有压痛。

二十一、胸锁关节炎

胸锁关节炎是指胸锁关节的无菌性炎症。

【病因】胸部的运动，或胸锁关节的退行性改变，以及自身的免疫反应，都可引起胸锁关节的炎症，导致胸锁关节的疼痛。

【临床表现】该病是最常见的关节疾病之一。患病率随年龄增长而增加，女性比男性更常见。发生骨关节炎时，肘关节、肩节关、膝关节、脊柱关节、手的远端和近端指间关节容易受累，而腕、踝关节较少发病。骨关节炎是由组织变性和积累性劳损引起的，并且在中年人群尤其是超重的中年人群中更常见。最常见的外观病变部位是膝盖、手指、颈部、腰椎等。严重的关节炎症病例可能会发生肌肉萎缩。

胸锁关节炎多发生于单侧，也可另外侵及双侧。患者可主要表现为有或无创伤史的关节肿胀、疼痛。体检的典型性主要表现为活动上肢时部分弹响及疼痛。下推试验（在颈部里侧向后压）、手臂抗摩擦阻力外旋等技巧可引出来病症。在颈部里侧有时候可碰触单侧的骨性突起，质硬。

【检查】①胸部X线检查：可排查是否有胸骨柄或者肋骨近端骨折。②胸部CT检查：可排查是否存在细微的骨折，图5-22为某左侧胸锁关节炎患者 CT 平扫检查图像。③血液常规、血沉、C 反应蛋白、降钙素原等。

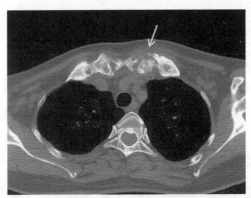

图 5-22　CT 平扫检查图像

注：左侧胸锁关节炎。左侧胸锁关节间隙模糊（白箭头），周围软组织肿胀。

【诊断】胸骨柄关节处疼痛，可以为胀痛、钝痛、刺痛等症状，部分患者肩关节活动明显受限，扩胸、深呼吸时及劳累后疼痛加重，休息时减轻。

二十二、胸椎骨折

胸椎共 12 块，借韧带、关节突关节及椎间盘连接而成。椎骨分为椎体与附件两部分。从解剖结构和功能上可将整个脊柱分成前、中、后三柱。中柱和后柱组成椎管，容纳脊髓，该区的损伤可以累及神经系统，特别是中柱损伤时，碎骨片和髓核组织可以从前方突入椎管，损伤脊髓，胸段脊柱位于胸、腰椎生理弧度的交汇部，是应力集中之处，因此该处容易发生骨折。

【病因】外伤史：如交通事故、高空坠落、重物撞击腰背部、塌方事件等。应详细询问受伤时间、受伤方式、受伤时姿势与伤后肢体活动情况。

【临床表现】①局部疼痛；②站立及翻身困难；③腹膜后血肿刺激腹腔神经丛，使肠蠕动减慢，常出现腹痛、腹胀，甚至肠麻痹症状；④如有瘫痪，则表现为四肢或双下肢感觉、运动障碍。此外，应该注意是否合并颅脑、胸、腹和盆腔脏器的损伤。

【检查】

1. 实验室检查　对脊柱骨折诊断意义不大，系围手术期准备，如血液常规、血沉和出/凝血时间等。

2. 影像学检查　①X线检查：拍摄压痛区域的正、侧位片，必要时加摄斜位片或张口位片，在斜位片上可以了解有无椎弓峡部骨折。②CT检查：压痛区域的CT及三维重建（图5-23），必要时可拍摄脊柱全长CT三维重建图像。③MRI检查：疑有脊髓、神经损伤或椎间盘与韧带损伤时，应做脊柱相应部位的MRI检查。④其他：如行超声检查腹膜后有无血肿、电生理检查四肢神经情况等。

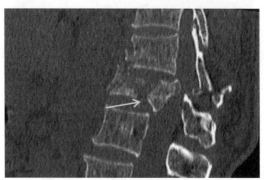

图5-23　胸椎CT平扫检查图像

注：矢状位重建图像示胸椎爆裂骨折（白箭头），后方椎管明显受压。

【诊断】根据外伤史、查体结果和影像学检查一般均能做出诊断。但应包括病因诊断（外伤性或病理性骨折）、骨折部位和骨折类型。

二十三、肋椎关节综合征

肋椎关节是肋骨后端与胸椎之间有两处关节（肋头关节与肋横突关节）。两关节同时运动（联合关节），运动时肋颈沿此运动轴旋转，肋骨前部则上提下降，两侧缘做内、外翻活动，从而使胸廓矢状径和横径发生变化。

【病因】胸背部的运动或肋椎关节的退行性改变，及其自身的免疫反应，都可引起肋椎关节的炎症，这会导致肋椎关节的疼痛。

【临床表现】发病有急有缓，急性者可骤然发病，感背部、胸部刺痛，跳痛或酸痛；隐匿者则发病缓慢，不知不觉中胸椎与肋骨，或胸骨柄与肋软骨交界处呈弓状，肿胀、钝痛，有时放射至肩背部、腋部、颈胸部，有时胸闷憋气，甚至不能举臂。休息或侧卧时疼痛缓解，深呼吸、咳嗽、平卧、挺胸与疲劳后则疼痛加重。劳累后疼痛发作，但局部皮肤无改变。疼痛轻重程度不等，往往迁延不愈，影响患者的工作和学习。疼痛消失后，肿大的肋软骨甚至可持续数月或数年之久。

【检查】胸部 X 线、MRI、实验室检查未见明显异常。

【诊断】①起病可急可缓，背部、胸部刺痛在不知不觉中发生，胸椎与肋骨或胸骨柄与肋软骨交界处疼痛，或放射至肩背部、腋部、颈胸部引起疼痛；②病程进展缓慢，症状可自行缓解或复发加重。后者多与感冒受凉或劳累有关；③平卧、挺胸与疲劳后加重。

二十四、胸廓出口综合征

胸廓出口综合征包括一系列症状和体征，如颈部、肩部和手臂的感觉异常以及酸痛。

【病因】胸廓出口综合征是指臂丛神经与锁骨下动、静脉在胸廓出口处受压而引起的一系列临床症候群。在正常情况下，臂丛神经和锁骨下动、静脉行走路径有一定的容纳空间，神经、血管不至于受压。在病理情况下，该路径的空间变窄，即产生卡压而出现相应的症状。

【临床表现】大部分都是由神经结构受到压迫所致。上肢放射至尺神经分布区的感觉异常可能会被误诊为慢性尺神经麻痹。酸痛和患肢的不协调也是常见的症状。如果有血管压迫，可以看到手臂的水肿和变色；在非常少见的情况下，可能会发生静脉或动脉的栓塞。由动脉瘤引起的胸廓出口综合征的症状非常少见，这种情况在锁骨上方区域听诊可闻及血管杂音。

【检查】怀疑胸廓出口综合征的患者应该做颈椎平面的 X 线检查。应该仔细观察影像上有无先天畸形的地方，例如颈肋先天畸形或横突过长。患者也应该做肺尖部的 X 线检查以排除肺上沟瘤。可以通过 MRI 检查确认颈椎脊髓和其发出的神经根的损害。如果对诊断存疑，可以做臂丛神经 MRI 检查，寻找隐匿病变（如神经丛的原发肿瘤）。

可以通过血液常规、血沉、抗核抗体以及血液生化系列等实验室检查排除造成患者疼痛的其他原因。

【诊断】X线检查：部分患者显示有颈肋或锁骨与第1肋骨间隙狭窄。本病应与颈椎病、颈椎间盘突出症、腕管综合征等疾病相鉴别。胸廓出口综合征的症状可以被不同的试验所诱发，如斜角肌压迫试验和举臂试验。斜角肌压迫试验检查方法是随着患者的颈部伸展且头部转向患侧时，触诊患侧的桡动脉搏动，脉搏减弱即可能是胸廓出口综合征。举臂试验是让患者将双手臂固定在其头顶，并且持续做握拳与打开的动作。在正常情况下，没有胸廓出口综合征的患者可以执行此操作约3 min，而患有胸廓出口综合征者会自觉症状在30 s内出现。

第五节　其他原因

一、通气过度综合征

通气过度综合征是呼吸中枢调节异常，过度通气超过生理代谢所需而引起的一组症候群。常表现为呼吸困难、肢体麻木、头晕眼花，严重者可有晕厥、抽搐等症状，还可出现胸痛。其胸痛的特点为：①胸痛性质呈瞬间出现的心前区或左肋弓缘刀割样剧痛，并常放射至颈、背部；②疼痛持续时间为数分钟至数小时；③胸骨部有压迫感；④胸部缩窄性疼痛，呼吸时随肋间肌收缩而胸痛加剧。本病易被误诊为心绞痛，但患者有精神紧张、呼吸急促，而无冠心病证据，血气分析显示血 pH 值升高、$PaCO_2$ 降低常有助于本病的诊断。

二、心脏神经症

心脏神经症是以心脏不适为主要表现的神经官能症，其临床特点为心血管症状与神经功能紊乱合并出现。患者主观感觉为复杂多样的心血管症状，包括心悸、心前区痛、气短等，但临床无任何与其具有因果关系的器质性心脏病或对心脏有影响的其他躯体疾病的证据。患者通常合并明显的焦虑、抑郁、恐惧、强迫、疑病或神经衰弱等心理障碍，且心血管症状的出现和变化与心理因素密切相关。心前区痛的部位常不固定，以位于左前胸乳部或乳下者为多见，也可在胸骨下或右前胸。疼痛的性质不尽相同，大多为一过性刺痛，每次 1 s 至数秒钟，或持续隐痛，发作可持续数小时或数天。体力活动当时常无心前区痛发作，但在活动后或精神疲劳后，甚至休息时均可出现。心前区的肋骨、软组织及其表面皮肤可有压痛点。本症的诊断须在临床上严格排除心脏或身体其他部位的器质性疾病以后方能成立。躯体疾病，尤其是器质性心脏病可因过激的反应导致出现神经功能紊乱，长期心理障碍也可导致心血管系统的器质性病变（心身疾病）而出现心血管症状，但因相关器质性病变证据明确，与本症的鉴别诊断并不困难。

三、咽后脓肿

咽后脓肿经常被误诊，可能导致危及生命的并发症，如果未行有效治疗也会导致死亡。咽后脓肿引起的并发症和死亡主要由气道阻塞、纵隔炎、感染扩散至硬膜外区域、坏死性筋膜炎、颈动脉糜烂引起，如果发生在免疫功能不全的患者会导致无法控制的脓毒症。咽后间隙位于咽后，其后方为椎前筋膜，前方为颊咽筋膜，侧方为颈动脉鞘；由颅骨基底后方延伸至纵隔，这一间隙很容易受到需氧菌（如链球菌、部分葡萄球菌和嗜血杆菌）和厌氧菌（如拟杆菌）的侵犯而发生脓肿，罕见发生于真菌和结核分枝杆菌感染且免疫功能不全的患者。

【病因】咽后脓肿常见于成年人，它可能为上呼吸道感染、咽后部创伤（例如气管插管困难）或异物引起穿孔等原因的后遗症。

【临床表现】咽后脓肿的患者首先表现为咽喉痛、颈部痛、吞咽时疼痛剧烈以致吞咽困难。当脓肿增大压迫邻近结构时，疼痛变得剧烈并且局限。患者可由低热、全身不适感、厌食进展为高热、寒战等明显的脓毒症的表现。当出现脓毒症时，即使给予适当的抗菌药物并手术切开引流，咽后脓肿的病死率依然很高。

咽后脓肿最开始表现为感染区域不明确的疼痛，可为吞咽时轻度的疼痛，颈椎活动度受限。查体可发现咽部肿胀。患者也可出现低热、盗汗。理论上说，如果患者接受糖皮质激素治疗，全身症状应该会减轻或发病会延迟。随着脓肿逐渐增大，患者情况会急剧变差，可出现高热、寒战。如果患者因疼痛出现吞咽困难时会表现为流涎。患者也可出现颈强直和呼吸喘鸣音。一旦感染扩散到纵隔或中枢神经系统，即使采用积极的药物和手术治疗，其病死率依然很高。

【检查】超过80%的咽后脓肿患者侧位X线片可以看到增宽的咽后软组织；小于10%的患者可以看到有液平面的软组织团块，此征象可以确诊咽后脓肿。在MRI和高速螺旋CT普及的时代，这两种检查对该病有高度的准确性，更应作为该病的首选无创检查。怀疑患有咽后脓肿者都应该将MRI和高速螺旋CT作为常规的紧急检查。超声也可帮助诊断咽后脓肿。

所有怀疑患有咽后脓肿者都应该接受一系列实验室检查，包括血液常规、血沉、血液生化系列。研究显示C反应蛋白高的患者，其发病率和病死率更高，因此具有一定价值。同时应立即检查血培养和尿培养，这样能够在诊疗过程中及时使用敏感的抗菌药物。也可抽取脓液进行革兰氏染色和培养，但抗菌药物不应该拖延至培养结果出来后才使用。

【诊断】任何出现咽喉痛、发热、颈痛、吞咽疼痛伴困难、咽部肿胀者都应高度怀疑患有咽后脓肿，尤其是咽后区有受伤史者。使用激素治疗者和免疫功能不全者因严重感染引起的全身症状可能不明显（例如艾滋病、恶性疾病）。须立即检查血、尿培养；立即使用覆盖金黄色葡萄球菌的高剂量抗菌药物；立即做最易完成且能够发现脊髓受压（如脓肿、肿瘤或其他占位）的影像学检查如CT、MRI、脊髓造影术；同时立即咨询神经外科医生。持续仔细观察监测患者神经系统体征；如果达不到上述条件，则立即以最快速度将患者转往三级医疗中心；如果患者神经系统征象恶化，复查影像学检查并再次请外科医生会诊。

四、肺上沟瘤综合征

该病常会被延误诊断，在确诊前常被当作神经根型颈椎病或原发性肩部病变来治疗。

【病因】肺上沟瘤综合征是肿瘤从肺尖直接侵入臂丛神经局部生

长的结果。这样的肿瘤经常会侵犯 T_1 和 T_2 脊神经以及 C_8 脊神经，造成典型的临床症状，包括严重的手臂疼痛，以及部分霍纳（Horner）综合征。第 1 和第 2 肋骨的破坏也常见。

【临床表现】肺上沟瘤综合征的患者会主诉疼痛放射至锁骨上方区域和上肢。因为肿瘤是从臂丛神经的下方长出，所以其较低部位首先被侵犯，从而造成疼痛位置在胸部上端和颈部下端的皮节处。疼痛的特点是神经炎性的疼痛，而当臂丛神经被肿瘤侵犯时，疼痛的性质可能变为深处的锐痛。颈部和肩部的活动会加重疼痛，所以患者通常试着避免这类活动。于是经常导致冰冻肩样症状而混淆了诊断。随着疾病进展，可能出现霍纳综合征。

【检查】所有表现为臂丛神经病变的患者，尤其是无外伤病史患者，必须进行颈椎和臂丛神经 MRI 检查，MRI 检查禁忌者行 CT 检查。肌电图和神经传导速率试验非常敏感，而有经验的肌电图医生可描绘出神经丛异常部分。

【诊断】如果有明确的吸烟史而疑诊为肺上沟瘤综合征或臂丛神经的其他肿瘤综合征，都应行 X 线或 CT 检查。如果对诊断存有疑问，应该筛查血液常规、血沉、抗核抗体和血液生化系列，以排除造成患者疼痛的其他原因。颈部的脊髓、椎体和椎间盘的病变症状与肺上沟瘤综合征的臂丛神经病变症状相似。恰当的 MRI 和肌电图检查有助于诊断。医生应注意，造成患者该症状的病理过程不止一种，脊髓空洞症、颈部脊髓的肿瘤以及颈神经根肿瘤（例如神经鞘瘤）起病隐匿，故而难以诊断；表现出臂丛神经病变却无创伤病史且有吸烟史的患者，应该将肺上沟瘤综合征列为高度可能的诊断。颈椎间盘侧边突出、转移性肿瘤或颈椎关节粘连引起明显的神经根压迫，其表现也可能如同臂丛神经病变；肺尖感染导致压迫并刺激神经丛极少见。

病案举例 11

患者，女，83 岁，2021 年 6 月 23 日因"腰背部疼痛 2$^+$ 天"入院。既往有高血压、冠心病病史，活动耐量下降。入院后完善相关辅助检查，诊断为：绝经后骨质疏松伴病理性骨折、L₁椎体压缩性骨折。嘱患者卧床休息，避免脊柱承重，并结合局部针灸、理疗等治疗。6月24日，患者未遵医嘱卧床休息，下床上厕所后出现背心疼痛，患者自行卧床休息后缓解。6月25日，患者再次于下床活动后出现背心疼痛，卧床休息后未见明显缓解，查体见患者神志清楚，面容痛苦，自觉背心疼痛伴明显胸闷不适，疼痛部位与椎体骨折部位不相符，测得生命体征：T 36.5℃，心率98次/min，R 22次/min，BP 172/69 mmHg，结合既往病史，考虑心绞痛可能性大，行床旁心电图检查，急查心肌酶学，并给予低流量吸氧、硝酸甘油片舌下含服。经处理后，患者背心疼痛症状迅速缓解，心电图结果显示：Ⅱ、Ⅲ、avF导联ST段轻度压低。hs-cTnT：0.014 ng/ml。后续规范抗血小板、调节脂质代谢、控制血压、扩张冠状动脉等治疗方案后，患者住院期间未再次出现上述症状，住院2周后腰背部疼痛缓解出院。

病案举例 12

患者，男，81岁，2020年10月13日18：00因"胸腰背部疼痛反复发作2年，加重1⁺天"入院。1年前因上述症状被诊断为"退行性脊柱炎"在某医院住院治疗，好转后出院。2020年10月13日18：00再次入住该院，由同一个医生收治。入院后诊断：退行性脊柱炎，予静脉注射丹参注射液，口服活血化瘀类中成药，未急诊完善相关辅助检查。10月13日22：00患者疼痛进一步加重，予口服塞来昔布镇痛，13日23：00，患者突然心搏骤停，立即予以心肺复苏，恢复自主心搏后，诊断为急性心肌梗死，予以急诊经皮冠状动脉介入治疗（PCI），后患者痊愈出院。

注意：对于曾经诊治过的患者再次住院，同样需要详细询问病史及进行查体，及时发现可能发生生命危险的疾病，及时检查并治疗。

第六章

腰骶背痛

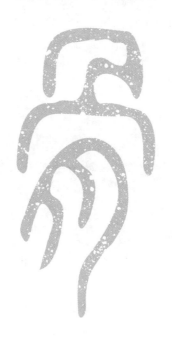

腰骶背痛是临床上最常见的症状之一，也是骨科就诊患者最常见的主诉之一。不但在骨科，在内科、外科、神经科和妇科也时常遇到。

【发病原因】腰骶背痛的病因分类见表 6-1。

表 6-1　腰骶背痛的病因分类

病因	脊柱	软组织	椎管	内科
损伤	骨折和（或）脱位、椎弓崩裂、脊椎滑脱、椎间盘突出	腰扭伤，腰背筋膜脂肪疝，腰肌劳损，棘上、棘间韧带损伤，第 3 腰椎横突综合征，臀上皮神经炎	陈旧性骨折、脱位畸形、硬脊膜囊肿	肾挫伤
炎症及退行性改变	脊柱结核、骨髓炎、强直性脊柱炎、类风湿性关节炎、腰椎骨关节炎、胸椎小关节紊乱症	肌筋膜炎、筋膜炎、血管炎、神经炎	蛛网膜炎、硬膜外感染、脊髓炎、椎体后缘骨赘、椎管狭窄、黄韧带肥厚	消化性溃疡、胰腺炎、前列腺炎、肾盂肾炎、盆腔炎、上尿路结石、胆囊炎、内脏下垂
发育及姿势异常	脊柱裂，脊柱侧凸、后凸，移行椎、水平骶椎	背肌瘫痪性脊柱侧弯	脊膜膨出、血管畸形、神经根（节）变异	游走肾、多囊肾
肿瘤及类肿瘤	血管瘤、转移性肿瘤、嗜酸性肉芽肿、骨巨细胞瘤、脊索瘤	脂肪瘤、纤维瘤、血管瘤	脊髓及神经根肿瘤	胰腺癌、盆腔肿瘤、肾肿瘤、腹膜后肿瘤

【病史采集】临床上不少引起腰骶背痛的疾病，仅依靠病史和体征可做出初步诊断，因此，详细地采集病史对于找寻骶腰背痛的原因常能提供重要的线索。

（一）年龄、性别、职业

均有参考价值。例如青壮年腰背痛，应注意类风湿性脊柱炎、脊柱结核和青年性脊椎骨软骨炎；老年人腰背痛，其常见原因为增殖性脊柱炎、脊椎骨质疏松或脊柱转移癌等。女性患者腰骶部痛，则应考虑盆腔炎和子宫位置异常等。某些工种，由于工作时体位的关系可引起腰背痛。如长时间弯腰蹲位工作，或工作时对腰部的重压和剧烈的腰部转动（如肩部过度负重和从蹲位负重至直立行走负重），都可引起腰背痛。

（二）外伤史和既往史

外伤史对某些疾病如腰椎间盘突出、脊椎骨折和腰肌劳损等的诊断有重要意义。应了解外伤的过程，是间接或直接的暴力，暴力作用的方向和部位，以及受伤时的姿势如举重或扭腰等；如从高处跌下，还要追询跌下的高度、身体先着地的部位等。此外，应询问有无结核病史，因脊柱结核、骶髂关节结核和肾结核常是腰背痛的原因，年老者尤须注意有无恶性肿瘤，特别是容易发生脊椎骨转移的肿瘤，如前列腺癌、乳腺癌，其次为甲状腺癌和肾肿瘤等。

（三）腰骶背痛的特点

应询问腰骶背痛发病的急、缓，疼痛性质、部位、放射范围，与体位和运动、用力、咳嗽的关系。如女性腰骶部酸痛大多为泌尿生殖系统疾病所致。腰椎间盘突出、脊柱结核或脊柱肿瘤压迫神经根时，常出现单侧或双侧腿沿坐骨神经节段分布的放射痛；这种根性坐骨神经痛可因咳嗽、打喷嚏、用力等增加脑脊髓液压力而加剧。肾下垂时腰痛与体位关系较密切，站立或坐久后症状加剧，平卧后疼痛缓解或消失。某些脊柱疾病当脊柱活动时疼痛加剧，例如脊柱外伤，稍活动脊柱则剧痛，但腰肌筋膜炎的腰背痛往往经活动后明显减轻。单纯腰痛，以夜间疼痛为甚，肌筋膜炎则需要考虑患者胰腺癌的可能性。

【查体】

（一）背部望诊

首先须观察患者的脊柱有无侧弯，生理弯曲是否存在，有无前凸或后凸，有无旋转畸形；背部软组织有无肿胀、充血、皮下血肿、肌肉痉挛和肌肉萎缩，有无寒性脓肿或流脓窦道，后者多为腰椎结核所致。还要观察骨盆是否倾斜、走路步态有无异常等。

（二）背部的触诊和叩诊

检查背部时依次从颈椎、胸椎、腰椎至骶髂关节检查，逐步按压与轻叩棘突、关节、横突、竖脊肌、骶髂关节、臀肌以及坐骨神经干等，某处压痛或叩痛显著即提示为病变的部位。应检查脊柱是否能做后伸、前屈、侧弯及左右旋转的动作和拾物试验，如为脊柱疾病，则常致脊柱不同程度的活动受限。纵轴叩击痛检查也为检查脊柱疼痛的方法之一。嘱患者取坐位，医生用一手掌放置于患者的头顶，用另一手轻捶之，如发生背痛，说明脊柱疾病的可能性较大，疼痛部位常即病变所在。背部软组织病变须触诊局部痛点，有无肿胀、波动感、皮肤温度改变，比较两侧肌肉硬度等。

（三）全身系统检查

不少内脏疾病可致腰骶背痛，因此进一步做全身系统的检查是不可缺少的步骤。通过心、肺、腹部检查，可明确是否为胸腔或腹腔某些疾病引起的放射痛；当怀疑有直肠或前列腺病变时，应做直肠指检；有指征时须做妇科检查，以排除是否为子宫位置异常、子宫附件炎或子宫癌所引起的腰骶背痛。

【检查】

（一）实验室检查

大部分腰骶背痛患者实验室检查均为阴性。血沉和 C 反应蛋白测定可有助于区别炎症性和（或）机械性腰背痛。细菌感染所导致的腰背痛（如化脓性脊柱炎）血沉增快、C 反应蛋白水平升高，同时伴有细菌感染的其他表现如血白细胞计数升高、中性粒细胞核左移（简称核左移），血清降钙素原水平升高。肿瘤所致的腰背痛，血沉常增快，但 C 反应蛋白水平升高不显著（淋巴瘤除外）。对于自身免疫相关的腰背痛如强直性脊柱炎，患者的血沉增快、C 反应蛋白水平升高，但血清降钙素原水平正常；患者常有 HLA-B27 阳性，有助于诊断。免疫抑制的高危人群需要做结核菌素试验。伴有高热、发冷或寒战者，应做血、尿、痰或静脉置管的可疑病原体培养。怀疑脊柱多发性骨髓瘤时，应进行尿本周蛋白测定和血清蛋白固定电泳，这些检查对该病诊断很有意义。

（二）影像学检查

X线检查可明确脊柱病变的准确部位和病变性质，对脊柱疾病的诊断有重要价值。CT检查尤其适合于结构复杂部位（如脊柱和骨盆）的检查，适用于脊柱创伤的检查，也可以与内科疾病相鉴别。MRI检查对骨的显像不如CT检查，但对骨创伤、骨髓炎和脊柱关节病中的骨髓水肿能很好地显示，从而对诊断骨和软组织的炎症具有很高的敏感性。对于脊柱肿瘤，MRI检查更为敏感准确。发射型计算机断层扫描（ECT）骨显像多用于检查脊柱有无转移性病灶，识别应力性骨折和骨髓炎。如需要协助诊断胃肠或肾的病变，可做胃肠钡餐透视或肾盂造影。如疑为脊髓压迫症引起的腰骶背痛，还要进行腰穿做脊髓碘油造影，以确定病变的性质和部位。

第一节　腹腔疾病

一、胆囊炎

胆囊炎可因刺激膈神经末梢而产生左肩背部疼痛，但这类患者同时可伴有右上腹胆囊区压痛。引起急性胆囊炎的细菌以革兰氏阴性菌，特别是大肠埃希菌为最多，其次是链球菌、葡萄球菌等。急性胆囊炎主要的临床表现是寒战、发热、恶心、呕吐、胀气与右上腹痛，40%～50%患者可出现黄疸，但如不累及胆管系统，可无黄疸。疼痛一般位于右上腹部胆囊区，程度较剧烈而持久，常有间歇性加剧，可向右肩胛区放射。如伴有结石梗阻则疼痛程度更为严重。腹痛常于饱餐尤其是进食较多脂肪后发作。墨菲征（Murphy sign）是一个有重要诊断意义的体征。患者右上腹有明显的压痛与肌强直。约1/3患者可在右肋缘下触及椭圆形肿大的胆囊。同时，可有白细胞计数增多与核左移现象。胆囊X线检查有时可发现结石，对诊断有帮助。B超可发现肿大和充满积液的胆囊和结石征象。图6-1和图6-2为某急性胆囊炎患者的腹部CT平扫检查图像。

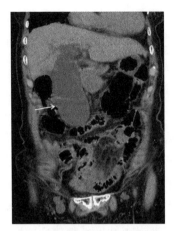

图 6-1　某急性胆囊炎患者腹部 CT 平扫检查图像 1

注：冠状位重建图像示急性胆囊炎，胆囊增大（白箭头）。

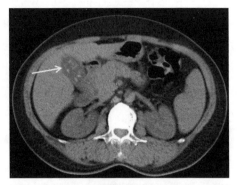

图 6-2　某急性胆囊炎患者腹部 CT 平扫检查图像 2

注：轴位图像示胆囊结石（白箭头），急性发作引起胆囊炎。

二、消化系统溃疡

胃及十二指肠溃疡患者，可表现为胸背部的疼痛，疼痛偏左侧，在同一区域可查及压痛点，穿透性溃疡有明显疼痛，非穿透性溃疡也可有背部放射痛，尤其是十二指肠球后溃疡，患者通常已有消化系统的症状，有时伴有上腹部疼痛，疼痛与脊柱活动无关。

典型病史对溃疡病的诊断有重要意义，尤其是十二指肠球部溃疡。上腹痛是消化性溃疡最突出而较特别的症状，其特点是：①慢性上腹痛，病程长，十几年至数十年不等。②发作呈周期性，时发时愈，如无并发症，全身情况一般无明显影响。③发作有节律性，2/3 的十二指肠溃疡患者疼痛开始出现于早餐后 1～3 h，持续至午餐后缓解，约半数患者有夜间疼痛；1/3 胃溃疡患者的腹痛有节律性，常在进餐后 0.5～2 h 发作，至下次进餐前消失；而精神紧张、饮食失调、过劳、天气转变等可使消化性溃疡疼痛加剧，进食或服药可缓解疼痛。④疼痛或压痛的部位：胃溃疡多位于上腹正中或稍偏左，十二指肠球部溃疡多位于上腹稍偏右；前壁溃疡疼痛可放射至同侧胸骨旁，后壁溃疡可放射至脊柱旁相应部位。⑤大多数患者每年深秋至次年春末发作比较频繁。胃镜是诊断本病最有价值的检查手段，结合组织学活检有助于排除溃疡型胃癌或胃溃疡癌变。对于不能耐受或不愿意行胃镜检查者，可行 X 线钡餐检查，X 线钡餐检查 80% ~ 90% 病例可发现龛影。

第二节　腹膜后疾病

一、肾结石

　　肾结石是晶体物质（如钙、草酸、尿酸、胱氨酸等）在肾的异常聚积所致，为泌尿系统的常见病、多发病，男性发病多于女性，多发生于青壮年，左右侧的发病率无明显差异，90% 含有钙，其中以草酸钙结石最常见。

　　肾结石主要症状是疼痛和血尿，疼痛一般为腰部肾区或上腹部的钝痛、隐痛或绞痛，为阵发性，常突然发生，呈刀割样痛，可经下腹部放射到大腿内侧，有时伴有恶心、呕吐，面色苍白，脉搏细弱，血压下降。血尿多在活动或剧烈绞痛后发生。伴有尿频、尿急、尿痛等，合并感染时可出现发热。肾结石的诊断应包括确定结石是否存在、判断有无并发症及结石形成的病因。具有典型临床表现或从尿中排出结石者，诊断并不困难。通过了解既往史、饮食习惯、家族史、用药情况，以及各种实验室和辅助检查（尿常规、血液常规、B 超、CT 检查等），可做出病因和病理生理诊断，并可明确是否存在并发症。图 6-3 为某肾结石患者 CT 平扫检查图像。

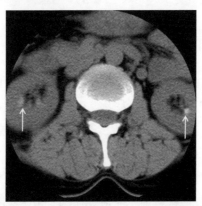

图 6-3　某肾结石患者 CT 平扫检查图像

注：轴位图像示双肾结石，双侧肾盂见小结节样密度增高影（白箭头）。

二、肾盂肾炎

肾盂肾炎常有腰部酸痛，慢性期无尿路刺激征（尿频、尿痛、尿急）或症状较轻，临床上容易误诊；急性期常有明显的尿路刺激征、脓尿，并伴有寒战、发热、白细胞计数增高等细菌感染的表现。临床表现与感染程度有关，通常起病较急。

1.症状 ①全身症状：发热、寒战、头痛、全身酸痛、恶心、呕吐等，体温多在38.0℃以上，多为弛张热，也可呈稽留热或间歇热。部分患者出现革兰氏阴性杆菌菌血症。②泌尿系统症状：尿频、尿急、尿痛、排尿困难等。部分患者泌尿系统症状不典型或缺如。③腰痛：腰痛程度不一，多为钝痛或酸痛。体检时可发现肋脊角或输尿管点压痛和（或）肾区叩击痛。

2.诊断 有尿路感染的症状和体征，如尿路刺激征、耻骨上方疼痛和压痛、发热、腰部疼痛或叩击痛等，尿细菌培养菌落数均 $\geqslant 10^5$/ml，即可诊断为尿路感染。如尿标本细菌培养的菌落数不能达到上述指标，但可满足下列指标中的1项时，也可帮助诊断：①硝酸盐还原试验和（或）白细胞酯酶阳性。②白细胞尿（脓尿）。③未离心新鲜尿液革兰氏染色发现病原体，且一次尿细菌培养菌落数均 $\geqslant 10^3$/ml。对于留置导尿管的患者出现典型的尿路感染症状、体征，且无其他原因可以解释，尿细菌培养菌落数 $> 10^3$/ml 时，应考虑导管相关性尿路感染的诊断。

三、肾周脓肿

肾周脓肿主要由肾内脓肿破入肾周而成，常见白细胞计数增多和脓尿，但并非所有患者都有。大多数患者尿标本细菌培养阳性，血标本细菌培养阳性者占20%～40%。肾周脓肿患者在抗生素治疗开始后仍长期发热，症状一般持续5日以上。肾周脓肿常伴有腰部胀痛，弯腰时疼痛症状明显加重，可出现腰部痛性肿块。患者常有全身严重感染的表现。超声检查通常可显示脓肿，但CT、MRI是最可靠的检查方法。

四、慢性肾小球肾炎

慢性肾小球肾炎可发生于任何年龄，但以中青年为主，男性多见。多数起病缓慢、隐匿。早期可无特殊症状，患者可有乏力、疲倦、腰部疼痛和食欲缺乏；水肿可有可无，一般不严重。以蛋白尿、血尿、高血压和水肿为基本临床表现，起病方式各有不同，病情迁延并呈缓慢进展，可有不同程度的肾功能损害，部分患者最终将发展至终末期肾衰竭。部分慢性肾小球肾炎患者诉有腰痛，特别是 IgA 肾病患者，原因未明。患者尿检异常（蛋白尿、血尿）、伴或不伴水肿及高血压病史达 3 个月，无论有无肾功能损害均应考虑此病，在除外继发性肾小球肾炎及遗传性肾小球肾炎后，临床上可诊断为慢性肾炎。尿红细胞位相检查发现畸形红细胞，肾活检有助于明确诊断。

五、肾下垂与游走肾

肾下垂与游走肾多发生于瘦高体型的女性，以右侧多见，但也可为双侧性。肾能在腹部各方向自由活动者，称为游走肾。肾下垂与游走肾可无症状，但也可出现腰酸背痛、肾区钝痛、牵拉痛甚至绞痛等症状，严重时疼痛沿输尿管放射。行走、久立、久坐或劳累可诱发症状或使之加剧，在月经期或便秘时疼痛也加重。仰卧或卧向患侧往往使疼痛减轻或消失，有时卧向健侧也可引起患侧的酸痛，部分病例疼痛部位不在腰部而在上腹或下腹，易误诊为胆道疾病或阑尾炎，但肾下垂与游走肾在触诊时时常明显触到肾，其可触程度在卧位与坐位或站位有显著的差异。并发剧烈腹部或腰部疼痛时，在患侧肋脊角至腹股沟可出现皮肤过敏区，与胆道疾病及阑尾炎有鉴别诊断意义。B 超、CT、MRI 检查与 X 线肾盂造影检查有助于诊断。

六、肾上腺和腹膜后疾病

肾上腺和腹膜后疾病，如肾上腺肿瘤或腹膜后肿瘤、腹膜后损伤、感染等常导致腰背痛，多为持续性胀痛或钝痛。腹膜后肿瘤以淋巴瘤多见。腹膜后纤维化也压迫输尿管等结构而引起腰背痛。腰椎骨折及骨盆骨折常引起腹膜后出血，血液在间隙内广泛浸润，形成巨大血肿，引起腰背痛、腹痛，并可导致休克。空腔脏器损伤，如十二指肠和升、降结肠及直肠腹膜后部分的损伤，易导致严重感染，因感染易于扩散，病情较严重，有全身感染中毒的症状，并可伴有腰背痛或腰大肌刺激征。诊断性穿刺和 B 超检查可协助定位。感染时血白细胞计数升高，败血症时细菌培养阳性。腹部 X 线检查可发现软组织肿块影，腰大肌显影不清，或脓肿内有气体及液平，脊柱侧凸或肠梗阻表现。肾盂造影检查可显示肾、输尿管偏移或梗阻，以及造影剂外漏等。CT 检查是最可靠的快速诊断方法。在 B 超或 CT 引导下穿刺、抽液，做脓液生化、病理学、细菌培养等检查，或向脓腔内注入造影剂，以了解脓腔的大小及形态。

七、胸腹主动脉瘤

胸腹主动脉瘤指同时累及胸腔段和腹腔段的主动脉，以及侵犯到肾动脉以上的腹主动脉瘤，动脉瘤从胸延伸至腹，累及胸主动脉、肋间动脉及腹主动脉内脏诸分支，可发生致死性动脉瘤破裂。胸腹主动脉瘤可出现腰背部疼痛，尤其当动脉瘤破裂形成主动脉夹层时，患者表现为突发性腰背部剧烈撕裂样疼痛，多见于有高血压史的老年人，应注意鉴别诊断。此外，胸腹主动脉瘤对邻近器官的压迫可产生相应的症状，动脉瘤增大可致胸闷、腹胀。压迫喉返神经或压迫迷走神经可致声带麻痹、声音嘶哑；压迫肺动脉可致肺动脉高压和肺水肿；压迫食管可致吞咽困难；压迫支气管可致呼吸困难；压迫胃使患者无饥饿感而致体重减轻。90.4% 患者在腹部可扪及膨胀性搏动性肿块，瘤体轻度压痛且在相应的内脏血管开口区（如肾动脉及腹腔动脉开口、双侧髂动脉处）可闻及收缩期杂音。可行 B 超、CT 和 MRI 检查。动脉造影检查是目前公认的最好检查，可判断动脉瘤大小、范围，累及的脏器血管，侧支循环的建立情况以及进行胸腹主动脉分型。图 6-4 为某胸主动脉瘤患者胸部 CT 平扫检查图像。

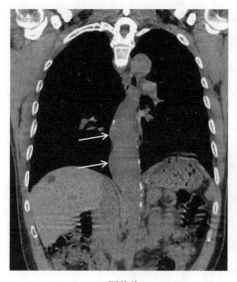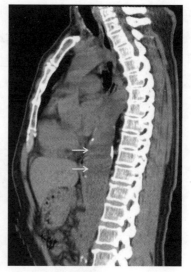

冠状位　　　　　　　　　　　矢状位

图6-4　某胸主动脉瘤患者胸部 CT 平扫检查图像

注：胸主动脉瘤，胸主动脉局限性膨大（白箭头）。

八、急性胰腺炎

急性胰腺炎发病急，主要与暴饮暴食（尤其是过多进食高脂食物）、饮酒、胆道蛔虫及精神激动等诱发因素有关。其主要的临床表现是急性上腹痛，多位于中上腹部，其次是左上腹、右上腹或脐部，疼痛以仰卧位为甚，坐位和前倾位可减轻，多为持续性钝痛、钻痛或绞痛，常呈阵发性加剧，并向左腰背部放射（胰腺的痛觉神经也可由内脏神经纤维束传至 $T_6 \sim T_{11}$ 胸神经节，该神经节为双侧性，因此急性胰腺炎急腹症常向左侧腰背部神经放射）。常呈伴有中低度发热、恶心、呕吐，呕吐每于腹痛发生不久即出现，常甚剧烈，但不持久，这是急性胰腺炎的特点之一。疼痛一般较剧烈，严重者（重症）可发生休克。血清与尿淀粉酶测定，对诊断急性胰腺炎有决定性意义，血清淀粉酶在发病后 6 ~ 12 h 开始增高，而尿淀粉酶增高略迟。血清淀粉酶含量超过正常值应怀疑本病的可能性，升高至正常高限值 3 倍时有重要诊断价值。血清淀粉酶含量一般在发病后 24 ~ 48 h 最高，2 ~ 5 天下降恢复正常；尿淀粉酶含量在发病后 12 ~ 24 h 开始升高，24 ~ 48 h

最高，下降也较晚，但较不规则，且不够灵敏，易受尿量等因素的影响，不如血清检验可靠。在较晚期病例，血清脂肪酶活性测定超过 15 U/L，对诊断也有帮助，特异性较高，而且血清脂肪酶活性常在起病 24 ~ 72 h升高，持续 7 ~ 10 天，对就诊较晚的急性胰腺炎患者的诊断更有帮助。CT 检查（平扫加增强）对早期诊断胰腺炎及判断有无胰腺出血性坏死，有无囊肿、脓肿等有较高的诊断价值（图 6-5、图 6-6）。

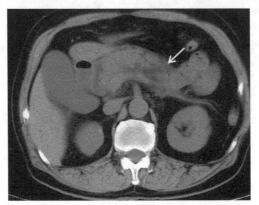

图 6-5　某急性胰腺炎患者腹部 CT 平扫检查图像

注：轴位图像示急性胰腺炎，胰腺体部见稍低密度炎性渗出影（白箭头）。

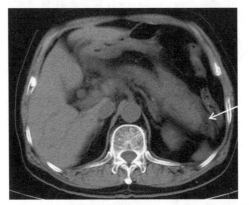

图 6-6　某急性胰腺炎患者腹部 CT 平扫检查图像

注：轴位图像示急性胰腺炎，胰腺尾部见稍低密度炎性渗出影（白箭头）。

九、胰腺癌

胰腺癌，尤其是腺体和尾部肿瘤，常有顽固性难忍的腰背部疼痛，夜间明显，患者不能平卧，疼痛在仰卧与脊柱伸展时加剧，脊柱屈曲时减轻，俯卧、蹲位、弯腰坐位或屈膝侧卧位可使腹痛缓解。大多数患者有食欲缺乏、消化不良、粪便恶臭、脂肪泻。约 90% 患者病程中出现黄疸。腹痛、消化不良、失眠导致患者个性改变，焦虑及抑郁，进而出现消瘦、体重减轻，晚期常呈恶病质状态。50% 胰腺癌患者在诊断时伴有糖尿病。肿瘤压迫邻近器官，如影响胃排空导致腹胀、呕吐；少数胰腺癌患者可因病变侵及胃、十二指肠壁而发生上消化道出血；持续或间歇性低热；游走性血栓性静脉炎或动脉血栓形成。该病早期诊断困难，对 40 岁以上，近期出现下列临床表现者应进行肿瘤标志物、B 超、CT 等检查及随访：①持续性上腹不适，进餐后加重伴食欲下降；②不能解释的进行性消瘦；③新发糖尿病或糖尿病突然加重；④多发性深静脉血栓或游走性静脉炎；⑤有胰腺癌家族史、大量吸烟、患慢性胰腺炎者。

第三节　盆腔疾病

一、前列腺炎

　　前列腺炎是指由多种复杂原因引起的，以尿路刺激症状和慢性盆腔疼痛为主要临床表现的前列腺疾病。前列腺炎多见于 30～40 岁的男性，常与慢性精囊炎同时存在。主要症状为腰痛、会阴部不适感、尿道灼热感、尿频和神经衰弱。前列腺炎症候群包括盆骶疼痛、排尿异常和性功能障碍。盆骶疼痛表现极其复杂，疼痛一般位于耻骨上、腰骶部及会阴部，放射痛可表现为尿路、精索、睾丸、腹股沟、腹内侧部疼痛，向腹部放射，酷似急腹症，沿尿路放射酷似肾绞痛，往往导致误诊。排尿异常表现为尿频、尿急、尿痛、排尿不畅、尿线分叉、尿后滴沥、夜尿次数增多，尿后或大便时尿道流出乳白色分泌物等。检查前列腺液发现白细胞增多、卵磷脂减少，特别是前列腺液中发现含有脂肪的巨噬细胞，基本可确诊前列腺炎。

二、盆腔子宫内膜异位症

　　子宫内膜异位症是指有活性的内膜细胞种植在子宫内膜以外的位

置而形成的一种女性常见妇科疾病。盆腔子宫内膜异位症主要表现为腰骶部或下腹部阴道疼痛，常在月经来潮前出现，月经期持续疼痛，少数在月经干净后可以加重；伴有月经失调、月经量过多和性交痛；月经前出现恶心、呕吐。凡在生育年龄的妇女有进行性加剧的痛经或伴不孕史，妇科检查可扪及盆腔内有不活动包块或痛性结节者，一般即可初步诊断为盆腔子宫内膜异位症。诊断盆腔子宫内膜异位症应行三合诊检查，必要时可在月经周期的中期和月经期的第二天，各做一次检查。病情稍复杂者可进一步借助实验室检查，以及 B 超、X 线、MRI 检查等方法进行诊断。

三、慢性盆腔炎

慢性盆腔炎是指女性内生殖器及其周围结缔组织、盆腔腹膜的慢性炎症。慢性盆腔炎主要表现为下腹部或腰部隐痛或明显疼痛，月经周期不规则，闭经或偶尔月经量非常多，白带有异味，有大量的阴道分泌物，时常出现尿痛、食欲下降，伴有恶心、呕吐。一般体征为子宫多后倾、活动受限或粘连固定；或输卵管增粗压痛；或触及囊性包块；或子宫旁片状增厚压痛等。根据病史、症状和妇科相关检查，一般即可做出诊断。

第四节　骨科相关疾病

一、腰椎神经根病

腰椎神经根病是由腰椎椎间盘突出，伴有或不伴有脊柱退行性改变而引发的一类疾病。

【病因】因病变导致腰椎神经根受压引起。

【临床表现】神经根功能障碍通常是继发于神经根的慢性压迫或侵犯，引起的特征性的神经根综合征表现为疼痛与节段性的神经障碍。前根（运动根）的病变引起该神经根支配的肌肉出现无力与肌肉萎缩；后根（感觉根）的病变引起相应皮区内感觉障碍与神经根节段相应的腱反射减弱或消失。在腰水平较大的占位性病变，下腰段与上骶段神经根形成坐骨神经，当这些神经根受到压迫时疼痛自臀部沿大腿后侧向小腿及足部放射（坐骨神经痛）。马尾的病变可累及许多腰、骶神经根，可引起双侧下肢的根性症状，并阻碍括约肌功能与性功能。胸段神经根的病变可引起胸胁部束带状感觉异常。颈神经根病变引起的神经根痛根据病变的水平，可放射至肩、臂、手或枕部。

【检查】①腰椎 X 线检查；② CT 检查；③ MRI 检查；④脑脊液的细胞学、蛋白质、葡萄糖与培养检查；⑤肌电图与诱发电位检查。

【诊断】脊柱 X 线检查可显示退行性关节炎变化或转移性疾病的征象。CT 扫描可明确椎管的口径以及侧隐窝是否受侵犯。MRI 检查能为脊柱与椎管内的病变提供极佳的成像，在许多场合下已取代了脊腔造影术。脑脊液的细胞学、蛋白、糖与培养检查可鉴别癌肿性脑膜炎与其他慢性脑膜炎。肌电图与诱发电位检查有助于判定神经根病变的水平与严重程度。

二、背阔肌综合征

背阔肌是背部一块宽大、扁形的肌肉，它的主要功能是后伸、内收和内旋上臂；它在深呼吸的时候还起到辅助的作用。背阔肌起自 T_7 及以下所有椎体的棘突和棘上韧带、胸腰筋膜、髂嵴后 1/3、最后四根肋骨以及肩胛下角；止于肱骨结节间沟，由胸背神经支配。背阔肌易患肌筋膜疼痛综合征。

【病因】常常是使用健身器械或某种工作要求需要向前上方伸前臂，过度的这种动作导致肌肉反复的微小损伤、肌肉的钝挫伤等。损伤可能是由于某次单独的伤害，也可能是反复的微小损伤所累积的，或者是长期的收缩肌与拮抗肌之间的不协调所造成的。

【临床表现】扳机点的主要特征是肩胛下角区域某一个点的剧烈压痛，这是由背阔肌的病理损伤造成的，这种疼痛会向同侧的腋窝和上肢以及环指和小指背侧放射。对扳机点的触碰或者牵拉等机械刺激会同时造成局部疼痛以及牵涉痛。同时，常常会有跳跃征。

【检查】扳机点的组织活检没有发现特征的异常组织。扳机点所在的肌肉曾被描述成虫蛀样变性或蜡样变性。

【诊断】背阔肌综合征的诊断是基于临床表现，对于所有怀疑背阔肌综合征的患者，一定要有准确的病史和相应的查体结果，系统地查找扳机点和跳跃征。电生理检查发现一些患者的肌肉张力升高，但也没有重复研究的证实。因为缺乏客观的诊断性检查，临床医生必须排除其他表现类似的疾病，才可以诊断背阔肌综合征。

三、椎管狭窄

椎管狭窄是各种原因引起椎管各径线缩短，压迫硬膜囊、脊髓或神经根，从而导致疼痛、麻木、肢体无力、跛行、大小便障碍等一系列神经功能障碍的一类疾病。椎管狭窄从狭窄部位上分为：颈椎管狭窄、胸椎管狭窄及腰椎管狭窄。

【病因】主要分为先天性椎管狭窄及后天获得性椎管狭窄。先天性椎管狭窄主要由椎管先天性发育畸形引起；后天获得性椎管狭窄的原因有骨质增生、黄韧带肥厚、后纵韧带骨化、椎间盘病变、创伤后骨折等。

【临床表现】腰椎管狭窄的临床表现如下。①疼痛、机体无力：腰椎管狭窄常见于反复发作的腰背部疼痛、臀部及下肢放射痛，随后出现下肢麻木无力、肌肉萎缩。疼痛性质多种多样，可为酸痛、麻痛、胀痛、放电样及烧灼样疼痛。②马尾神经受压症状：小便不净，大便不能自控，会阴区麻木，性功能下降。③间歇性跛行：这是椎管狭窄的特征性表现。走路时出现间歇性跛行，在站立或蹲坐休息后好转。

【检查】①X线检查：包括正侧位、双斜位、过伸过屈位（六位片），可以了解脊柱的曲度、椎间高度，是否有骨质增生、关节突是否发生退行性改变呈肥大状态、椎体是否存在滑脱。②CT检查：显示骨性椎管形态、椎管横断面骨性结构等。③MRI检查：可全面观察椎间盘是否有病变，了解髓核突出程度和位置并鉴别椎管内有无其他占位性病变，了解脊髓、马尾神经和神经根受压状态。

【诊断】结合临床症状及CT、MRI检查（图6-7、图6-8）可做出初步诊断。最终明确诊断是根据症状及椎管径线的测量结果。

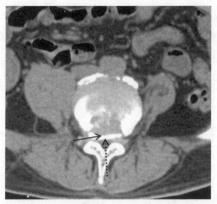

图 6-7　腰椎间盘 CT 平扫检查图像

注：轴位图像示椎间盘突出、软骨结节形成，椎管变窄。

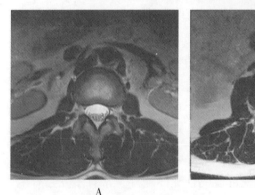

A　　　　　　　　　　　B

图 6-8　腰椎间盘 MRI 平扫检查图像

注：轴位图像全面显示椎间盘形态及信号特征。

四、脊髓蛛网膜炎

脊髓蛛网膜炎系指腰部脊髓的蛛网膜在某些病因的作用下发生的一种组织反应，以蛛网膜的增厚、粘连和囊肿形成为主要特征。实质上这是一种病理诊断，而不是一个疾病单元，多见于中青年。脊髓蛛网膜炎也称粘连性脊蛛网膜炎，是蛛网膜的一种慢性炎症过程，发病年龄在 30～60 岁，男性发病多于女性，病变以胸腰段多见。

【病因】引起脊髓蛛网膜炎的病因很多，如感染、脊髓外伤、邻近组织病变或异物刺激以及非特异性感染或原因不明，致使蛛网膜增厚与脊髓、脊神经根粘连或形成囊肿，阻塞髓腔所产生脊髓功能障碍。

【临床表现】本病因受累部位不同，临床表现呈多样性，可有单发或多发的神经根痛，感觉障碍多呈神经根型、节段型或斑块状不规则分布，两侧不对称。运动障碍为不对称的截瘫、单瘫或四肢瘫。局限型症状较轻，弥漫型症状则较重，囊肿型脊髓蛛网膜炎与脊髓肿瘤的临床表现相似。本病在病程中可有缓解或加剧。

【检查】①腰椎穿刺：奎肯施泰特试验（简称奎氏试验）呈部分性或完全性阻塞，脑脊液白细胞计数正常或升高，蛋白质中等度增高，糖和氯化物多数正常。②椎管造影：造影剂在病变部位呈斑点状或片状不规则分布，如有阻塞平面，其边缘多不整齐。③ MRI 检查：有时可见小的蛛网膜囊肿。

【诊断】①起病可急可缓，病前有感染、发热、椎管内药物注射等病史，或有脊柱疾病如外伤、增生、椎间盘突出、椎管狭窄，或脊髓病变如肿瘤、多发性硬化、脊髓空洞症等。②病程进展缓慢，症状可自行缓解或复发加重。后者多与感冒受凉或劳累有关。③主要病变仅累及脊髓某一部分时，以胸段多见。早期常有神经根刺激症状，如上肢及胸背部呈放射性疼痛或有束带感，休息后症状减轻，其后出现不同程度的脊髓受损症状。少数患者病初即可出现脊髓横贯症状。④病变弥散者，除主要病变部位的神经体征外，常有多发性脊髓或神经根损害症状，如横贯水平以下感觉减退区内尚有根性分布的感觉障碍；痉挛性瘫痪部位内有局限性的肌肉萎缩或肌纤维震颤等，可和脊髓肿瘤和横贯性脊髓炎鉴别。⑤脑脊液正常或有不同程度的蛛网膜下腔梗阻现象，细胞数和蛋白质水平可增高。脊髓碘油造影呈典型的"烛泪样"表现。

五、椎间盘炎

椎间盘炎是指发生于椎间盘、软骨终板和相邻近椎体的炎症性病变。曾被称为：椎间型感染性脊椎炎、椎间隙感染、化脓性椎间盘炎等。所有年龄均可以发病。

【病因】多继发于手术后，无手术史的自发性椎间盘炎也常有报道。关于病因，现有三大学说：微生物感染、无菌性炎症、人体自身免疫性反应。大多数学者支持血源性细菌感染学说（微生物感染）。特别是术前已有泌尿系统或呼吸道感染者更易发生。一般手术后1个月以内出现症状。大部分是由葡萄球菌感染所致。

【临床表现】剧烈腰痛与肌肉痉挛是椎间盘炎的典型症状。表现为：椎间盘手术后症状缓解，之后又出现局部剧烈的痉挛性疼痛，可向下肢、臀部、腹股沟等其他部位放射。疼痛特点：疼痛有别于术前的神经根刺激症状，表现为腰痛程度往往大于下肢放射痛，动重静轻，昼轻夜重，对外界声音、震动特别敏感，任何轻微的体位改变如翻身、咳嗽等都会引起剧烈的疼痛，普通镇痛药疗效差，常伴有不同程度的发热、寒战、食欲减退。自发性椎间盘炎：少数早期主要症状为腰痛，疼痛程度较轻，运动后加剧，休息后可部分缓解，病程进展相对缓慢，容易误诊。

【检查】

1.查体　震床实验阳性，脊柱活动明显受限，常取被迫体位，局部明显压痛，有时可摸到条索状硬结，椎旁深部压痛，叩击痛明显，直腿抬高试验加强试验可为阳性，膝踝反射无明显异常，无明显下肢感觉异常。

2.实验室检查　白细胞计数升高或正常，血沉增快，C反应蛋白阳性。

3.MRI检查　椎间盘炎早期的最佳检查方法。T_1加权像信号减弱，T_2加权像信号增强。①椎间盘改变：早期椎间隙无变窄，进展期（2～4周后）多数变窄，高度可降至椎间隙一半，为椎间盘炎的特异征象。椎间盘脓肿或邻近椎体压缩时，椎间隙可增宽。②邻近椎体改变：椎间盘炎相邻的椎体软骨终板及松质骨均有不同程度的受累破坏，椎体边缘呈明显"虫蚀"样骨质破坏，受累椎体病变区呈弥漫性、片状或带状异常信号，多以椎间盘为中心呈对称分布，破坏区边缘与椎间盘分界模糊。③椎旁软组织改变：椎间盘炎周围伴有软组织蜂窝组织炎，表现为环绕椎间盘的长T_1、长T_2信号软组织肿胀，或伴有椎旁（软组织）脓肿。严重者，椎旁脓肿累及椎管及椎间孔，致椎管内硬脊膜外间隙变窄，硬脊膜囊腹侧受压，呈弧形移位。椎旁脓肿波及单侧或双侧腰大肌，致腰大肌肿胀、推移。

4.X 线检查　受累椎体上、下边缘模糊，椎体骨质疏松和终板侵蚀性破坏。较晚期，感染部位的上、下椎体骨质呈溶骨性破坏后逐渐发生骨质增生硬化，相邻椎体骨性融合。

5.CT 检查　早期表现为相应椎间隙有低密度软组织影，以后可显示椎间隙变窄、椎体破坏与硬化，腰大肌与椎体间脂肪间隙消失。椎间盘炎常需要与输尿管结石相鉴别，前者患者的疼痛主要以腰部背侧为主，后者主要以腹部疼痛为主，而且椎间盘炎的震床实验阳性也可以作为一个重要的鉴别点。

【诊断】根据临床表现，结合查体、实验室检查及辅助检查可做出诊断。

六、腰椎滑脱

脊柱滑脱中腰椎滑脱最为常见。腰椎滑脱指相邻两椎体发生向前或向后相对位移。

【病因】腰椎滑脱的原因主要为椎弓发育不良、椎弓峡部裂、退行性改变、创伤性、病理性和医源性。临床上以椎弓峡部裂性腰椎滑脱和退行性腰椎滑脱多见。

【临床表现】

1.先天性椎弓崩裂滑脱　发病年龄在 4 岁以后，以 12 ~ 16 岁发病率最高。起始症状较轻，以后可出现持续腰痛或合并下肢痛。卧床休息时缓解，活动后加重。下肢痛可放射至小腿及足背或足外侧。腰椎滑脱严重的患者可出现双侧下肢和大小便功能障碍症状。检查时腰椎前凸增加，棘突间可有台阶状感。腰椎前屈受限，直腿抬高试验时，腘窝处有紧张感。若有神经根受压时，直腿抬高试验阳性。趾背伸力减弱，跟腱反射减弱或消失。

2.退行性腰椎滑脱　退行性腰椎滑脱发病率随年龄增大而增加，发病部位以 L_4 ~ L_5 为最多见，其次为 L_3 ~ L_4 及 L_5 ~ S_1。腰背痛因腰椎不稳、腰椎前凸增加、腰椎间盘退行性改变和膨出刺激脊神经脊膜支所致。当因腰椎滑脱，神经根嵌压可出现下肢坐骨神经痛。出现类似于椎管狭窄症状即间歇性跛行症状。检查时腰椎棘突往往无明显台阶状感，但合并有腰椎侧凸或后凸畸形，腰椎前屈运动正常，后伸受限。出现神经症状者，若为 L_5 神经根受累，表现为小腿外侧及足背内侧痛觉减退，跖背伸力弱；L_4 神经根受累时，足外侧痛觉减退，跟腱反射减弱或消失。

【检查】①前后位 X 线检查：不易显示峡部病变。通过仔细观察，可能发现在椎弓根阴影下有一密度减低的斜行或水平裂隙，多为双侧。明显滑脱的患者，滑脱的椎体倾斜，下缘模糊不清。②侧位 X 线检查：能清楚显示椎弓崩裂形态。裂隙于椎弓根后下方，在上关节突与下关节突之间，边缘常有硬化征象。侧位片可显示腰椎滑脱征象，并能测量滑脱分度。国内常用的是 Meyerding 分级，即将下位椎体上缘分为 4 等份，根据椎体相对下位椎体向前滑移的程度分为 Ⅰ ~ Ⅳ 度。Ⅰ 度指椎体向前滑动不超过椎体中部矢状径的 1/4 者；Ⅱ 度为超过 1/4，但不超过 2/4 者；Ⅲ 度为超过 2/4，但不超过 3/4 者；Ⅳ 度为超过椎体中部矢状径的 3/4 者。③斜位 X 线检查：可清晰显示峡部病变。在椎弓崩裂时，峡部可出现一带状裂隙，称为狗颈征（Scotty dog sign）。④动力位 X 线检查：可判断滑移的活动性，对判断有无腰椎不稳价值较高。腰椎不稳的 X 线诊断标准有过伸、过屈位片上向前或向后位移＞3 mm 或终板角度变化＞15°。⑤腰椎 CT 检查：腰椎滑脱的 CT 表现主要有：双边征；双管征；椎间盘变形，即出现滑脱水平的纤维环变形，表现为前一椎体后下缘出现对称的软组织影，而下一椎体后下缘无椎间盘组织；峡部裂隙出现在椎弓根下缘平面，走行方向不定，边缘呈锯齿状。三维 CT 或矢状面多幅重建可以明确椎间孔变化及滑脱程度。⑥腰椎 MRI 检查：可观察腰椎神经根受压情况及各椎间盘退行性改变程度，有助于确定减压和融合范围。

【诊断】根据患者的临床表现和 X 线表现进行诊断。临床表现包括椎旁压迫、腰背痛、下肢神经功能障碍等。腰椎滑脱的症状可根据腰椎滑脱的位置，以及神经功能缺损的位置来诊断，如果是由腰椎间盘突出所致，则需要进行腰椎 CT（图 6-9、图 6-10）和 MRI 检查才能进一步明确诊断。

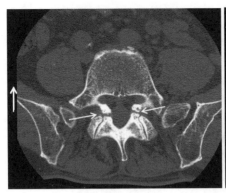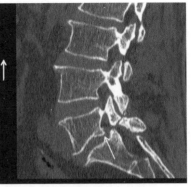

轴位示 L₅ 双侧椎弓峡部裂（白箭头）　　矢状位示 L₅ 椎体轻度前滑脱

图6-9　腰椎CT检查图像（男，62岁）

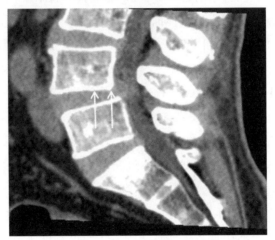

图6-10　腰椎CT检查矢状位图像

注：患者，女，64岁，退行性 L₄ 椎体轻度前滑脱（白箭头）。

七、腰椎间盘突出症

腰椎间盘突出症是指腰椎间盘发生退行性改变以后，在外力作用下，纤维环部分或全部破裂，单独或者连同髓核、软骨终板向外突出，刺激或压迫邻近的神经根和马尾神经，引起以腰腿痛为主要症状的一种病变。腰椎间盘突出症是骨科的常见病和多发病，是引起腰腿痛的最常见原因。

【病因】①椎间盘退行性改变是根本原因：腰椎间盘在脊柱的运动和负荷中承受巨大的应力。随着年龄的增长，椎间盘逐渐发生退行

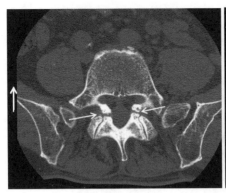

性改变，纤维环和髓核的含水量逐渐下降，髓核失去弹性，纤维环逐渐出现裂隙。在退行性改变的基础上，劳损积累和外力的作用使椎间盘发生破裂，髓核、纤维环甚至终板向后突出，严重者压迫神经产生症状。②损伤：积累损伤是椎间盘退行性改变的主要原因。反复弯腰、扭转等动作最易引起椎间盘损伤，故本病与职业有一定关系。驾驶员长期处于坐位和颠簸状态，以及从事重体力劳动者，长期过度负荷，均易造成椎间盘早期退行性改变。急性的外伤可以作为椎间盘突出的诱发因素。③妊娠：妊娠期间整个韧带系统处于松弛状态，而腰骶部又承受比平时更大的应力，增加了椎间盘突出的风险。④遗传因素：有色人种本病的发病率较低；小于 20 岁的青少年患者中约 32% 有阳性家族史。⑤发育异常：腰椎骶化、骶椎腰化和关节突不对称等腰骶部先天发育异常，使下腰椎承受异常应力，均会增加椎间盘的损害。

【临床表现】腰椎间盘突出症常见于 20 ~ 50 岁的患者，男女发病比例为（4 ~ 6）：1。患者多有弯腰劳动或长期坐位工作史，首次发病常在半弯腰持重或突然扭腰动作过程中发生。

1.症状 ①腰痛：腰椎间盘突出症的患者，绝大部分有腰痛。腰痛可出现在腿痛之前，亦可在腿痛同时或之后出现。发生腰痛的原因是椎间盘突出刺激了外层纤维环及后纵韧带中的脊神经脊膜支纤维。②坐骨神经痛：由于 95% 左右的椎间盘突出发生在 L_4 ~ L_5 及 L_5 ~ S_1，故多伴有坐骨神经痛。坐骨神经痛多为逐渐发生，疼痛为放射性，由臀部、大腿后外侧、小腿外侧至足跟部或足背。有的患者为了减轻疼痛，松弛坐骨神经，行走时取前倾位，卧床时取弯腰侧卧屈髋屈膝位。坐骨神经痛可因打喷嚏或咳嗽时腹压增加而使疼痛加剧。在高位腰椎间盘突出时（L_2 ~ L_3、L_3 ~ L_4），可压迫相应的上腰段神经根而出现大腿前内侧或腹股沟区疼痛。③马尾综合征：中央型的腰椎间盘突出可压迫马尾神经，出现大小便障碍，鞍区感觉异常。急性发病时应作为急诊手术的指征。

2.体征 ①腰椎侧凸：是一种为减轻疼痛的姿势性代偿畸形，具有辅助诊断价值。如髓核突出在神经根的肩部，上身向健侧弯曲，腰椎凸向患侧可松弛受压的神经根；当髓核突出在神经根腋部时，上身向患侧弯曲，腰椎凸向健侧可缓解疼痛。②腰部活动受限：几乎所有患者都有不同程度的腰部活动受限，其中以前屈受限最明显，是由于前屈位时进一步促使髓核向后移位并增加对受压神经根的牵张之故。③压痛及竖脊肌痉挛：大部分患者在病变间隙的棘突间有压痛，按压椎旁 1 cm 处有沿坐骨神经的放射痛。约 1/3 患者有腰部竖脊肌痉挛，使腰部固定于强迫体位。④直腿抬高试验及加强试验：患者仰卧、伸膝、被动抬高患肢，正常人神经根有 4 mm 的滑动度，下肢抬高到 60° ～ 70° 时感腘窝不适，本症患者神经根受压或粘连使滑动度减少或消失，抬高在 60° 以内即可出现坐骨神经痛，称为直腿抬高试验阳性。在直腿抬高试验阳性时，缓慢降低患肢高度，待放射痛消失，再被动背屈踝关节以牵拉坐骨神经，如又出现放射痛，称为加强试验阳性。⑤神经系统表现：a.感觉异常，多数患者有感觉异常，腰神经根受累者，小腿外侧和足背痛、触觉减退；S_1 神经根受压时，外踝附近及足外侧痛、触觉减退。b.肌力下降，若神经受压严重或时间较长，患者可有肌力下降。L_5 神经根受累时，踇指背伸肌力下降；S_1 神经根受累时，足跖屈肌力减弱。c.反射异常：根据受累神经不同，患者常出现相应的反射异常。踝反射减弱或消失表示 S_1 神经根受累；$S_3 ～ S_5$ 马尾神经受压，则表现为肛门括约肌张力下降及肛门反射减弱或消失。

【检查】①X 线检查：通常作为常规检查。一般拍摄腰椎正、侧位片，若怀疑脊椎不稳可以加照屈、伸动力位片和双斜位片。对于腰椎间盘突出症的患者，腰椎在 X 线上的表现可以完全正常，但很多患者也会有一些阳性发现。在正位片上可见腰椎侧弯，在侧位片上可见生理前凸减少或消失，椎间隙狭窄。在 X 线片上还可以看到纤维环钙化、骨质增生、关节突肥大、硬化等退行性改变的表现。②造影检查：脊髓造影、硬膜外造影、椎间盘造影等方法可间接显示有无椎间盘突出及程度。由于这些方法为有创操作，有的存在并发症，有的技术复杂，所以目前在临床应用较少，在一般的诊断方法不能明确时才慎重进行。③CT 检查：能更好地显示脊柱骨性结构的细节。腰椎间盘突出症在 CT 上的表现有椎间盘后缘变形突出、硬脊膜囊受压变形、硬膜外脂肪移位、硬膜外间隙中软组织密度影及神经根鞘受压移位等。CT 还能观察椎间小关节和黄韧带的情况。④ MRI 检查：能清楚地显示出人体解剖结构的图像，对于腰椎间盘突出症的诊断有极大帮助。MRI 检查可以全面地显示各椎间盘退行性改变情况，也可以显示髓核突出的程度和位置，由此鉴别是否存在椎管内其他占位性病变。在读片时须注意矢状位片和横断面片要对比观察，方能准确定位。⑤其他：肌电图等电生理检查有助于腰椎间盘突出症的诊断，并可以推断神经受损的节段。

【诊断】典型的腰椎间盘突出症患者，根据病史、症状、体征以及在 X 线片上相应的节段有椎间盘退行性改变，即可做出初步诊断，结合 X 线、CT、MRI 等检查，能准确做出病变间隙、突出方向、突出物大小、神经受压情况的诊断（图 6-11）。须注意的是，如仅有 CT、MRI 表现而无临床表现者，不应诊断为本病。

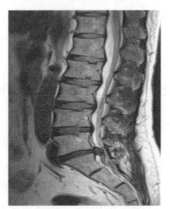
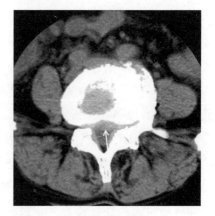

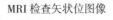

MRI 检查矢状位图像 　　　　　　　 CT 检查轴位图像

图 6-11　L_5 ~ S_1 椎间盘向左后下方突出（女，64 岁）

八、椎间盘源性下腰痛

椎间盘源性下腰痛在临床上是极为常见的多发病，是椎间盘内紊乱如退行性改变、纤维环内裂症、椎间盘炎等刺激椎间盘内疼痛感受器引起的慢性下腰痛，不伴根性症状，无神经根受压或椎体节段过度移位的放射学证据，可描述为化学介导的椎间盘源性疼痛。

【病因】①由脊柱骨关节及其周围软组织的疾病所引起。如挫伤、扭伤所引起的局部损伤、出血、水肿、粘连和肌肉痉挛等。②由脊髓和脊椎神经疾病所引起：如脊髓肿瘤、脊髓炎等所引起的腰痛。③由内脏器官疾病所引起：如子宫及其附件的感染、肿瘤可引起腰骶部疼痛，这种患者往往同时伴有相应的妇科证候。④由精神因素所引起：如癔症患者也可能以腰病为主诉，但并无客观体征，或客观检查与主观叙述不能以生理解剖及病理知识来解释的病，这种腰痛常为癔症的一种表现。

【临床表现】椎间盘源性下腰痛的最主要临床特点是坐的耐受性下降，疼痛常在坐位时加剧，患者通常只能坐 20 min 左右。疼痛主要位于下腰部，有时也可以向下肢放射，65% 伴有下肢膝以下的疼痛，但是没有诊断的特异性体征。多数椎间盘源性下腰痛的患者可以有很长时间反复发作的腰痛，多数患者在劳累或长时间站立后，椎间盘内的压力增高后，可以进一步刺激腰椎间盘纤维环表面的神经末梢，引起腰痛加重，另外，在受凉后，也可使神经末梢对不良刺激的敏感性增高，引起腰痛加重。反之，在休息特别是卧床休息后，椎间盘内的压力降低，并在很好地保暖后，可以使纤维环表面的神经末梢受到的不良刺激减少，从而使腰痛减轻。

【检查】① CT 检查：可清晰显示椎体前、后缘的骨赘，硬脊膜囊、脊髓、神经根的受压部位和程度，测得椎管前后径和横径，还能了解椎间孔和横突孔有无狭小，椎板有无肥厚等（图 6-12）。② X 线检查：是腰部疼痛患者的常规检查。一般须摄正位、侧位和左右斜位片，必要时加摄颈部前屈和后伸时的侧位片。正位片可能见到椎间隙狭窄、钩椎关节骨质增生、椎弓根增粗。侧位片可发现颈椎生理前凸消失、椎体前后缘形成骨唇、椎间隙狭窄和椎管狭窄。斜位片可判定椎间孔的情况。③ MRI 检查：可清晰显示椎间盘组织后凸，压迫硬脊膜囊和脊髓的情况，以及有无静脉回流受阻、受压，局部脊髓内有无囊性病变等情况。同时慢性椎间盘源性下腰痛在腰椎 MRI 检查上多表现为椎间盘信号为低信号，椎间盘水分明显丢失。

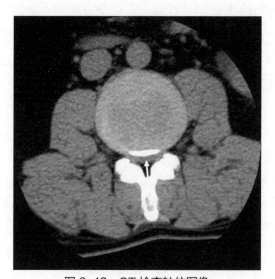

图 6-12　CT 检查轴位图像

注：患者，男，24 岁，$L_2 \sim L_3$ 椎间盘突出，导致椎间盘源性下腰痛。

【诊断】根据临床表现和相应辅助检查可做出诊断。

九、急性腰扭伤

急性腰扭伤是腰部肌肉、筋膜、韧带等软组织因外力作用突然受到过度牵拉而引起的急性撕裂伤，常发生于搬抬重物、腰部肌肉强力收缩时。急性腰扭伤可使腰骶部肌肉的附着点、骨膜、筋膜和韧带等组织撕裂。

【病因】①腰扭伤：因行走滑倒、跳跃、闪扭身躯、跑步而引起，多为肌肉、韧带遭受牵制所致，故损伤较轻。②腰挫裂伤：是较为严重的损伤，如攀高、提拉、扛抬重物的过程中用力过猛或姿势不正、配合不当，造成腰部的肌肉筋膜、韧带、椎间小关节与关节囊的损伤和撕裂。

【临床表现】患者伤后立即出现腰部疼痛，呈持续性剧痛，次日可因局部出血、肿胀，腰痛更为严重；也有的患者只是轻微扭转一下腰部，当时并无明显痛感，但休息后次日感到腰部疼痛。腰部活动受限，不能挺直，俯、仰、扭转感困难，咳嗽、打喷嚏、大小便时可使疼痛加剧。站立时往往须用手扶住腰部，坐位时须用双手撑于椅子，以减轻疼痛。腰扭伤后单侧或双侧当即发生疼痛；有时可以受伤后半天或隔夜才出现疼痛、腰部活动受阻，静止时疼痛稍轻、活动或咳嗽时疼痛较重。检查时局部肌肉紧张、压痛及牵涉痛明显，但无淤血现象。

【检查】本病的辅助检查方法主要是 X 线检查。①损伤较轻者 X 线检查无异常表现。②损伤严重者 X 线检查一般对于韧带损伤无异常发现，或见腰椎生理前凸消失。棘上、棘间韧带断裂者，侧位片表现为棘突间距离增大或合并棘突、关节突骨折。

【诊断】患者有搬抬重物史，有的患者主诉听到清脆的响声。伤后重者疼痛剧烈，当即不能活动；轻者尚能工作，但休息后或次日疼痛加重，甚至不能起床。检查时见患者腰部僵硬，腰椎前凸消失，可有脊柱侧弯及竖脊肌痉挛。在损伤部位可找到明显压痛点。

十、腰椎小关节紊乱

腰椎小关节紊乱，也叫腰椎关节滑膜嵌顿。

【病因】人体的腰椎，其后关节由上位椎骨的下关节突及下位椎骨的上关节突构成。小关节面由软骨覆盖，具有一小关节腔，周围有关节囊包绕，其内层为滑膜，能分泌滑液，以利关节运动。腰椎关节突关节面的排列则为半额状位及半矢状位，其横切面近似弧形，对伸屈、侧屈及旋转均较灵活。因为腰骶部活动范围较大，所以腰骶后小关节亦较松弛。当腰部突然闪扭、弯腰前屈和旋转运动时，小关节间隙张开，关节内负压增大，滑膜即可进入关节间隙中。如果伸屈时关节滑膜被夹于关节间隙，就会造成小关节的滑膜嵌顿或小关节半脱位。滑膜可因关节的挤压而造成严重的损伤。滑膜和关节囊有丰富的感觉和运动神经纤维，因而引起剧烈的疼痛和反射性肌痉挛。如不及时解脱嵌顿，就会产生慢性严重腰痛和关节炎。

【临床表现】伤后立即发生异乎寻常的剧烈腰痛。患者往往屈身侧卧，腰不能挺直，不敢动弹，唯恐别人触碰。

【检查】① CT 检查：可清晰显示椎体前、后缘的骨赘，硬脊膜囊、脊髓、神经根的受压部位和程度，测得椎管前后径和横径，还能了解椎间孔和横突孔有无狭小，椎板有无肥厚等（图6-13）。②X线检查。③MRI检查：可清晰显示椎间盘组织后凸，压迫硬脊膜囊和脊髓的情况，以及有无静脉回流受阻、受压，局部脊髓内有无囊性病变等情况。

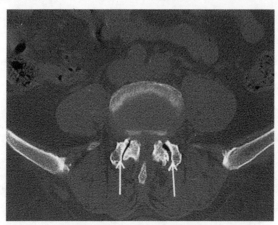

图6-13　CT检查轴位图像

注：患者，女，56岁，腰椎小关节炎，导致腰椎小关节功能紊乱（白箭头）。

【诊断】①有腰部突然闪扭、弯腰前屈和旋转运动史，或者患者无明显受伤表现，自然坐起或者劳累后出现腰痛。②伤后发生剧烈腰痛。③患者常有屈身侧卧，腰不能挺直，不敢动弹，唯恐别人触碰的现象。

十一、腰椎骨折

腰椎共5块，借韧带、关节突关节及椎间盘连接而成。椎骨分为椎体与附件两部分。从解剖结构和功能上可将整个脊柱分成前、中、后三柱。中柱和后柱组成椎管，容纳脊髓和马尾神经，该区的损伤可以累及神经系统，特别是中柱损伤时，碎骨片和髓核组织可以突入椎管，损伤脊髓或马尾神经，因此对每个脊柱骨折病例都必须了解有无中柱损伤。

【病因】外伤史：如交通事故、高空坠落、重物撞击腰背部、塌方事件等。应详细询问受伤时间、受伤方式、受伤时姿势与伤后肢体活动情况。

【临床表现】①局部疼痛；②站立及翻身困难；③腹膜后血肿刺激腹腔神经丛，使肠蠕动减慢，常出现腹痛、腹胀，甚至肠麻痹症状；

④如有瘫痪，则表现为四肢或双下肢感觉、运动障碍。应该注意是否合并颅脑、胸、腹和盆腔脏器的损伤。

【检查】

1.实验室检查　对脊柱骨折诊断意义不大，系围手术期准备，如血液常规、血沉和出/凝血时间等。

2.影像学检查（图6-14）　①X线检查：拍摄压痛区域的正、侧位片，必要时加摄斜位片或张口位片，在斜位片上可以了解有无椎弓峡部骨

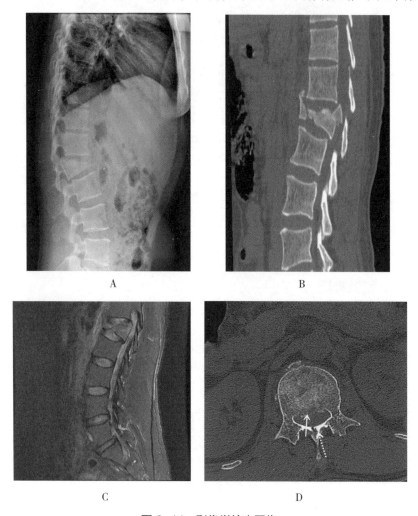

图6-14　影像学检查图像

注：患者，男，47岁，L_1爆裂骨折，折线波及椎体后缘（白箭头）及椎板（白虚线箭头）。

折。②CT 检查：压痛区域的 CT 检查及三维重建；必要时可做脊柱全长 CT 检查及三维重建。③MRI 检查：疑有脊髓、神经损伤或椎间盘与韧带损伤时应做脊柱相应部位的 MRI 检查。④其他：如超声检查有无腹膜后血肿，电生理检查四肢神经电生理活动等。

【诊断】根据外伤史、查体结果和影像学检查一般均能做出诊断。但应包括：病因诊断（外伤性或病理性骨折）、骨折部位和骨折类型。

十二、骶髂关节炎

大多数的骶髂关节炎并不是单独的一种疾病，而是由其他疾病引起的。

【病因】①原发性骶髂关节炎：关节软骨细胞活性低下，髋部肌肉等软组织支持力量减弱，软骨呈退行性改变。往往受年龄、体质、遗传等因素影响。年龄越大，积累的损伤越多。老年人的关节软骨基质中黏多糖含量减少，纤维成分增加，软骨的韧性降低，易遭受损伤而产生退行性改变。肥胖体型的人发病率较高。②继发性骶髂关节炎：可产生生物力学的不平衡，使承重区范围缩小，承重区关节软骨承受压力增加导致关节软骨磨损引起骨关节炎。扁平髋、股骨头骨骺滑脱、关节面不平整、机械性磨损，可引起骨关节炎。髋关节某些疾病损害关节软骨，如化脓性髋关节炎、髋关节结核、血友病、神经性髋关节病等，也可引起骶髂关节炎。

【临床表现】①疼痛：是该病的主要症状，也是导致功能障碍的主要原因。特点为隐匿发作、持续钝痛，多发生于活动以后，休息可以缓解。随着病情进展，关节活动可因疼痛而受限，甚至休息时也可发生疼痛。睡眠时因关节周围肌肉受损，对关节保护功能降低，不能和清醒时一样限制引起疼痛的活动，患者可能疼醒。骶髂关节有广泛的神经支配，因此在临床上表现为多种疼痛形式，如下腰痛、臀区疼痛、大腿近端疼痛及腹股沟区疼痛。骶髂后韧带由 $S_2 \sim S_4$ 神经支配，骶髂前韧带由 $L_2 \sim S_2$ 神经支配，骶髂关节韧带有致密的无髓神经纤维构成的伤害性感觉神经分布，遍及整个关节囊。由于其神经支配的联系复杂，所以骶髂关节病变与下腰痛有密切关系。②晨僵：晨僵一般提示滑膜炎的存在，但和类风湿性关节炎不同，晨僵持续时间比较短暂，一般不超过30 min。活动后即可逐渐缓解。③其他症状：可出现关节挛缩、功能紊乱、静息痛、负重时疼痛加重。由于关节表面吻合性差、肌肉痉挛和收缩、关节囊收缩以及骨赘等引起机械性闭锁，故可发生功能障碍。

【检查】① Piedallu 征：患者取坐位，检查者自后方观察其髂后上棘是不是在同一水平线上，一般情况下，患侧偏低；腰前屈时，则患侧位置升高程度超过健侧。②对抗性髋外展试验阳性。③原发性骶髂关节炎：X线平片上显示关节退行性改变，以增生及骨赘为主（图6-15）。

【诊断】诊断单纯性骶髂关节炎，需要与强直性脊柱炎相鉴别。强直性脊柱炎骶髂关节疼痛特点是休息不能缓解，活动后方能缓解。强直性脊柱炎多侵犯骶髂关节，上行至腰椎致疼痛，所以强直性脊柱炎骶髂关节疼痛常伴有腰痛和腰骶疼痛，伴有晨僵。先为反复发作，间歇性或两侧交替性酸痛，随病情发展，为持续性深部渐隐性钝痛或者刺痛，伴有腰部酸痛，全身疲劳无力，其特点为在睡眠、阴天或劳累后加重，活动、遇热后疼痛缓解。

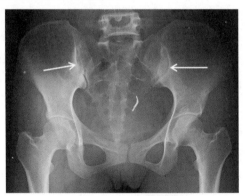

图6-15 X线检查图像

注：患者，女，26岁，双侧骶髂关节炎，双侧骶髂关节面骨质致密（白箭头）。

十三、骨盆骨折

骨盆骨折多由高能量损伤所致，常发生于交通意外事故时，骨盆部被撞击、砸压或碾扎。高能量骨盆骨折引起的致残率及致死率都较高。如为开放性损伤时，死亡率为40% ~ 70%。

【临床表现】

1.单纯骨盆骨折 单纯耻骨支骨折时，疼痛在腹股沟及会阴部，可伴内收肌痛，骶骨、髂骨的局部骨折表现为局部肿痛。耻骨联合分离时，可触到耻骨联合处的间隙加大，且有压痛。①压缩型骨盆后环损伤时，伤侧髂骨翼内翻，其脐棘距较对侧变短。②分离型骨盆骨折：髂骨翼外翻，伤侧髂后上棘较对侧低平，亦有压痛。

2.合并损伤及并发症 骨盆骨折移位时，常损伤靠近盆壁的血管，严重骨盆骨折常有大量出血，可引起贫血表现及休克等。坐骨骨折时可损伤直肠或肛管，阴部检查及肛门指诊有血是本并发症的重要体征。进一步检查可发现破裂口及刺破直肠的骨折断端。直肠破裂发生在腹膜反折以上可引起弥漫性腹膜炎；如破裂发生在反折以下可出现直肠周围感染。盆腔内静脉丛破裂可引起脂肪栓塞，其发生率为35%～50%。骨盆骨折可合并尿道损伤，出现排尿困难，尿道口有血流出。不同部位骨折引起骨折部位神经损伤情况不同，主要是腰骶丛及坐骨神经损伤，骶神经损伤可引起括约肌功能障碍。

【检查】骨盆骨折常规需要做骨盆X线检查，还需要拍摄骨盆入口位、出口位片了解骨盆环损伤情况，必要时可拍摄闭孔斜位片。CT检查可更加充分显示骨盆后方骨与韧带的结构关系。其三维图像可为临床提供整体观。骨盆骨折常可能合并盆部血管损伤，必要时可行血管造影，了解血管损伤情况。骨盆挤压及分离试验有助于判断骨盆环损伤情况（图6-16）。

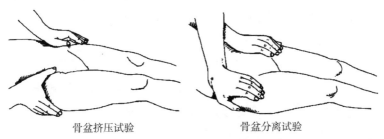

骨盆挤压试验 　　　　骨盆分离试验

图6-16 骨盆挤压与分离试验

【诊断】根据外伤史、症状及前述骨盆体征，辅以X线、CT等检查，不难做出诊断（图6-17）。骨盆骨折部分患者病情较重，损伤部位较多，诊断时尤其要避免漏诊。初筛时应该控制在 10 min 内完成。初筛诊断要点主要包括：①盆腔区的肿胀、淤斑及出血；②双侧肢体不等长，一侧髂棘高于另一侧；③会阴、阴囊血肿；④肛门指诊指套染血，甚至扪及骨折端；⑤保留导尿有血性尿液。检查时要避免反复进行骨盆区域检查。

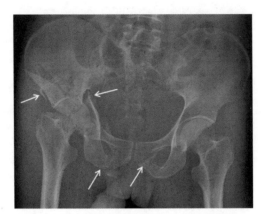

图6-17 某骨盆骨折患者 X 线检查图像

注：患者，男，骨盆骨折，右侧髂骨及双侧耻骨骨折（白箭头）。

十四、耻骨炎

耻骨炎又称非化脓性耻骨炎，是一种原因不明的发生于耻骨联合区的非化脓性病变，因其发生于进行耻骨联合处，故又称为耻骨联合骨软骨炎或耻骨联合关节炎。

【病因】耻骨炎易发于进行足球、竞走、短跑、跨栏、三级跳远、举重、击剑、网球、羽毛球、排球等运动项目时。

【临床表现】表现为耻骨联合和耻骨支处疼痛，女性多发，病情可延续数年，最终多可自愈。耻骨联合处有程度不同的疼痛，并沿两侧腹直肌向外下方放射。由于大腿内侧疼痛而影响行走，以致步行缓慢，甚至出现跛行。股内收肌大多处于痉挛、紧张状态，在肌肉起点处可有压痛。

【检查】结合临床症状，排除骨折，耻骨炎患者骨盆分离试验均为阳性。图6-18 为某耻骨炎患者 X 线检查图像。

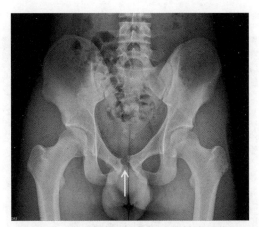

图 6-18　某耻骨炎患者 X 线检查图像

注：患者，男，16 岁，耻骨炎，耻骨联合间隙增宽、密度不均匀减低（白箭头）。

【诊断】耻骨联合构造上的特点使其在受到暴力冲击时，常引起耻骨骨折，而不易发生耻骨联合分离。但在外力未造成骨盆骨折的情况下，包括骶髂关节移位，则必然同时引起耻骨联合移位而易引起本病。

十五、梨状肌综合征

梨状肌综合征是坐骨神经在臀部受到卡压的一种综合征，在下肢神经慢性损伤中最为多见。

【病因】臀部外伤出血、粘连、瘢痕形成；注射药物使梨状肌变性、纤维挛缩；髋臼后上部骨折移位、增生骨痂过大均可使坐骨神经在梨状肌处受压。此外，少数患者因坐骨神经出骨盆时行径变异，穿行于梨状肌内，当髋外旋时肌强力收缩可使坐骨神经受到过大压力，长此以往产生坐骨神经慢性损伤。

【临床表现】大多数梨状肌综合征患者有臀部急慢性损伤病史，主要表现为坐骨神经痛，疼痛从臀部经大腿后方向小腿和足部放射，疼痛较剧烈，行走困难。检查时患者有疼痛性跛行，轻度小腿肌萎缩。小腿以下皮肤感觉异常。有时臀部可扪及索状（纤维瘢痕）或块状物（骨痂）。"4"字试验时予以外力拮抗可加重或诱发坐骨神经痛，臀部压痛处蒂内尔征（Tinel sign）可为阳性。

【检查】有髋臼骨折病史者 X 线片上可显示移位的骨块或骨痂。

图 6-19 为某梨状肌综合征患者 MRI 检查图像。

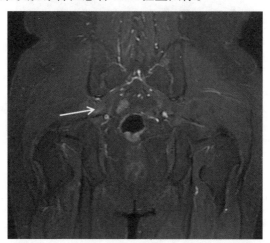

图 6-19　某梨状肌综合征患者 MRI 检查图像

注：患者，女，63 岁，右侧梨状肌轻度水肿，T_2 压脂序列示信号略增高（白箭头）。

【诊断】根据患者临床表现诊断：①臀部疼痛且向同侧下肢的后面或后外侧放射，大小便、咳嗽、打喷嚏时可加重疼痛；②患侧臀部压痛明显，尤以梨状肌部位为甚，可伴萎缩，触诊可触及弥漫性钝厚、成条索状或梨状肌束局部变硬等；③直腿抬高在 60° 以前出现疼痛为试验阳性，因为梨状肌被拉长至紧张状态，使损伤的梨状肌对坐骨神经的压迫刺激更加严重，所以疼痛明显，但超过 60° 以后，梨状肌不再被继续拉长，疼痛反而减轻；④通常患有梨状肌综合征者，梨状肌紧张试验也为阳性。梨状肌综合征引起的下肢放射疼痛，常需要与下肢带状疱疹的疼痛相鉴别，两者的区别是前者的疼痛多存在于臀部的疼痛，后者的疼痛多位于下肢神经走行区，基本不会出现臀部症状，同时带状疱疹患者后期一般会出现皮肤的疱疹，也可与梨状肌综合征相鉴别。

十六、肛提肌综合征

早在 1841 年，Hall 就确认肛提肌综合征是一种独立的疾病，临床上名称不统一，有学者称阵发性肛门疼痛、肛提肌痉挛、肛门尾骨痛等。

【病因】目前无公认的病因，有以下几种说法：①神经痛、感染、过敏症、血管痉挛、静脉淤血、机械性因素；②长期不良的生活方式及习惯，如吸烟无度或摄入刺激性食物；③长距离骑马、骑车引起肛门动脉劳损等；④分娩、骨盆手术、肛门手术、肠炎综合征、过度房事等，也有人认为与遗传有关。

【临床表现】典型的临床表现为严重的阵发性肛门疼痛或尾骨痛，患者经常诉直肠内不适，疼痛的部位常常位于肛门内或肛周区域，多数人常从睡眠中疼醒，有的排便时疼痛加剧，持续时间为几秒钟至数小时，多数患者在久蹲后症状加剧。

十七、经皮内镜腰椎间盘切除的术后并发症

（一）神经根或硬脊膜的损伤

神经根损伤导致支配区域的疼痛、麻木，皮肤浅感觉减弱，对应肌群肌力减弱。疼痛以神经根病理性疼痛为主，表现为皮肤烧灼痛、刀割痛、蚁行感。硬膜囊的损伤可导致术后患者烦躁，因脑脊液外漏造成颅内低压性头痛。马尾神经的损伤导致术后马尾损伤综合征，鞍区的麻木，大小便不受自主意识控制。诊断要点以神经及脊髓损伤的查体为主。预防措施：术中仔细操作，缩短手术时间，避免反复探查神经根，如有损伤，术后予激素、脱水利尿药等药物支持治疗 3 ~ 5 天，结合康复锻炼治疗，6 个月内症状可减轻或康复。内镜手术导致硬脊膜或神经根的损伤的发生率低于 5%，这与内镜技术的学习曲线相关。

（二）术后血肿

手术区域的血液肿块如果压迫神经根可造成术后患肢的剧烈疼痛，疼痛以刺痛为主，呈持续性，只能随体位变化稍微缓解。此外还有较少见的硬膜外血肿和腹膜后血肿。术后复查 CT 及 MRI 可见血肿形成是主要的诊断依据。如果血肿较大导致神经根受压，疼痛明显，感觉肌力进行性减退，需要立即手术清除血肿。

（三）感染

椎间隙感染的临床症状进展快、性质严重。典型的症状是术后几天出现严重的背部疼痛，可伴有或不伴腿部疼痛。在早期，血沉、超敏 C 反应蛋白等实验室指标升高比影像学判断更为可靠。早期的 MRI

检查不能作为诊断椎间隙感染的唯一方法。为了明确细菌学诊断，建议在 X 线或内镜引导下行椎间盘穿刺并进行细菌培养。主要治疗包括适当的抗生素应用及限制活动。如果治疗后效果不佳，应及时行切开清创后植骨融合术。

（四）脏器损伤

其中一个原因是穿刺时皮肤进针点旁开太远、进针方向太垂直，穿刺针可能刺穿腹膜，刺入肠道，污染椎间盘，引起椎间盘炎。另一个原因可能是在穿刺针或其他工具距离椎间盘边缘太远时就盲目地前进，为了避免此类并发症，需要经常透视穿刺针等工具的位置，如果怀疑有肠道损伤，应立即更换穿刺针位置，并做相应处理。

（五）减压不彻底

侧隐窝狭窄的残留部分或者游离的髓核未能彻底清除，其继续压迫神经根，患者的症状未能明显缓解，仍有下肢的根性疼痛、麻木，疼痛性质与术前一致。为了防止此类问题，需要术者熟知解剖关系、准确判断手术过程及何时结束。另一个减压不彻底情况是在手术后一段无痛期后，部分隐蔽的椎间盘组织可能从同侧或对侧再次突出，患者再次出现术前的类似症状。可通过复查 CT 及 MRI 进行明确诊断。明确诊断后行二次内镜翻修手术彻底取出致压物。

第五节　其他腰骶背痛

有一些腰骶背痛的确切病因并不清楚，这些腰骶背痛可以归入其他腰骶背痛。其疼痛程度一般并不严重，无严重的基础疾病者，预后良好，可以给予一般对症处理即可。部分腰骶背痛还与患者的精神因素有关，如纤维肌痛综合征，患者可出现广泛性疼痛，腰背部疼痛比较常见，疼痛性质多样，疼痛程度时轻时重，休息常不能缓解，常伴有疲劳、睡眠障碍以及抑郁和焦虑等精神症状；还有躯体化障碍的患者，常常以多种多样、反复出现、经常变化的躯体症状为主，患者主诉较多，可有腰背痛和胸痛的症状，体检和实验室检查不能发现躯体障碍的证据，但患者痛苦，不断求诊，和独居、接受外界刺激较少、抑郁和焦虑情绪相关。对于这些患者应注意适当从精神上给予支持或治疗。

病案举例 13

患者，男，82 岁，因"腰骶部伴右下肢疼痛 1$^+$ 月"入院。患者 1$^+$ 月前在无明显诱因下出现右下肢疼痛，站立行走后加重，卧床休息后可缓解，遂于某骨科医院住院治疗。诊断为"腰椎间盘突出症"，予以甘露醇注射液、注射用烟酸，配合电针、推拿、中药溻渍治疗。经治疗病情无明显好转后出院。患者及家属为求进一步治疗，遂于四川省骨科医院就诊。既往身体状况一般，诉高血压 5$^+$ 年，口服"施慧达"控制血压，糖尿病病史 7$^+$ 年，口服二甲双胍＋注射胰岛素控制血糖。查体：脊柱生理曲度存在。无侧弯及后凸畸形，腰部无压痛及反射痛，无活动受限，双下肢直腿抬高试验（－），闭气挺腹试验（－），股神经牵拉试验（－），右侧腹股沟区压痛，右侧"4"字试验（＋），右大腿、右小腿疼痛，无麻木不适，肢端血运、感觉、运动正常。左下肢未见异常。辅助检查结果如下。腰椎间盘 CT 检查示：①腰椎退行性改变；②$L_1 \sim L_2$、$L_2 \sim L_3$、$L_3 \sim L_4$ 间盘周缘膨出，硬膜囊轻度受压，双侧椎间孔变窄；③$L_4 \sim L_5$ 椎间盘向后突出（图 6-20），硬膜囊受压，双侧椎间孔变窄。④$L_5 \sim S_1$ 椎间盘向后突出，硬膜囊轻度受压。

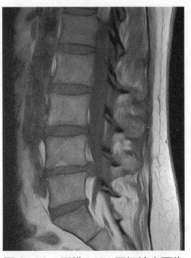

图 6-20　腰椎 MRI 平扫检查图像

注：$L_4 \sim L_5$ 椎间盘向后突出。

入院诊断：①腰椎间盘突出症；②骨质疏松症；③原发性高血压病3级，高危；④2型糖尿病。

鉴别诊断：

（1）血栓闭塞性脉管炎：此病与腰椎间盘突出症一样，会出现下肢症状，前者属于缓慢性进行性动脉、静脉同时受累的全身性疾病，表现为下肢麻木、酸胀、疼痛和间歇性跛行，皮肤表面可出现点状红晕，伴有瘙痒，足背动脉减弱或消失，后期可出现肢体远端溃疡及坏死，此点可以与腰椎间盘突出症相鉴别。

（2）腰椎结核：腰椎结核同样表现为腰痛，特点是休息轻，白天重，晚上轻，活动以后加重。并伴有低热、盗汗、无力。MRI检查可以明确诊断。

此患者入院后，接受针灸、手法整复、推拿理疗配合外用膏药、药物熏蒸等治疗后好转出院。

病案举例14

患者，男，52岁，因"腰痛3$^+$月"入院。患者3$^+$月前在无明显诱因下出现腰痛，腰痛以夜间疼痛为甚，偶见疼痛影响睡眠，患者于某医院接受针灸、推拿等物理治疗后症状无明显缓解，现患者腰痛加重，遂于四川省骨科医院就诊，门诊以"腰椎间盘突出症，下腰痛"收住入院。既往史无特殊。查体：脊柱生理曲度存在。无侧弯及后凸畸形，腰部无压痛及反射痛，无活动受限，双下肢直腿抬高试验（－），闭气挺腹试验（－），股神经牵拉试验（－），右侧腹股沟区压痛，双侧"4"字试验（－），右大腿、右小腿疼痛，无麻木不适，肢端血运、感觉、运动正常。左下肢未见异常。辅助检查结果如下。腰椎间盘CT检查示：①腰椎退行性改变；②$L_4 \sim L_5$椎间盘向后膨出，硬膜囊受压。③$L_5 \sim S_1$椎间盘向后轻度突出，硬膜囊轻度受压。患者临床症状和骨科临床检查不相匹配，故为排除其他疾病行全腹MRI检查，查见胰腺占位表现，考虑胰腺癌可能。

入院诊断：①腰椎间盘突出症；②腰椎退行性脊柱炎；③胰腺占位，性质待查。

鉴别诊断：

（1）腰椎结核：腰椎结核同样表现为腰痛，特点是休息轻，白天重，晚上轻，活动以后加重。并伴有低热、盗汗、无力。MRI检查可以明确诊断。

（2）输尿管结石：输尿管结石临床表现同样为腰痛，但疼痛程度剧烈，腹部也存在疼痛，一般无明显下肢症状。

（3）胰腺癌：胰腺癌早期患者无明显其他症状，夜间疼痛明显为主要鉴别点，同时夜间疼痛无法耐受或经常腰痛痛醒，此点为主要临床鉴别点。

入院后予患者行放射性核素全身扫描，定性为胰腺癌，转肿瘤科医治无效，半年后死亡。

病案举例 15

患者，男，71岁，因"腰部酸痛伴双下肢麻木无力1年"入院。患者于1年前在无明显诱因下出现腰部酸胀疼痛，伴见双下肢麻木无力，自行口服"美洛昔康"后腰痛稍有缓解，下肢症状无明显改善，停药后腰部酸痛即反复，现患者腰部仍酸痛，双侧小腿外侧及后侧麻木、无力，为求治疗，遂于四川省骨科医院就诊，门诊以"腰椎间盘突出症"收住入院。既往体健，高血压病史1年，口服"吲达帕胺"控制血压，具体血压情况不详。其他病史无特殊。查体：脊柱生理曲度存在。无侧弯及后凸畸形，L_4、L_5椎体旁压痛、叩痛明显，双下肢直腿抬高试验（＋），闭气挺腹试验（－），股神经牵拉试验（－），双侧"4"字试验（－），右侧小腿外侧感觉减退明显，其他肢端血运、感觉、运动正常。左下肢未见异常。辅助检查结果如下。腰椎间盘CT检查示：①腰椎退行性改变；②$L_5 \sim S_1$椎间盘向后轻度突出，硬膜囊轻度受压。实验室检查：血钾3.15 mmol/L。

入院诊断：①腰椎间盘突出症；②低钾血症。

患者入院后给予常规腰椎间盘突出症物理治疗后腰部症状缓解，双下肢乏力症状无明显缓解，后考虑给予对症补钾治疗，氯化钾缓释片1 g，每日3次，口服。连续服用1周后，患者血钾升到3.65 mmol/L，双下肢乏力感消失。

注意点：腰椎间盘突出症和低钾血症都是临床常见疾病，当这两种疾病单独发病时容易诊断，但是两者同时发病时，往往腰腿痛、麻木症状可能掩盖下肢无力症状，如果只治疗腰椎间盘突出症，而不及时补钾，那下肢无力症状依然得不到缓解。腰椎间盘突出症合并低钾血症的原因大致为以下 3 点。第一，腰椎间盘突出症急性发作时使用大量甘露醇脱水，导致低钾血症。第二，合并高血压的患者，长期服用含有排钾利尿的降压药（如吲达帕胺片、缬沙坦氢氯噻嗪片、厄贝沙坦氢氯噻嗪片等），也可导致低钾血症。第三，由于疼痛导致患者食量减少，钾的摄入不足导致低钾血症。因此，临床治疗腰椎间盘突出症发现有双下肢无力的患者时，应详细询问病史和进行查体，排除合并低钾血症很有必要。

病案举例 16

患者，女，51 岁，2020 年 7 月 20 日因腰骶部及髋膝关节、右下肢疼痛 4 余年，在多家医疗机构按"退行性骨关节炎"治疗无效。患者神志清楚，无咳嗽、气紧、胸闷、胸痛等症状，T 36.5℃，P 70 次 /min，R 22 次 /min，BP 110/70 mmHg，心肺查体未发现异常，有杵状指。X 线检查提示 $L_4 \sim L_5$ 椎体病理性压缩性骨折，考虑肿瘤转移，进一步做胸部 CT 检查发现周围型肺癌。

提示：肺癌的肺外表现以骨关节表现较为多见。由于肺癌细胞可产生某些特殊的内分泌激素、抗原和酶，这些物质作用于骨关节部位，而致骨关节肿胀，可以在肺癌病灶非常小和难以被发现时先呈现。同时这类患者的疼痛与风湿性关节痛易混淆，但这类患者的疼痛与风湿性关节痛表现不同，这类疼痛一般表现为肿痛、无游走性疼痛并且不受天气变化影响，有些患者伴有发热现象。X 线片除偶见骨膜增厚外，多无其他异常。很多患者将此病与风湿病混淆，结果服用半年的抗风湿药物基本无效，对于肺癌高危人群，应警惕恶性肿瘤的可能，不管有没有呼吸道症状均应做相关检查。

第七章
急性关节痛

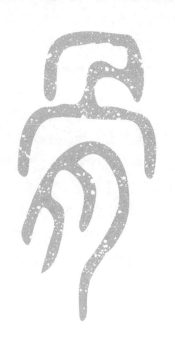

急性关节痛是急性关节炎的主要症状。急性关节炎起病急骤，常表现出关节急性炎症的特点，如红、肿、热、痛与功能障碍。在发生急性炎症时，局部皮肤还常有肿胀、发红、发热和关节运动受限等征象。

【病因及发病机制】引起关节疼痛的疾病种类繁多，病因复杂。关节痛可以是单纯的关节病变，也可能是全身疾病的局部表现。常见病因有如下几类。

1. 急性损伤　因外力碰撞关节或使关节过度伸展扭曲，关节骨质、肌肉、韧带等结构损伤，造成关节脱位或骨折，血管破裂出血，组织液渗出，关节肿胀、疼痛。

2. 感染病原体直接侵入关节内　如外伤后病原体侵入关节；败血症时病原体经血液到达关节内；关节邻近骨髓炎、软组织炎症、脓肿蔓延至关节内；关节穿刺时消毒不严或将关节外病原体带入关节内。常见的病原体有葡萄球菌、肺炎链球菌、脑膜炎球菌、结核分枝杆菌和梅毒螺旋体等。

3. 变态反应和自身免疫　因病原微生物及其产物、药物、异种血清与血液中的抗体形成免疫复合物，流经关节，沉积在关节腔引起组织损伤和关节病变。如类风湿性关节炎、细菌性痢疾、过敏性紫癜和结核分枝杆菌感染后反应性关节炎。如外来抗原或理化因素使宿主组织成分改变，形成自身抗原刺激机体产生自身抗体，引起器官和非器官特异性自身免疫病。关节病变是全身性损害之一，表现为滑膜充血、水肿，软骨进行性破坏，形成畸形，如类风湿性关节炎、系统性红斑狼疮引起的关节病变。

【病史采集】

1. 关节疼痛出现的时间　反复发作的慢性关节疼痛，疼痛不剧烈，而以其他器官受累症状为主，如系统性红斑狼疮、代谢性骨病等引起的疼痛，患者常难以陈述确切的起病时间。对于外伤性、化脓性关节炎引起的疼痛，常可问出起病的具体时间。

2. 关节疼痛的诱因　风湿性关节炎常因气候变冷、潮湿而发病；痛风常在饮酒或高嘌呤饮食后诱发；骨关节炎（又称增生性关节炎）

常在关节过度负重、活动过多时诱发疼痛。

3.**疼痛部位** 化脓性关节炎多为大关节和单关节发病；结核性关节炎多见于髋关节和脊柱；指趾关节痛多见于类风湿性关节炎；增生性关节炎常以膝关节多见；跗趾和第一跖趾关节红、肿、热、痛多为痛风。

4.**疼痛出现的缓急程度及性质** 急性外伤、化脓性关节炎及痛风起病急骤，疼痛剧烈，呈烧灼、切割样疼痛或跳痛；骨折和韧带拉、挫伤则呈锐痛；骨关节肿瘤呈钝痛；系统性红斑狼疮、类风湿性关节炎、增生性关节炎等起病缓慢，疼痛程度较轻，呈酸痛、胀痛。

5.**加重与缓解因素** 化脓性关节炎局部冷敷可缓解疼痛；痛风多因饮酒而加重，解热镇痛药效果不佳而秋水仙碱效果显著；关节肌肉劳损患者在休息时疼痛减轻，活动则疼痛加重；增生性关节炎患者在夜间卧床休息时，静脉回流不畅，骨内压力增高，疼痛加重，起床活动后静脉回流改善，疼痛缓解，但活动过多疼痛又会加重。

6.**伴随症状** 包括局部症状如红、肿、热、功能障碍和肌肉萎缩。须询问患者有何全身症状，以便明确关节痛是否因全身疾病引起。

7.**职业及居住环境** 长期负重的从业者易患关节病，如搬运工、翻砂工，以及体操、举重、摔跤运动员等。工作和居住在潮湿、寒冷环境中的人员，关节病的患病率明显升高。

8.**慢性病史及用药史** 注意询问患者有无慢性病，特别是引起关节痛的疾病，并了解用药情况，如是否长期服用镇痛药和糖皮质激素等。

【查体】查体必须系统地进行，例如先从颈椎、胸椎及腰椎顺序开始，然后颌部、肩部、上肢、骨盆及下肢。应注意病变是单关节还是多关节，两侧关节外形是否对称，肢体的位置，周围肌肉有无紧张或萎缩，局部皮肤有无发红、热，关节有无肿胀、压痛、波动感，站立、行走的姿势，以及运动范围的测定等。单关节病变须警惕感染性关节炎，足部急性单关节炎则要注意痛风性关节炎的初次发作。

【检查】实验室检查对鉴别诊断甚为重要。血沉和 C 反应蛋白是非特异性的炎症指标，这两项指标的测定有助于区别关节病变是炎症或非炎症性。血清类风湿因子（RF）以及抗环瓜氨酸肽（CCP）抗体测定对类风湿性关节炎的诊断有重要的意义，尤其是抗 CCP 抗体。抗核抗体谱（ANAs）检测对结缔组织病的关节炎有鉴别诊断价值。在临床上，抗核抗体检测实际上是指总抗核抗体的检测，是结缔组织病的一项极其重要的筛选试验。较高浓度的抗核抗体阳性提示结缔组织病的存在，但不能确定是哪一种结缔组织病。抗 dsDNA 抗体对红斑狼疮的诊断有高的特异性；抗 SSA（Lo）抗体和抗 SSB（La）抗体阳性提示干燥综合征；抗 Jo-1 抗体阳性提示皮肌炎和多发性肌炎；抗 Scl-70 抗体阳性提示硬皮病（系统性硬化症）；抗 U1-RNP 抗体阳性提示混合性结缔组织病；抗 PM 抗体阳性多提示多发性肌炎和系统性硬化症重叠。血清抗"O"抗体浓度增高提示有链球菌感染史，需要警惕风湿热。此外，抗 DNA 酶 B 抗体、抗透明质酸酶抗体、抗链球菌激酶抗体、抗核苷酸酶抗体的测定也具有其必要性。

X 线检查可以观察关节面、关节腔、关节周围软组织和骨质等变化，但许多急性关节病的 X 线片常无明显改变，故 X 线检查对急性关节病的诊断意义不大。CT、MRI 检查对于关节的早期病变往往具有很好的判断价值。关节腔穿刺液检查时，积液的颜色、蛋白质含量、红细胞计数、白细胞计数和分类、涂片有无细菌、细菌培养以及动物接种等，对各种类型关节炎的鉴别诊断有一定意义。关节镜可直接观察滑膜、软骨、半月板与韧带的形态结构，并可取病变组织活检。

第一节　急性感染性关节炎与感染变应性关节病变

感染性关节炎是指细菌、病毒等病原微生物入侵关节腔内导致的关节炎症。关节感染最常见的原因是败血症，除此之外，外伤、手术、关节附近的软组织感染也是发病的重要原因。由于抗生素的广泛应用，临床上急性化脓性关节炎已经少见。

常见的病原菌包括金黄色葡萄球菌、肺炎双球菌、脑膜炎双球菌、淋球菌、链球菌、结核分枝杆菌。发病机制包括直接细菌感染所致和感染过程中细菌释放毒素或代谢产物致病，包括亚急性细菌性心内膜炎、猩红热、痢疾后关节炎等。直接细菌感染所致的关节炎表现为关节红、肿、热、痛，并出现关节功能障碍。下肢负重关节不对称受累。大关节受累多见，如髋关节和膝关节。关节腔穿刺液常呈化脓性改变。涂片或培养可找到细菌。结核分枝杆菌感染的关节炎好发于青年，有其他部位结核的证据包括肺或淋巴结结核。可有结节性红斑，血清类风湿因子阴性，结核菌素试验阳性。细菌代谢产物或毒素所致的关节炎1～2周可以自愈，关节症状呈游走性。图7-1为某糖尿病足患者左足X线正位片。

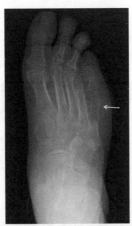

图7-1 某糖尿病足患者左足X线正位片

注：患者，男，42岁，第5跖骨骨质破坏、软组织肿胀（白箭头）。

第二节 自身免疫性与变态反应性关节炎

一、脊柱关节炎

脊柱关节炎（SpA）既往又称血清阴性脊柱关节病，这是一组慢性炎症性风湿性疾病，具有特定的病理生理、临床、放射学和遗传特征，炎性腰背痛伴或不伴外周关节炎，加之一定特征的关节外表现是这类疾病特有的症状和体征。

青年男性多发，有明显的家族发病倾向。以中轴关节如骶髂及脊柱关节受累为主，也可出现外周关节受累，但多表现在下肢大关节，为非对称性的肿胀和疼痛，并常伴有棘突、大转子、跟腱、脊肋关节等肌腱和韧带附着点疼痛。病变严重时可出现脊柱僵直，颈椎、腰椎、胸椎活动受限，出现"驼背"，严重影响患者的日常生活。关节外表现多为虹膜睫状体炎、心脏传导阻滞及主动脉瓣关闭不全等。90%以上患者出现 HLA-B27 阳性，而类风湿因子阴性。

与类风湿性关节炎不同的是，除髋关节以外，膝和其他关节的关节炎或关节痛症状多为间歇性的，临床症状较轻，X线检查主要以关节周围软组织肿胀为主，很少能发现骨质破坏的影像学证据，在关节镜下常常可以看到不同程度的滑膜增生及炎性渗出，很少或罕见出现受累关节骨质侵蚀、破坏及关节残毁的严重后果。图 7-2 为某脊柱关节炎活动期患者骶髂关节 MRI 平扫检查图像。

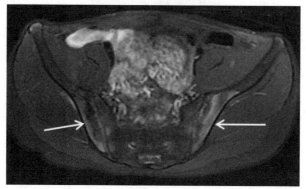

图 7-2 某脊柱关节炎活动期患者骶髂关节 MRI 平扫检查图像

注：患者，男，17 岁。关节间隙变窄、骨髓水肿。

外周性脊柱关节炎分类标准：该标准覆盖了无影像学表现和有影像学表现的临床类型，其敏感性和特异性分别达 79.5% 和 83.3%。外周性脊柱关节炎的分类标准描述如下：对于目前无炎性背痛，仅存在外周症状的患者，出现有关节炎、肌腱端炎或指（趾）炎中任一项时，加上如下其中一种情况就可做出分类。

1. 加上以下任一项 SpA 临床特征　①葡萄膜炎；②银屑病；③克罗恩病/溃疡性结肠炎；④前驱感染；⑤ HLA-B27 阳性；⑥影像学提示骶髂关节炎。

2. 加上以下至少两项其他 SpA 临床特征　①关节炎；②肌腱端炎；③指（趾）炎；④炎性背痛既往史；⑤ SpA 家族史。

二、风湿热

风湿热是一种由咽喉部感染 A 组乙型溶血性链球菌后反复发作的急性或慢性的全身结缔组织炎症，主要累及关节、心脏、皮肤和皮下组织，偶可累及中枢神经系统、血管、浆膜及肺、肾等内脏。临床表现以关节炎和心肌炎症状为主，可伴有发热、皮疹、皮下结节、舞蹈病等。

关节炎是最常见的临床表现，呈游走性、多发性关节炎。以膝、踝、肘、腕、肩等大关节受累为主，局部可有红、肿、热、疼痛和压痛，有时有渗出，但无化脓。关节疼痛很少持续 1 个月以上，通常在 2 周内消退。关节炎发作之后无强直或变形遗留，但常反复发作，可继气候变冷或阴雨天气而出现或加重，水杨酸制剂对缓解关节症状效果颇佳。轻症及不典型病例可呈单关节或寡关节、少关节受累，或累及一些不常见的关节如髋关节、指关节、下颌关节、胸锁关节、胸肋间关节，后者常被误认为心肌炎症状。

风湿热的诊断主要根据如下特点。

1. 发病前 1 ~ 4 周有 A 组乙型溶血性链球菌感染史（咽炎、扁桃体炎等）。

2. 急性游走性多关节炎表现。

3. 常伴有心肌炎、皮下结节、环形红斑，儿童可伴有舞蹈病等。

4. 血清中抗"O"抗体浓度明显增高，抗 DNA 酶 B 抗体增高。

5. 炎症消退后罹患关节不遗留强直或变形。

三、关节型过敏性紫癜

过敏性紫癜又称出血性毛细血管中毒症或 Henoch–Schonlein 紫癜，是一种较常见的毛细血管变态反应性出血性疾病，可能与血管的自体免疫损伤有关。临床特点除紫癜外，常有皮疹及血管神经性水肿、关节炎、腹痛及肾炎等症状。本病多见于儿童和青少年，平均年龄为 5 岁，男女之比为 3 ∶ 2。

关节症状可自轻微的疼痛至明显的红、肿、疼痛与功能障碍。一般累及膝、踝等大关节，以膝关节最多见。呈多发性、游走性和对称性，颇似风湿热的多关节炎，但不遗留关节强直或畸形。

典型病例的诊断并不困难，凡是有下列特点者即可做出诊断：①四肢出现对称分布、分批出现的紫癜，特别是以下肢为主；②在紫癜出现前后，可伴有腹部绞痛、便血、关节酸痛、血尿及水肿等；③血小板计数、凝血象及骨髓象等均正常。

四、血清病性关节炎

血清病是指因输注异种血清导致的Ⅲ型变态反应。在临床上常见于以兔或马血清制备的抗淋巴细胞球蛋白（ATG）或抗胸腺细胞球蛋白（ALG）治疗的患者。其特点为在一定的潜伏期后出现皮疹、发热、水肿与多发性关节炎，少有多发性神经炎、肾小球炎和（或）心肌炎等严重并发症。症状常于注射血清后 6 ~ 12 天出现，也可延至 2 ~ 3 周之久。目前临床上引起血清病的血清制剂主要有破伤风抗毒素、白喉抗毒素、各种蛇毒抗毒素以及 ATG 等；引起血清病的药物主要为青霉素、链霉素、磺胺类、水杨酸盐、保泰松、苯妥英钠，以及右旋糖酐等药物。

50% ~ 60% 的血清病患者有关节炎的表现。大部分仅为轻度疼痛与不适感。极少数患者的罹患关节有红、肿、热与关节腔渗液。渗出液含大量中性分叶核粒细胞，沉淀素试验常显示渗出液中含有马血清。常累及的关节为膝、踝、肘、腕及手足的小关节，呈对称性，其他关节受累较少。根据以上特点，血清病性关节炎的诊断不难确定。

五、药物变态反应性关节炎

药物变态反应又称药物过敏反应，是过敏患者对某种致敏药物的特殊反应。药物或药物在体内的代谢产物作为抗原与机体特异抗体反应或激发致敏淋巴细胞而造成组织损伤或生理功能紊乱，也可发生关节痛和关节炎，可同时伴有其他系统变态反应表现。药物引起的变态反应包括速发型变态反应、迟发型变态反应等四型反应，临床主要表现为皮疹、血管神经性水肿、过敏性休克、血清病综合征、哮喘等。对易致变态反应的药物或过敏体质者，在用药前应做药物过敏试验。药物变态反应的临床表现多种多样，可以属于任何类型的变态反应，而在不少情况下，是多型变态反应的综合。

第三节　代谢障碍性急性关节炎

一、急性痛风性关节炎

急性痛风性关节炎是原发性痛风最常见的首发症状，好发于下肢关节，典型发作为起病急骤，患者可以在上床睡觉时无任何不适，但到了半夜因疼痛剧烈而惊醒，数小时内症状发展至高峰，关节及周围软组织出现明显的红、肿、热、痛。大关节受累时可有关节渗液。并可伴有头痛、发热、白细胞增高等全身症状。多数患者在发病前无前驱症状，但部分患者于发病前有疲乏、周身不适及关节局部刺痛等先兆。半数以上患者首发于跖趾关节。踝、膝、指、腕、肘关节也为好发部位，而肩、髋、脊椎等关节则较少发病。初次发病常常只影响单个关节，反复发作则受累关节增多。四季均可发病，但以春秋季节多发。半夜起病者居多。关节局部的损伤如扭伤、穿紧鞋走路多、外科手术、饱餐饮酒、过度疲劳、受冷受湿、感染等都可能是诱发因素。

痛风发作持续数天至数周可自然缓解，关节活动可完全恢复，仅留下炎症区皮肤色泽改变等痕迹，而后出现无症状阶段，进入间歇期，历时数月、数年甚至十余年，多数患者于一年内复发，此后每年发作数次或数年发作一次，偶有终身仅发作一次者。相当一部分患者的发作有越发越频的趋势，受累关节也越来越多，引起慢性关节炎及关节畸形，只有极少数患者自初次发作后没有间歇期，直接延续发展到慢性痛风性关节炎期。

诊断见第八章第二节中"慢性痛风性关节炎"部分。图7-3为某痛风性关节炎患者MRI检查图像。

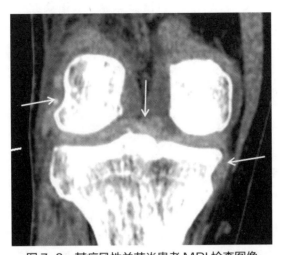

图 7-3 某痛风性关节炎患者 MRI 检查图像

注：男，44岁，右胫股间隙及内、外侧副韧带见团片状密度稍高痛风石（白箭头）。

二、假性痛风

假性痛风又称焦磷酸钙沉积病，是一种累及关节及其他运动系统的与二水焦磷酸钙晶体沉积有关的晶体性关节病。临床上好发于老年人，急性期以急性自限性的滑膜炎（假性痛风）最为常见，这是老年单关节炎最常见的病因。慢性关节炎表现则与骨关节炎有着密切的联系，以累及全身大关节如膝、腕、肩、髋等关节为主。本病常累及 50 岁以上的人，发病率因年龄递增而增加。男女均可罹患本病。本病典型的急性发作，起病突然，进展迅速，疼痛剧烈，常伴有关节僵硬和肿胀，6～24 h 达到高峰。查体时常见受累关节的皮肤表面有片状红斑，受累关节常处于伸展位置，有较为典型的滑膜炎表现，有时会伴有体温升高。其特征性 X 线表现是关节软骨的钙化。曾报告有家族性病例。诊断主要根据病史、X 线检查以及罹患关节的滑液检查。在急性发作期，关节滑液中有大量中性粒细胞，二水焦磷酸钙晶体常发现于细胞外或中性粒细胞内；在慢性病例中则这些结晶较少见，如有发现，则最常位于中性粒细胞内。

第四节 骨科相关疾病

一、膝关节前交叉韧带损伤

前交叉韧带（anterior cruciate ligament，ACL）起于胫骨髁间隆凸前方偏外凹陷处及外侧半月板前角，向后上外方成 60° 斜行，止于股骨外髁内侧面之后部。在股骨附着部 10 ～ 12 mm 处开始呈扇形扭曲，随膝伸屈活动而改变。韧带在胫骨附着部的前后长度约为 30 mm，其前缘距胫骨平台前缘约为 15 mm。前交叉韧带的主要功能是限制胫骨前移，限制膝关节过伸，限制内、外旋转活动，也限制内、外翻活动。

【病因】膝关节伸直位内翻损伤和膝关节外翻位屈曲损伤都可使前交叉韧带断裂。一般前交叉韧带很少会单独损伤，往往合并有内外侧副韧带或半月板损伤，但在膝关节过伸时也会单独发生损伤。另外，暴力来自膝关节后方，胫骨上端受到向前的冲击力，也可使前交叉韧带断裂。前交叉韧带损伤亦多见于竞技运动。

【临床表现】强力外伤时，有的患者自觉有膝关节内撕裂声，随即膝关节软弱无力，关节疼痛剧烈，迅速肿胀，关节腔内积血，关节周围有皮下淤斑者常表示关节囊损伤、关节功能障碍。陈旧性损伤患者可出现股四头肌萎缩，打软腿或错动感，运动能力下降。查体可出现前抽屉试验（图 7-4）阳性，拉赫曼（Lachman）试验（图 7-5）阳性，轴移试验（图 7-6）阳性。

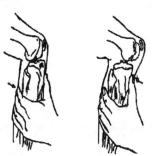

图 7-4 前抽屉试验

注：患者平卧于床上，膝关节屈曲 90°，双足平置于床上，保持放松。检查者坐于床上，抵住患者双足使之固定，双手握住膝关节的胫骨端，向前方拉小腿，如出现胫骨前移，比健侧大 5 mm 为阳性。

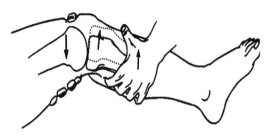

图 7-5　拉赫曼试验

注：膝关节屈曲 15° ～ 30°，检查者一只手固定患者的股骨下端，另一只手上抬起患者的胫骨，观察胫骨相对于股骨的前移，如超过 0.5 cm（与健侧对比）则为阳性。

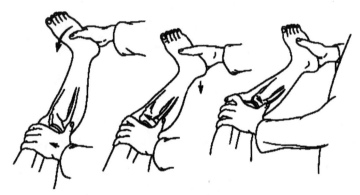

图 7-6　轴移试验

注：患者完全伸直膝关节，如同检查膝关节内侧稳定性，检查者用腋部夹持患侧足，双手扶持小腿施以外翻应力，逐渐屈曲膝关节，在屈膝 20° 时可以感觉到外侧胫骨平台向前移位的弹响，继续屈曲膝关节，在接近 40° 时可以感觉到胫骨外侧平台复位的弹响，即为轴移试验阳性。

【检查】

1.MRI 检查　急性期 MRI 检查的阳性率可达 95%，直接征象可以观察前交叉韧带不连续信号，前交叉韧带方向异常（下垂征），陈旧性损伤可见前交叉韧带消失，韧带于股骨部完全撕裂或部分撕裂，可以出现"假瘤征"（图 7-7）。前交叉韧带损伤时可见间接征象，如骨挫伤（轴移试验阳性）、沟槽征、对吻征，segong 骨折、前抽屉试验阳性等。

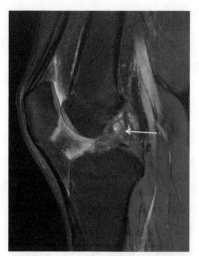

图 7-7　右膝 MRI 平扫检查图像

注：患者，男，19 岁，前交叉韧带断裂。前交叉韧带近端纤维不连续、断裂。

2. 关节镜检查　关节镜为有创检查，一般不单纯用于前交叉韧带损伤的检查，只是行关节镜手术治疗半月板损伤或膝关节病理性改变时，用于探查膝关节前交叉韧带。

【诊断】外伤史和明显的膝部体征，结合 X 线、MRI 检查一般诊断不难。少数患者因急性损伤疼痛，股四头肌保护性痉挛，前抽屉试验阴性，须在麻醉下进一步检查。

二、膝关节侧副韧带损伤

膝关节侧副韧带为膝关节稳定的重要结构，急慢性损伤均可引起侧副韧带病变。侧副韧带损伤后可致使膝关节失稳。

【病因】①内侧副韧带损伤：为膝外翻暴力所致；②外侧副韧带损伤：主要为膝内翻暴力所致。

【临床表现】侧副韧带损伤时，主要表现为膝关节疼痛。膝关节外侧副韧带断裂多发生在止点处，故临床主要症状为膝关节外侧局限性疼痛，腓骨头附近肿胀，皮下淤血，局部压痛。膝关节内翻应力试验结果判定：伸直位试验阴性，屈曲 30° 位阳性者，表示膝关节外侧副韧带断裂合并外侧关节囊韧带的后 1/3 弓状韧带、腘肌腱损伤；伸直位和屈曲 30° 位均为阳性者，表示膝关节外侧副韧带断裂同时合并前交叉韧带断裂；伸直位阳性，屈曲30°位阴性者，表示单纯膝关节外侧副韧带断裂或松弛。膝关节内侧副韧带损伤时，外翻应力作用于小腿引起膝关节内侧疼痛，当损伤较轻时，疼痛较轻；当损伤较重时，内侧疼痛剧烈、肿胀明显，患肢不能负重，如膝关节内侧副韧带断裂合并内侧半月板撕裂时，可引起膝关节交锁。

【检查】①X线检查：在局部麻醉下，伸直膝关节，按上述检查方法，强力使膝内收或外展，拍X线正位片，如膝关节侧副韧带完全断裂，则伤侧关节间隙增宽。②MRI检查：可清晰显示出膝关节侧副韧带损伤部位（图7-8）。

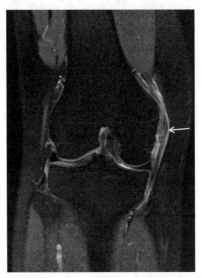

图 7-8　右膝 MRI 平扫检查图像

注：患者，男，33 岁，膝关节内侧副韧带断裂——近端部分纤维不连续（白箭头）。

【诊断】根据病因、临床表现及影像学检查即可做出诊断。

三、半月板损伤

半月板是一种月牙状纤维软骨。半月板系位于股骨髁和胫骨髁之间的纤维软骨垫，切面为三角形，外侧缘较厚，附着在关节囊的内侧面，亦借冠状韧带疏松附着于胫骨平台的边缘，内缘锐利，游离于关节腔内。内侧半月板的环大而窄，呈"C"字形，前角薄而尖，附着于胫骨髁间隆起前区，位于前交叉韧带和外侧半月板前角之前方。后角宽，附着于胫骨髁间隆起后区，位于外侧半月板后角与后交叉韧带之间，两角相距较远，整个半月板的周围附着在内侧关节囊，并通过冠状韧带止于胫骨的上缘。其前半部松弛，活动度大，容易破裂，后半部比较稳定，中间部易受外力扭转而横行破裂。外侧半月板较内侧半月板环小而略厚，几乎为"O"字形，前角附着于胫骨髁间隆起与前交叉韧带之间，后角处于胫骨髁间隆起与后交叉韧带之间，两角附着处相距较近。外侧半月板内侧缘薄而游离，外侧缘与关节囊之间被腘肌腱隔开，并在外侧半月板的外侧缘形成一个斜的槽。半月板的主要功能：①它的外厚内薄和上凹下平的特殊形态可以充分填塞在股骨与胫骨的关节间隙内，保持了膝关节的稳定性；②因由纤维软骨构成而富于弹性，能承受重力，吸收震荡；③散布滑液，润滑关节；④协助膝关节屈伸及旋转活动。

【病因】半月板承受膝关节的部分应力，具有一定的移动性，随着膝关节的运动而改变其位置与形态。最易受损伤的姿势是膝关节由屈曲位向伸直位运动，同时伴旋转。膝关节在半屈曲位时，关节周围的肌肉和韧带都较松弛，关节不稳定，可发生内收、外展和旋转活动，容易造成半月板损伤。膝半屈曲外展位，内侧半月板向膝关节中央和后侧移位，如同时股骨下端骤然内旋，半月板即被拉入股骨内髁和胫骨平台之间，由于旋转力和挤压，都会使半月板破裂。当膝半屈曲位和内收时，股骨猛力外旋，外侧半月板也会破裂。由于跑步常改变方向，故受到损伤的机会常在运动中。另外，当膝关节交叉韧带断裂，特别是前交叉韧带断裂，患者在运动时经常会出现膝关节的错动，其剪切应力作用于半月板，容易造成半月板损伤，特别是内侧半月板后角损伤。除外力之外，半月板自身的改变也是破裂的重要原因，如半月板囊肿形成，或原先就有半月板疾病存在，轻微损伤即可使半月板损伤；半月板的先天畸形，尤其是有外侧盘状半月板退行性改变和损伤倾向者。

【临床表现】半数以上的病例有膝关节"扭伤"史，伴有膝关节肿胀、疼痛和功能障碍。疼痛是常见的表现，通常局限于半月板损伤侧，个别外侧半月板撕裂可伴内侧疼痛，有的患者自觉关节内有响声和撕裂感，膝关节不能完全伸直。膝部广泛疼痛者，多与积液或关节腔积血使滑膜膨胀有关，这种疼痛可逐渐减轻，但不会消失。肿胀见于绝大多数患者，损伤初期肿胀严重，随时间的推移，肿胀逐渐消退，以后发作时肿胀减轻。有的患者由于半月板被嵌夹住而突然疼痛，引起股四头肌反射性抑制，发生膝关节松动或膝软。患者在走平路或下楼梯时，膝关节屈曲位负荷增加时，半月板后角易被夹住，常出现弹拨发作。"交锁"现象见于部分患者，乃因半月板部分撕裂所致，常常是撕裂的桶柄状部分夹在股骨髁前面，膝关节突然不能伸直，但常可屈曲，自行或由他人协助将患肢在膝旋转摇摆后，突然弹响或弹跳，然后恢复，即"解锁"。

　　肿胀、压痛及股四头肌萎缩是常见现象。大量关节腔积液时可见浮髌试验阳性，压痛可局限在外侧或内侧关节间隙或膝眼部，与半月板损伤部位有关。关节腔积液时有广泛的压痛。半月板损伤患者常伴有膝关节活动受限，被动过伸过屈疼痛，麦氏试验及研磨试验阳性。

　　【检查】MRI检查已被公认为是最佳的影像学检查，确诊率在90%以上（图7-9）。在MRI图像上，半月板为均一信号，当半月板中出现与关节腔相通的信号时，表示半月板可能损伤。

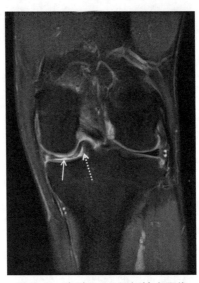

图7-9　左膝MRI平扫检查图像

注：患者，男，19岁，内侧半月板撕裂，部分半月板向髁间嵴移位。

【诊断】①外伤史，膝关节疼痛、弹响及交锁等现象；②股四头肌萎缩，关节间隙压痛，旋转、挤压试验阳性，盘状半月板损伤时弹响及弹跳更为显著；③MRI 检查为半月板损伤的分度和决定是否手术提供重要的依据；④关节镜检查可确诊。

四、髌前滑囊炎

位于髌骨前方的滑囊有三，即髌前皮下滑囊（在皮下与深筋膜之间）、髌前筋膜下滑囊（在阔筋膜与股四头肌腱之间）、髌前肌腱下滑囊（在股四头肌腱与髌骨之间）（图 7-10）。髌前滑囊炎多见于皮下滑囊，反复摩擦、挤压、碰撞等机械因素均可引起，致使滑囊充血、水肿、滑液增多、滑囊肿大等，常见于跪着工作或洗衣的妇女中，国外称本病为"女仆膝"。也可因急性损伤而发病。主要表现为髌前局限性肿块，触之有波动感、柔软，界限清楚；有轻度疼痛或无痛，膝关节功能不受限。

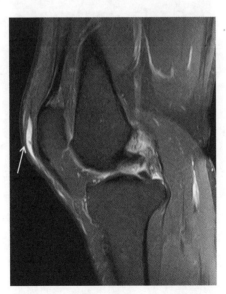

图 7-10 右膝 MRI 平扫检查图像

注：患者，男，54 岁，髌前滑囊炎。髌前皮下积液（白箭头）。

五、髌下深滑囊炎

髌下深滑囊又称胫前深滑囊，位于胫骨结节与髌韧带之间。髌下深滑囊炎多因创伤所致，局部肿胀、疼痛，膝关节屈伸活动受限。检查时见髌韧带两侧生理凹陷消失并明显凸起，局部有压痛。图 7-11 为某髌下深滑囊炎患者右膝 MRI 平扫检查图像。

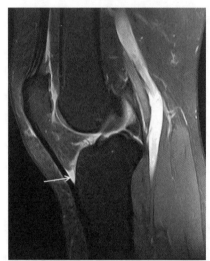

图 7-11　某髌下深滑囊炎患者右膝 MRI 平扫检查图像

注：患者，女，41 岁，髌下深滑囊积液。

六、髌韧带断裂

髌韧带断裂在临床较为少见，但在伸膝装置损伤疾病中，其发病率仅次于髌骨骨折和股四头肌腱断裂。该病好发于 40 岁以下的年轻人，尤其以运动员更为常见。儿童及青少年的骨骼、肌肉及韧带尚未发育成熟，韧性更强，因而很少发病。38% 的伸膝装置损伤在第一次就诊时会被误诊，其中双侧髌韧带断裂漏诊率约为 28%。

【病因】大多数学者认为，髌韧带断裂的原因是膝关节骤然屈曲，股四头肌在瞬间强力收缩，从而导致髌韧带断裂，而且只有收缩力达到自身体重的 17.5 倍时才会发生。除此之外，以下因素可引起髌韧带退行性改变，在轻微外力作用下也会发生断裂：①糖尿病、系统性红斑狼疮、甲状旁腺功能亢进症、风湿病、尿毒症等全身性疾病；②皮质类固醇及氟喹诺酮类药物可抑制肌腱细胞生成；③长期反复的劳损致使髌韧带强度降低。有文献指出，前交叉韧带断裂也会增加髌韧带断裂的风险，其原因可能是前交叉韧带断裂使得胫骨前移，髌韧带张力丢失，从而造成髌韧带断裂。

【临床表现】髌韧带断裂患者通常有明确的膝关节外伤史，如摔倒、撞击或者锐器切割等，伤后即出现膝关节剧烈疼痛，不能行走。查体可见膝关节局部血肿、肿胀明显；触诊可发现髌骨远端凹陷、肌腱空虚感；膝关节血肿、肿胀严重者，空虚感常表现不明显。此外，还可出现髌骨活动范围增大，主动伸膝障碍，不能直腿抬高或表现出伸直迟滞现象。髌韧带不完全断裂的患者，可完成直腿抬高动作，但不能在屈曲位伸直膝关节。

【检查】X线检查可见髌骨高位。超声检查可见髌韧带信号不连续。MRI 检查能提供更清楚的信息，可见髌韧带信号不连续，T_2 信号可见髌韧带延续中出现高信号。图 7-12 为某髌腱部分撕裂患者右膝 MRI 平扫检查图像。图 7-13 为某髌腱完全断裂患者右膝 MRI 平扫检查图像。

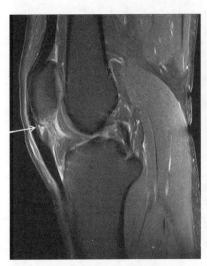

图 7-12　某髌腱部分撕裂患者右膝 MRI 平扫检查图像

注：患者，男，52 岁，髌腱近端信号增高，部分纤维不连续（白箭头）。

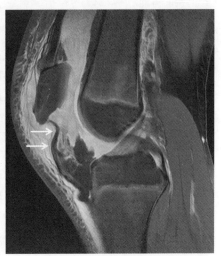

图 7-13　某髌腱完全断裂患者右膝 MRI 平扫检查图像

注：患者，男，10 岁，髌腱近端完全断裂，断端回缩（白箭头）。

【诊断】①有外伤史，膝关节疼痛、伸直无力或不能等现象。②膝关节局部血肿、肿胀明显；触诊可发现髌骨远端凹陷，肌腱空虚感。③ MRI 检查能为髌韧带断裂提供重要的依据。

七、膝部骨折

膝部骨折主要包括股骨远端骨折、胫骨近端骨折以及髌骨骨折。膝部骨折主要发生于青年人及老年人，青年患者以男性较多，多发生于高能量损伤，老年患者主要好发于女性，以低能量损伤多见。

【病因】膝部骨折可由间接暴力或直接暴力引起。高处坠落伤时足先着地，再向侧方倒下，力的传导由足沿胫骨、股骨向上，坠落的加速度使重力向下传导，共同作用于膝部，由于侧方倒地产生的扭转力，导致股骨远端、胫骨近端骨折。当暴力直接打击膝内侧或外侧时，使膝关节发生外翻或内翻，导致股骨、胫骨内外侧平台骨折或韧带损伤。

【临床表现】膝部骨折患者常有外伤史，伤后膝关节肿胀、疼痛，皮下淤血，严重者可出现水疱，活动障碍，主动活动受限，被动活动膝部疼痛明显，有移位的骨折，可触及骨折端的间隙，有骨摩擦感等。

1.股骨髁骨折 因受腓肠肌牵拉，骨折端向后移位，可压迫腘神经及血管，注意血管和神经的检查。股骨远端骨折可见于车祸伤引起的多发伤患者，诊治此类患者时应详细查体，应注意检查同侧髋关节及整个下肢。必要时行血管造影检查。

2.髌骨骨折 髌骨呈三角形，被包埋在股四头肌腱内，其后方是软骨面，与股骨两髁之间软骨面成关节。髌骨为人体最大籽骨，髌骨骨折占全部骨折损伤的 10%，大部分髌骨骨折由直接及间接暴力联合所致。直接暴力多因外力直接打击在髌骨上，如撞伤、踢伤等。间接暴力多由于股四头肌猛力收缩所形成的牵拉性损伤，如突然滑倒时，膝关节半屈曲位，股四头肌骤然收缩，牵拉髌骨向上，髌韧带附着于髌骨下方，而股骨髁部向前顶压髌骨，形成支点，三种力量同时作用造成髌骨骨折。

3.胫骨近端骨折 多由车祸或高坠伤引起，胫骨近端受到各方向的外力致骨折类型多样。外力的大小及方向决定了骨粉碎的程度。胫骨近端骨折常伴有周围组织结构的损伤。骨粉碎、移位明显的患者可出现邻近神经、血管的损伤。肿胀明显者可出现骨筋膜室综合征，伤后应该注意观察患肢的血运及感觉。

【检查】X 线检查：常规拍摄膝关节正、侧位片，髌骨骨折时可进行轴位 X 线检查，可行膝关节 CT 扫描及三维重建；疑伴有韧带损伤者，可酌情选用 MRI 检查（图 7-14、图 7-15）。

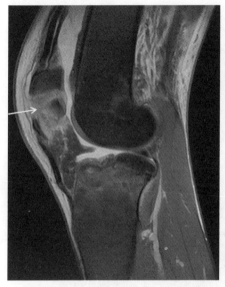 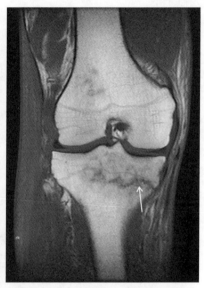

图 7-14　右膝 MRI 平扫检查图像

注：患者，男，35 岁，髌骨骨折。髌骨纵行分离。

图 7-15　右膝 MRI 平扫检查图像

注：患者，男，35 岁，胫骨近端骨折。胫骨平台横行不规则低信号线（白箭头）。

【诊断】临床表现和 X 线检查有助诊断，伴有韧带损伤者应仔细检查。须注意有无腘动脉、腓总神经等伴发损伤。

八、足踝部骨折

足踝部是承担人体重量最大的部位，解剖结构较为复杂，有多条伸屈肌腱通过，并与多条血管、神经毗邻，在人类完成行走、跳跃及蹲起等活动中发挥重要作用。足踝部的跟骨及距骨等主要承担了负重功能。

【病因】当足踝部遭受到直接暴力或间接暴力时很容易发生骨折，如临床未及时诊断足踝部骨折或针对足踝部骨折采取的治疗措施不当，会使复位不良，影响患肢功能。踝关节骨折是较为常见的关节内骨折，主要由交通事故等直接暴力、间接暴力损伤所导致。此外，其发生原因还包括骨质疏松及积累性劳损等。

【临床表现】肿胀、疼痛、畸形，部分患者会出现皮肤损伤，巨大血水疱。

【检查】足踝部骨折X线检查主要分为前后位、侧位及踝穴位3种。足踝部生理解剖结构复杂，在X线检查图像上容易发生骨重叠，故普通X线检查漏诊、误诊率较高，影响临床诊断效果。常规CT检查即可以避免骨重叠。此外，CT还可凭借横断面图像来反映足踝部骨折、移位程度、骨碎片数量等全貌。

Lisfranc损伤是发生在跖跗关节的损伤。影像学检查：Lisfranc损伤是足踝部中较难诊断的一种类型，MRI是诊断Lisfranc损伤的重要方法。

【诊断】根据受伤史、临床症状及体征、影像学检查（图7-16），可明确诊断。

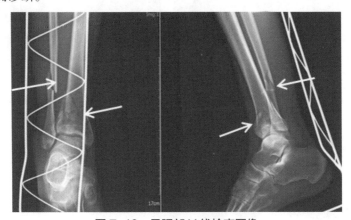

图7-16　足踝部X线检查图像

注：患者，男，35岁，右胫骨远端、腓骨下段骨折（白箭头）。

九、踝关节扭伤

踝关节是人体距离地面最近的负重关节，也就是说踝关节是全身负重最多的关节。踝关节的稳定性对于日常活动和体育运动的正常进行起重要的作用。踝关节扭伤是临床常见的疾病，在关节及韧带损伤中发病率最高。踝关节周围的韧带损伤都属于踝关节扭伤的范畴。踝关节扭伤可能导致的损伤包括外踝的距腓前韧带、跟腓韧带，内踝三角韧带，下胫腓横韧带损伤等。踝关节在扭伤后，一般并无明显韧带的力学不稳定，而表现为一种感觉上的失稳以及反复发生再扭伤，即所谓功能性不稳定。

【病因】踝关节扭伤是最高发的运动损伤，约占所有运动损伤的40%。踝关节由胫骨腓骨远端和距骨构成，踝穴由内外踝和胫骨后缘构成，距骨上面的鞍状关节面位于踝穴中。距骨的鞍状关节面前宽后窄，背伸时较宽处进入踝穴，跖屈时较窄处进入踝穴，所以踝关节在跖屈位稍松动，其解剖和生理特点决定踝关节在跖屈时比较容易发生内翻、外翻扭伤。又因为踝关节外踝腓骨较长、踝穴较深，而内踝胫骨较短、踝穴较浅，故踝关节更易发生内翻扭伤，外踝韧带包括距腓前韧带及跟腓韧带的损伤更常见。踝关节外翻扭伤虽不易发生，一旦出现却很严重。如发生断裂一般都会引起踝关节不稳，且多同时合并其他韧带损伤和骨折。

【临床表现】踝关节扭伤的临床表现包括伤后迅即出现扭伤部位的疼痛和肿胀，随后出现皮肤淤斑。严重者患足因为疼痛、肿胀而不能活动。外踝扭伤时，患者在尝试行足内翻时疼痛症状加剧。内侧三角韧带损伤时，患者在尝试行足外翻时疼痛症状加剧。经休息后疼痛和肿胀可能消失，会出现因韧带松弛导致的踝关节不稳，反复发生再扭伤。

【检查】首先应拍摄踝关节正位、侧位 X 线片，排除是否有踝关节骨折。随后可进行 MRI 检查，进一步确定韧带损伤的情况，并知晓关节囊及关节软骨损伤的情况。

根据体征和影像学检查确定踝关节扭伤的部位及严重程度（图7-17）。

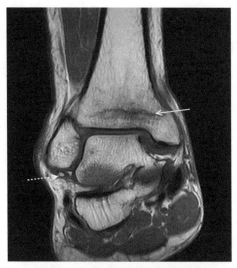

图 7-17　踝关节 MRI 检查图像

注：患者，男，37 岁，右踝关节扭伤后，胫骨远端骨折（白实线箭头），外踝尖陈旧性骨折（白虚线箭头）。

【诊断】①病史：患者有急性或慢性踝关节扭伤，初次扭伤或反复扭伤。②症状与体征：初次扭伤患者症状往往比较严重，出现踝关节疼痛、肿胀，在扭伤时会有踝关节脱位感，踝关节轻度内翻，于踝关节外侧韧带走行处可出现明显的压痛点。急性损伤因伤处疼痛、肿胀，查体不易完成。经麻醉镇痛后可能查出前抽屉试验阳性、内翻应力试验阳性等。检查时须与对侧正常关节进行对比，防止因先天性关节松弛导致误判。慢性损伤或反复扭伤的患者症状相对较轻，前抽屉试验和内翻应力试验更易引出阳性体征。

十、踝关节韧带损伤

在体育锻炼和日常生活中，软组织损伤十分常见，其中踝关节韧带损伤在韧带损伤中占第一位，约占所有肌肉骨骼系统损伤的 15%。踝关节韧带损伤给患者的身心造成很大的痛苦，也给其学习和生活带来不便。如对其治疗不及时或不恰当，常遗留疼痛、关节不稳，继而发生骨关节炎等，影响正常生理功能，故应引起高度重视。

【病因】踝关节是一铰链关节，关节面比髋、膝关节面小，但负重和稳定性要求较高，运动时又要求具有一定的灵活性，因此易致韧带损伤。韧带损伤多采用Ⅲ度划分法，即Ⅰ度为轻微的韧带损伤；Ⅱ度为韧带的不完全性损伤；Ⅲ度为韧带的完全性撕裂。各韧带损伤机制如下。①外侧韧带损伤：是于踝关节跖屈下，发生内翻应力或内旋应力或两者所致，首先是前外侧关节囊撕裂，随后发生距腓前韧带损伤，之后可合并跟腓韧带不同程度撕裂，而距腓后韧带很少发生损伤，除非发生完全脱位。单独的跟腓韧带损伤多不可能发生。临床上内翻损伤最常见，如从高处落下、穿高跟鞋或行走于不平坦地面及下台阶时，足外侧缘或伴跖屈位着地，可损伤外侧韧带。②内侧韧带（三角韧带）损伤：单独的三角韧带撕裂是不常见的，致伤多为强大的外翻、外旋应力，在多数情况下，易合并下胫腓联合韧带损伤，有时合并腓骨骨折或内踝撕脱骨折。临床多见于从高处落下时，足外翻外旋位着地，或小腿外侧面下方受到暴力直接冲击。③下胫腓联合韧带损伤：胫腓骨下端组成的踝穴，有限制距骨过多活动的作用，当距骨过度外旋、外翻或内旋、内翻时，它将撞击内踝或外踝使下胫腓联合韧带发生撕裂，单独的下胫腓联合韧带损伤较为少见，常合并距腓前韧带损伤或三角韧带损伤，甚至合并踝部骨折、脱位。

【临床表现】正确的病史采集有利于对损伤机制的判断，尤其对外翻、外旋和背伸机制的受力认识，可引起对内侧韧带和下胫腓联合韧带损伤的重视。临床上，患者常有明显的踝关节扭伤病史，以局部疼痛、淤血、肿胀、功能受限为主要表现，病程不超过两周，提示急性踝关节损伤。

【检查】①普通X线片：所有损伤均应拍摄常规正、侧位片，以观察有无骨折和间隙改变，以及异位骨化。②应力X线片：在怀疑前抽屉试验、距骨倾斜试验结果时，拍摄应力X线片可使诊断明确，在前抽屉试验中侧位线片上测量胫骨后缘到距骨顶边的距离，与健侧相比＞3 mm为阳性，而距骨倾斜试验是在正位线上测量胫骨下关节面与距骨上关节面的成角。③MRI平扫检查：可清楚显示踝关节韧带的正常结构和踝部任何韧带的急性损伤，明确韧带撕裂的部位和范围（图7-18）。韧带损伤表现包括韧带变薄、增厚、不规则、纤维连续性中断和完全缺如。急性者，继发于水肿和出血，T_2WI组织呈高信号。

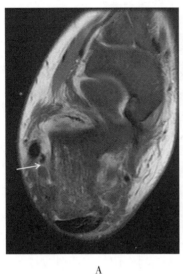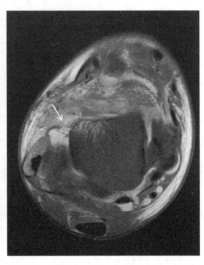

A   B

图 7-18　右踝 MRI 平扫检查图像

注：患者，男，34 岁，踝关节多发性骨折。跟腓韧带及距腓前韧带断裂（白箭头）。

【诊断】①病史：患者有急性或慢性踝关节扭伤，初次扭伤或反复扭伤。② Hopkinson 挤压征对判断下胫腓联合韧带损伤有显著意义，即在小腿中部挤压腓骨到胫骨，引起下胫腓联合韧带处疼痛为阳性。

踝关节的前抽屉试验主要用来判断是否有距腓前韧带损伤，检查方法可于患者坐位或仰卧位下进行，检查者以一只手握住胫骨下端，另一只手握住跟骨，并向前用力使距骨相对向胫骨的前方移位。X 线、CT、MRI 检查可明确诊断。

十一、跟腱断裂

跟腱是人体最大、最粗的肌腱，它起于小腿的中部，由比目鱼肌、腓肠肌远端肌腹移行、聚合而成，止于跟骨结节，为踝关节活动提供强大的动力，对踝关节的前后稳定性起到很大的固定作用。跟腱断裂是踝关节周围创伤中常见的疾病，随着经济发展，全民运动逐渐普及，高难度、高强度的体育活动逐渐受到人们的青睐，跟腱断裂作为常见的运动型疾病，近年来发病率具有明显的上升趋势。因运动损伤的患者占总患者数的 80%。其中，打篮球、打排球、打羽毛球、踢足球依次是占比较大的体育项目。

【病因】跟腱断裂往往是由于跟腱突然受到极大的暴力引起，包括直接暴力和间接暴力。直接暴力常导致跟腱的开放性损伤，如车祸伤、利器割伤、枪伤等。间接暴力是指踝关节周围受到强大暴力作用，通过跟腱传导而引起跟腱断裂。间接暴力引起的跟腱断裂绝大多数是闭合性损伤。间接暴力的损伤机制是踝背伸位时突然发力或受力，超过跟腱的承受极限，导致跟腱断裂。突然发力常见于半蹲位起跳、快速起步跑时，小腿三头肌急速收缩，常见于跑步、踢足球、打篮球和打羽毛球等体育运动；突然受力见于高处跳落着地时，踝关节处于跖屈位，通过跟腱的对抗牵拉以缓解冲击力量，跟腱受到突然而强大的牵拉力，常见于意外跌倒、踩空、体操运动等。

【临床表现】开放性损伤由直接暴力引起，皮肤裂开出血，伤口内有时可见跟腱断端，患肢足跖屈无力；闭合性损伤的患者常在跟腱断裂时听到"啪"的响声，同时感觉跟腱区域有重击感，随即出现跟腱处疼痛和足踝运动障碍。

【检查】常用的辅助检查有踝关节侧位 X 线、B 超和 MRI 检查。B 超检查价格相对低廉，同时可行动态观察、测量厚度和长度，适合筛查用。跟腱完全断裂时表现为肌腱纤维完全性中断，边缘呈锯齿状，断端之间由于积血、积液，表现为低回声或无回声区。跟腱部分断裂时表现为肌腱纤维部分性中断，中断区域同样因为积血、积液表现为低回声或无回声区。MRI 检查对软组织的分辨率高，但价格昂贵，且无法动态观察，主要适用于跟腱部分断裂的诊断和术后跟腱连续性的评估（图 7-19）。跟腱断裂时表现为局部 T_1WI、T_2WI 高信号，肌腱束不连续。

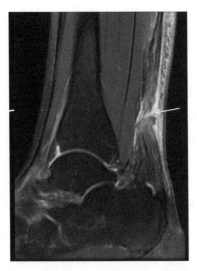

图 7-19　右踝 MRI 平扫检查图像

注：患者，男，47 岁，跟腱断裂。跟腱纤维不连续。

【诊断】体征：跟腱连续性中断，局部空虚；踝关节跖屈力量明显较弱，提踵试验阳性；腓肠肌挤压试验、O′Brien 针试验、Copeland 试验任意两个阳性。结合 B 超及 MRI 检查明确诊断。

第五节　其他原因急性关节炎

一、松毛虫病性关节炎

发病者均有松毛虫接触史，或是有被松毛虫接触过的物品的接触史。如果用松毛虫的毒毛、死松毛虫或死虫碾研的浆液或水浸液接触或涂擦家兔或小白鼠剃毛的皮肤，或将小白鼠或豚鼠放于有大量松毛虫的现场，或使其接触有松毛虫的柴草都可使其产生类似的病变。根据病变的侵袭范围和表现形式不同，一般分为骨关节型、皮炎型、肿块型、混合型四型。骨关节型发病率较高，占 55% 以上，且危害大，若治疗不当，常易残留功能障碍，甚至导致病废，其发病部位多为四肢显露的小关节骨端。以单关节发病较常见，且不对称，仅 30% 的患者为多关节发病，或表现为一个关节症状消退后，另一关节又发病。表现为局部红、肿、热、痛和功能障碍，有时疼痛严重难忍，可呈持续性刺痛；有时呈阵发性加剧，夜间尤重，影响睡眠。局部呈非凹陷性肿胀，关节远端肢体肿胀。表面皮肤发红，温度升高，局部有甚敏感的压痛点。关节活动时疼痛加重。本型患者常有全身症状及区域性淋巴结肿大，大关节出现的症状一般比小关节重。病情常迁延数月或数年，约有 1/5 的病例有复发倾向。本型在后期可形成关节畸形、强直，并伴有关节近侧肌肉萎缩，以致严重影响功能。血沉多明显加快。经抗过敏药物及肾上腺皮质激素治疗后较快康复。少数重症病例演变为慢性，关节变形、肌肉萎缩、功能明显障碍，X 线片上显示骨质疏松与破坏、关节间隙不对称性狭窄或消失、骨膜增生。

二、血清阴性滑膜炎综合征

血清阴性滑膜炎综合征也称缓和的血清阴性的对称性滑膜炎伴凹陷性水肿综合征，是一种病因未明、类型特殊的以关节炎为主要表现的风湿性疾病。临床表现为急性对称性、水肿性多关节炎，主要累及老年人，病变多累及手和足关节附近及背侧的肌腱。X 线无骨质侵蚀性改变。此病多呈良性经过，缓解后不遗留功能障碍。其特点为：①起病急骤，老年男性多见，发病年龄多超过 55 岁，男女比例约为 2∶1；②最常累及手和足的关节附件，表现为受累关节夜间痛及晨僵，同时在指、趾肌腱背侧出现凹陷性水肿，常呈对称性；③类风湿因子几乎均阴性；④ X 线检查未见骨质侵蚀改变；⑤实验室检查可有血沉增快，以及贫血、低蛋白血症等非特异性炎症表现；⑥滑液检查可有白细胞计数增加，未见二水焦磷酸钙盐、尿酸盐、磷灰石等结晶；⑦ HLA-B7、Cw7 和 DQW2 频率增高，HLA-B27 一般阴性；⑧临床和实验室炎症征象以及凹陷性水肿可呈自限性，逐渐消失。

病案举例 17

患者，男，85 岁，2019 年 5 月 4 日以"右髋部疼痛伴活动受限 1 天"为主诉入院。既往健康状况一般，否认肝炎、肺结核等传染病病史。有外伤史：1 月前不慎摔倒致 L_1 椎体压缩性骨折，予以保守治疗。有手术史：20 年前行胃穿孔手术。无输血史，无过敏史。有特殊病史。3

年前发现脑萎缩；有前列腺增生病史，每日服用非那雄胺一次 5 mg。结合门诊 X 线检查，入院诊断为：①右股骨粗隆间粉碎性骨折；②前列腺增生；③脑萎缩。考虑患者高龄，髋部骨折卧床并发症发生率高，宜尽早手术，避免卧床，积极完善术前准备。辅助检查：β–胶原特殊序列＞6.00 ng/ml，总 1 型前胶原 N 端延长肽＞1 200 ng/ml，白蛋白（ALB）28.4 g/L，碱性磷酸酶（ALP）1 223 U/L。指标明显异常，考虑可能不是单纯的外伤性骨折。行右髋关节 CT 检查示：右股骨粗隆间粉碎性骨折，双髋各骨密度异常。进一步行胸部 CT 检查示：右肺上叶支气管扩张伴感染，双侧少量胸腔积液，双侧肩胛骨、肋骨、胸腰椎骨质改变。结合骨髓穿刺术后病理检查结果，诊断为多发性骨髓瘤伴肺部转移、多发性骨转移。

第八章

慢性关节痛

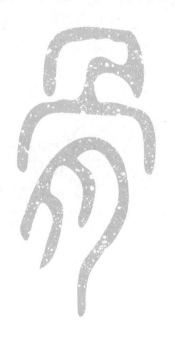

【病因及发病机制】引起慢性关节疼痛的疾病种类繁多,病因复杂。关节痛可能是单纯的关节病变,也可能是全身疾病的局部表现。常见病因有如下几类。

1.慢性损伤　持续的慢性机械损伤,或急性外伤后关节面破损留下粗糙瘢痕,使关节润滑作用消失,长期摩擦关节面,产生慢性损伤。关节长期负重,可使关节软骨及关节面破坏。关节活动过度,可造成关节软骨的累积性损伤。关节扭伤处理不当或骨折愈合不良,畸形愈合所致负重不平衡,造成关节慢性损伤。

2.感染病原体直接侵入关节内　如外伤后病原体侵入关节;败血症时细菌经血液到达关节内;关节邻近骨髓炎、软组织炎症、脓肿蔓延至关节内;关节穿刺时消毒不严或将关节外病原体带入关节内。常见的病原体有结核分枝杆菌和梅毒螺旋体等。

3.变态反应和自身免疫　因病原微生物及其产物、药物、异种血清与血液中的抗体形成免疫复合物,流经关节沉积在关节腔引起组织损伤和关节病变。如类风湿性关节炎、强直性脊柱炎、系统性红斑狼疮、硬皮病、白塞综合征等。

4.退行性骨关节病　又称增生性关节炎或肥大性关节炎,分原发性和继发性两种。原发性骨关节病无明显局部病因,多见于肥胖老年人,女性多见,有家族史,常有多关节受累。继发性骨关节病变多有创伤、感染或先天畸形等基础病变,并与吸烟、肥胖和重体力劳动有关。病理变化为关节软骨退化变薄,软骨细胞萎缩、碎裂坏死,软骨下组织硬化,骨小梁稀疏、囊性变,骨关节边缘有骨赘形成,滑膜充血、水肿。

5.代谢性骨病　包括维生素D代谢障碍所致的骨质软化性骨关节病,如维生素D缺乏症等;各种病因所致的骨质疏松性关节病,如老年性失用性骨质疏松;脂质代谢障碍所致的高脂血症性关节病,骨膜和关节腔组织脂蛋白转运代谢障碍性关节炎。此外,嘌呤代谢障碍所致的痛风、某些代谢内分泌疾病如糖尿病性骨病、皮质醇增多症性骨病、甲状腺或甲状旁腺疾病引起的骨关节病均可出现关节疼痛。

6.骨关节肿瘤　良性肿瘤如骨样骨瘤、骨软骨瘤、骨巨细胞瘤和纤维性骨结构不良。恶性骨肿瘤如骨肉瘤、软骨肉瘤、骨纤维肉瘤、滑膜肉瘤和转移性骨肿瘤。

【病史采集】起病诱因，有无外伤，急、慢性感染及家族史；部位是大关节还是小关节，是多发还是单发，有无游走性、对称性，局部有无红肿及发热；病程长短，关节痛是持续性还是间断性，与季节、气候的关系，有无活动障碍或变形以及伴随症状。如风湿性关节炎的疼痛多呈游走性，急性期伴有局部红、肿、热、痛、皮下结节或红斑，反复发作与气候有一定关系，多不发生畸形；类风湿性关节炎病变以小关节为主，常引起关节变形及强直；感染性关节炎多为单发。如伴有低热、盗汗、乏力、食欲减退等多见于结核性关节炎；如起病急剧，伴寒战、高热等多见于化脓性关节炎。须询问职业及居住环境：长期从事负重职业的人员易患关节病；工作和居住在潮湿寒冷环境中的人员，关节病的患病率明显升高。了解慢性病史及用药史：注意询问有无慢性病，特别是引起关节痛的疾病，并了解用药情况，如是否长期服用镇痛药和糖皮质激素等。

【查体】必须系统地进行查体。按照视触动量的方法，一般以从上到下的顺序检查，先从颈椎、胸椎及腰椎开始，然后检查颌部、肩部、上肢、骨盆及下肢。应注意病变是单关节还是多关节，两侧关节外形是否对称，肢体的位置，周围肌肉有无紧张或萎缩，局部皮肤有无红、热，关节有无肿胀、压痛、波动感，站立、行走的姿势，以及运动范围的测定结果等。

【检查】

（一）实验室检查

血沉增快与C反应蛋白增多提示关节病变属炎症性。一般情况下，骨关节炎患者的血沉不增快、C反应蛋白不增多，若血沉增快、C反应蛋白增多则常提示可能继发滑膜炎。非特异性免疫指标 IgA、IgG、IgM 和血清蛋白电泳可提示病变的发生、发展是否有免疫学异常参与，对评估预后和监测疾病活动性有意义。ANA 阳性提示结缔组织病；抗 dsDNA 抗体是系统性红斑狼疮的特异性抗体；抗 Sm 抗体是系统性红斑狼疮的标记抗体；抗 RNP 抗体对混合性结缔组织病有重要意义；抗 SSA 抗体和抗 SSB 抗体提示干燥综合征；抗 Jo-1 抗体是多发性肌炎和皮肌炎的标记抗体；抗 Scl-70 抗体是系统性硬化症的标记抗体；类风湿因子滴度对类风湿性关节炎有意义，滴度越高意义越大；类风湿因子阳性也见于红斑狼疮、混合性结缔组织病、干燥综合征、系统性硬化症等；抗"O"试验中，抗"O"抗体的数值大于 500 IU/ml 为阳性，提示近期曾有链球菌感染，对诊断风湿热有辅助意义；抗中性粒细胞胞质抗体对诊断系统性血管炎有重要意义。

（二）关节滑液检查

非炎症性滑液黏滞性高，黄色，透明，白细胞计数 $< 2 \times 10^6$/L，中性粒细胞百分比 $< 25\%$，葡萄糖含量与血糖相等；炎症性滑液黏滞性低，黄色，半透明，白细胞计数 $> 2 \times 10^6$/L，中性粒细胞百分比 $> 50\%$，葡萄糖含量明显低于血糖。类风湿性关节炎的滑液补体水平低下，而血清补体正常；系统性红斑狼疮的滑液和血清补体水平均低下；而血清阴性脊柱关节病的滑液补体水平多正常或增高。

（三）放射学检查

X 线检查是关节疼痛的鉴别诊断中必不可少的检查项目。强直性脊柱炎需要借助骶髂关节 X 线检查结果才能确诊；诊断骨关节炎也需要 X 线检查的证据；类风湿性关节炎患者定期进行 X 线检查，有助于了解病变的进展，客观评价疗效。CT 和 MRI 检查结果明显较 X 线检查结果清晰，更有利于早期诊断。

第一节　自身免疫性慢性关节炎

一、类风湿性关节炎

类风湿性关节炎是一种以侵蚀性关节炎为主要临床表现的自身免疫性疾病，可发生于任何年龄。类风湿性关节炎的发病机制目前尚不明确，基本病理表现为滑膜炎、血管翳形成，并逐渐出现关节软骨和骨破坏，最终导致关节畸形和功能丧失，可并发肺部疾病、心血管疾病、恶性肿瘤及抑郁症等。

典型的关节表现为对称性、多关节炎症。周围大小关节均可受到侵犯，但以近端指间关节、掌指关节、腕关节及足趾关节最常见，其次为肘、肩、踝、膝、颈、颞颌及髋关节。远端指间关节、脊柱关节极少受累。病初可以是单一关节或呈游走性多关节肿痛。受累关节因炎症充血、水肿和渗液，呈梭形肿胀，当活动减少时水肿液蓄积在炎症部位，导致晨起或休息后僵硬和疼痛，称为晨僵。晨僵是类风湿性关节炎突出的临床表现，持续时间可超过 1 h，晨僵时间长短是反映滑膜炎症程度的一个指标。关节炎反复发作或迁延不愈，炎症侵及关节软骨、软骨下骨及关节周围组织，最终导致关节肌肉萎缩和关节畸形。常见关节畸形有尺侧腕伸肌萎缩，使手腕向桡侧旋转、偏移，手指向尺侧代偿性移位，形成指掌尺侧偏移；近端指间关节严重屈曲，远端指间关节过伸呈纽扣花样畸形；近端指间关节过伸，远端指间关节屈曲畸形，形成天鹅颈畸形；掌指关节脱位；肘、膝、踝关节强直、畸形等。

约有 10% 的病例出现皮下结节，称为类风湿结节。类风湿结节需要与风湿热的皮下结节相鉴别。类风湿结节多位于腕、肘和指部伸侧，花生米大小，质硬，持续时间长，结节内有特殊的局灶性肉芽组织改变；风湿热的皮下结节较小，帽针头大小至黄豆大小，常见于鹰嘴突、髌骨等处，依附在腱鞘、筋膜上，多见于小儿，治疗后迅速消退。

部分病史长或老年类风湿性关节炎患者可伴有小细胞低色素性贫血。活动期类风湿性关节炎患者多有血沉增快和 C 反应蛋白增多。类风湿因子小细胞测定对诊断类风湿性关节炎有重要意义，阳性率可为 70% 以上，类风湿因子滴度越高，诊断意义越大。但是类风湿性因子对类风湿性关节炎的特异性不高，系统性红斑狼疮、干燥综合征、混合性结缔组织病等也常常出现类风湿因子水平升高。类风湿因子只是类风湿性关节炎的诊断指标之一，不是必要指标，所以临床上不可因类风湿因子阴性而排除类风湿性关节炎的诊断。

对于早期不典型的类风湿性关节炎患者可行以下自身抗体的检查。

1. 抗角蛋白抗体（AKA）　AKA 在类风湿性关节炎早期，甚至在出现临床症状之前数年就可查出，见于 34% 类风湿因子阴性的患者。它是类风湿性关节炎最特异的标记物，特异性高为 80% ～ 100%，但敏感性较差，仅有 25% ～ 59% 的患者呈阳性。AKA 与类风湿性关节炎病情严重程度和活动性有一定关系。

2.抗核周因子抗体（APF） 特异性不及 AKA，但敏感性较好，见于 49%～91% 的患者。与 AKA 相似，也用于早期、不典型患者的诊断。

3.抗 RA-33 抗体 敏感性为 35%～45%，特异性为 90%。

4.抗 Sa 抗体 类风湿性关节炎的另一种特异性自身抗体，敏感性为 32%～43%。在有关节破坏的类风湿性关节炎患者中，此抗体的阳性率可达 68%。但该抗体也见于 27% 类风湿因子阴性类风湿性关节炎患者。

5.抗环瓜氨酸肽抗体（抗 CCP 抗体） 对类风湿性关节炎的敏感性为 46%，特异性为 90% 以上。此抗体可在关节炎早期出现，并与骨关节的破坏相关。

X 线检查对类风湿性关节炎的诊断、随访观察疗效和判断疾病的转归有重要意义。疾病早期关节周围软组织肿胀，关节附近可有轻度骨质疏松；由于关节软骨破坏，关节面进一步发展为不规则状，关节间隙变窄，关节边缘有穿凿状骨质破坏，关节附近骨骼骨质疏松；后期关节呈半脱位或发生骨性强直。

类风湿性关节炎的诊断，典型病例按美国风湿病学会（ACR）1987 年修订的类风湿性关节炎的分类标准：①晨僵至少 1 h（≥ 6 周）；② 3 个或 3 个以上的关节受累（≥ 6 周）；③手关节（腕、掌指或近端指间关节）受累（≥ 6 周）；④对称性关节炎（≥ 6 周）；⑤有类风湿结节；⑥ X 线影像改变；⑦血清类风湿因子阳性。以上 7 条中 ≥ 4 条并排除其他关节炎可以确诊类风湿性关节炎。

2010 年美国风湿病学会/欧洲抗风湿病联盟（ACR/EULAR）提出新的类风湿性关节炎分类标准和评分系统，即至少有一个关节的滑膜炎临床表现（肿胀）；滑膜炎不能用其他疾病解释，并有典型的放射学类风湿性关节炎骨破坏的改变，可诊断为类风湿性关节炎。另外，该标准对关节受累情况、血清学指标、滑膜炎持续时间、急性期反应物 4 个部分进行评分，总得分在 6 分以上也可确诊类风湿性关节炎，如表 8-1。

表 8-1 ACR/EULAR 2010 年类风湿性关节炎分类标准和评分系统

分 类	评 分
A. 关节受累	得分（0～5分）
1 个大关节	0
2～10 个大关节	1
1～3 个小关节（伴或不伴大关节受累）	2
4～10 个小关节（伴或不伴大关节受累）	3
＞10 个关节（至少 1 个小关节受累）	5
B. 血清学（至少需要 1 条）	得分（0～5分）
RF 和抗 CCP 抗体均阴性	0
RF 和（或）抗 CCP 抗体低滴度阳性	2
RF 和（或）抗 CCP 抗体高滴度（超过正常值的 3 倍）阳性	3
C. 急性时相反应物（至少需要 1 条）	得分（0～1分）
CRP 和 ESR 均正常	0
CRP 增多或 ESR 加快	1
D. 症状持续时间	得分（0～1分）
＜6 周	0
≥6 周	1

注: 在 A～D 内, 取患者符合条件的最高分, 如患者有 5 个小关节和 4 个大关节受累, 评分为 3 分;
   RF 为类风湿因子, CRP 为 C 反应蛋白, ESR 为血沉。

二、强直性脊柱炎

强直性脊柱炎是以骶髂关节和脊柱附着点炎症为主要症状的疾病, 与 HLA-B27 呈强关联。本病好发于青少年, 男性明显多于女性, 而且男性的病情往往较重, 致残率高; 而女性的病情往往较轻, 致残率低。多数患者缓慢起病, 以腰酸痛不适为主诉, 或以腰骶部、臀部、颈部、肩背部疼痛为主。

腰骶部疼痛是患者最早和最常见的主诉, 初时患者于晨间感腰骶椎关节僵硬、运动不灵活、弯腰穿鞋困难, 渐出现疼痛, 继而病变向上发展累及胸椎与颈椎，出现胸背疼痛、气促，头部前后左右转动受限，脊柱可完全强直、僵硬。此类患者均有特殊的体征，表现为颈项前倾、胸段脊柱后凸（驼背），腰段脊柱失去正常的生理弯曲度而变直，躯干在髋关节处屈曲，前弯呈弓形。患者的全身症状如消瘦、乏力显著。

部分患者尤其是少年儿童的强直性脊柱炎，常常以下肢大关节肿痛为首发症状，因而造成误诊，值得临床注意，对于未能满足强直性脊柱炎的诊断者，需要注意跟踪随访，以便及早获得正确诊断。

本病的外周关节病变，以膝、髋、踝和肩关节居多，肘、手和足小关节偶见受累。非对称性、少数关节或单关节，以及下肢大关节的关节炎为本病外周关节炎的特征。患者除髋关节外，膝和其他关节的关节炎或关节痛多为暂时性，极少或几乎不引起关节破坏和残疾。髋关节受累占 38% ~ 66%，表现为局部疼痛，活动受限，屈曲挛缩及关节强直，其中大多数为双侧，而且 94% 的髋部症状起于发病后前 5 年内。发病年龄小及以外周关节起病者易发生髋关节病变。

实验室检查可见大多数患者有中度或高度血沉加快，C 反应蛋白增高，球蛋白增高导致白 / 球（A/G）比值下降。虽然强直性脊柱炎患者 HLA-B27 也呈阳性率达 90%，但无诊断特异性，因为 5% 左右的正常人 HLA-B27 为阳性。HLA-B27 阴性患者即使临床表现和影像学检查符合诊断标准，也不能排除强直性脊柱炎。

强直性脊柱炎的基本病理改变是"肌腱 - 骨附着点"炎症。因此，患者往往表现出关节周围疼痛或肿痛，如足跟肿痛、膝关节下方相当于"足三里"附近的部位肿痛、肩胛骨疼痛、胸肋骨疼痛、髂骨或耻骨疼痛等。

按目前诊断强直性脊柱炎的通用标准，骶髂关节损害的放射学改变是诊断该病的必备条件（图 8-1）。所以对于临床上疑诊强直性脊柱炎的患者，有必要做骶髂关节的放射影像学检查，CT 和 MRI 显像明显较 X 线检查图像清晰，更有利于早期诊断。但是，从骶髂关节损害至出现放射学改变，通常需要 1 年以上的时间，所以按目前诊断强直性脊柱炎的标准无法对患者进行早期诊断。

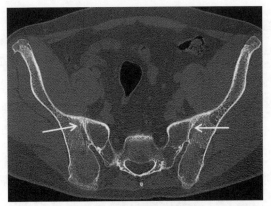

图 8-1 骶髂关节损害影像

注：患者，男，39 岁，强直性脊柱炎，双侧骶髂关节部分融合（白箭头）。

诊断标准：符合临床表现标准第 1 项及其他各项中之 3 项，以及影像学或病理学标准任意一项者，可诊断为强直性脊柱炎。

1. 临床表现

（1）腰和（或）脊柱、腹股沟、臀部或下肢酸痛不适，或非对称性外周寡关节炎，尤其是下肢寡关节炎，症状持续 ≥ 6 周。

（2）夜间痛或晨僵明显。

（3）活动后缓解。

（4）足跟痛或其他肌腱附着点痛。

（5）虹膜睫状体炎的临床表现或既往史。

（6）强直性脊柱炎家族史或 HLA–B27 阳性。

（7）非甾体抗炎药能迅速缓解症状。

2. 影像学或病理学标准

（1）双侧 X 线检查示骶髂关节炎 ≥ Ⅲ 级。

（2）双侧 CT 检查示骶髂关节炎 ≥ Ⅱ 级。

（3）CT 检查示骶髂关节炎不足 Ⅱ 级者，可行 MRI 检查。如表现为软骨破坏、关节旁水肿和（或）广泛脂肪沉积，尤其动态增强检查关节或关节旁增强强度 > 20%，且每分钟增强斜率 > 10% 者。

（4）骶髂关节病理学检查显示炎症者。

三、系统性红斑狼疮

系统性红斑狼疮是一种多发于青年女性的累及多脏器的自身免疫性炎症性结缔组织病，早期、轻型和不典型病例日渐增多。有些重症患者（除患者有弥漫性增生性肾小球肾炎外）有时亦可自行缓解。有些患者呈"一过性"发作，经过数月的短暂病程后疾病可完全消失。关节症状见于90%以上的患者，不仅在本病的任何阶段可见到，而且可以是最早期的症状，临床上可以表现为持续的关节疼痛，也可表现为急性或亚急性游走性多关节炎，容易被误诊为风湿热。受累关节呈不同程度的红、肿、热、痛，一般不出现关节畸形。如果出现侵蚀性关节损害，须注意重叠综合征（如系统性红斑狼疮与类风湿性关节炎重叠）。

如生育年龄女性出现不明原因的发热、关节痛、血沉增快，需要考虑系统性红斑狼疮的可能。如果伴有颜面部皮疹或多系统器官的损害，如肾损害、心脏损害、肝大、多浆膜腔渗出性炎症、白细胞计数降低以及雷诺现象等，更需要警惕系统性红斑狼疮。

ANA必须作为关节炎尤其是生育年龄女性不明原因关节炎的常规检查项目，以免遗漏诊断。ANA水平增高提示ANA相关的结缔组织病，不能够确定是哪种结缔组织病时，需要进一步检查抗dsDNA抗体和抗溶解性抗原系列抗体（又称ENA系列抗体），如果抗dsDNA抗体、抗Sm抗体阳性，则对系统性红斑狼疮的诊断有重要意义。

美国风湿病学会2009年发布的系统性红斑狼疮的诊断标准如下。

1.临床标准　①急性或亚急性皮肤狼疮表现。②慢性皮肤狼疮表现。③口腔或鼻咽部溃疡。④非瘢痕性秃发。⑤炎性滑膜炎，可观察到2个或更多的外周关节有肿胀或压痛，伴晨僵。⑥浆膜炎。⑦肾病变：尿蛋白 > 0.5 g/d 或出现红细胞管型。⑧神经病变：癫痫发作或精神病、多发性单神经炎、脊髓炎、外周或脑神经病变、脑炎。⑨溶血性贫血。⑩白细胞计数降低（至少1次白细胞计数 < 4.0×10^9/L）或淋巴细胞计数降低（至少1次细胞计数 < 1.0×10^9/L），血小板减少症（至少1次血小板计数 < 100×10^9/L）。

2. 免疫学标准 ①ANA 滴度高于实验室参考标准。②抗 dsDNA 抗体滴度高于实验室参考标准，酶联免疫吸附试验（ELISA）法测定须有 2 次高于该参考标准）。③抗 Sm 抗体阳性。④抗磷脂抗体：狼疮抗凝物阳性 / 梅毒血清学试验假阳性 / 抗心磷脂抗体是正常水平 2 倍以上或抗 β_2 糖蛋白 I（β_2GP I）抗体中等滴度以上升高。⑤低补体：C3、C4、CH50 水平减低。⑥无溶血性贫血但抗人球蛋白试验（Coombs 试验）阳性。

3. 确诊条件 ①肾病理检查证实为狼疮肾炎并伴 ANA 或抗 dsDNA 抗体阳性；②以上临床及免疫学标准中有 4 条以上符合（至少包含 1 条临床标准和 1 条免疫学标准）。该标准敏感性为 94%，特异性为 92%。

四、结节性多动脉炎

结节性多动脉炎是一种累及中、小动脉全层的坏死性血管炎，可有肾小动脉血管炎，而没有肾小球肾炎以及微动脉、毛细血管和小静脉的血管炎。随受累动脉的部位不同，临床表现多样，可仅局限于皮肤（皮肤型），也可波及多个器官或系统（系统型），以肾、心脏、神经及皮肤受累最常见。可发生于任何年龄，男性多于女性（约 4 : 1）。约半数患者有关节痛，少数有明显的关节炎改变。约 1/3 患者骨骼肌血管受累而产生恒定的肌痛，以腓肠肌痛多见。疾病早期常可有下肢关节受累，表现为非对称性、非破坏性关节炎，在早期病例约占 20%，随病情发展这一占比可逐渐增高。结节性多动脉炎的关节炎特点是非对称的、非致畸性的间断发作，主要影响下肢大关节。患者经常出现与外周神经病变、肌肉关节受累、皮肤和胃肠道受累相关的疼痛。尽管有比较严重的肌痛，但肌酸激酶通常正常。受累关节的滑液检查无诊断意义，仅仅提示轻微的炎症。系统型因累及系统广泛，临床表现多样，诊断尚无统一标准，1990 年美国风湿病学会提出的标准可供参考：①体重自发病以来减少≥4 kg；②皮肤有网状青斑；③能除外由感染、外伤或其他原因所致的睾丸疼痛或压痛；④肌痛、无力或下肢触痛；⑤单神经炎或多神经病；⑥舒张压≥90 mmHg；⑦肌酐尿素氮水平升高；⑧乙型肝炎表面抗原（HBsAg）或乙型肝炎表面抗体（HBsAb）阳性；⑨动脉造影显示内脏动脉梗塞或动脉瘤形成（除外动脉硬化、肌纤维发育不育或其他非炎症性原因）；⑩中小动脉活检示动脉壁中有粒细胞或伴单核细胞浸润。以上 10 条中至少具备 3 条阳性者，可认为是结节性多动脉炎。其中，活检及血管造影结果异常为重要诊断依据。

五、硬皮病

硬皮病又称为进行性系统性硬化症，是一种以皮肤炎性、变性、增厚和纤维化进而硬化和萎缩为特征的结缔组织病，可以引起多系统损害。该病主要侵犯皮肤，可伴有内脏（消化系统、呼吸系统和心血管系统）损害。除局限性硬皮病外，多数患者自手足开始起病。部分患者由轻度雷诺现象开始，缓慢加重，并出现关节疼痛。更多的患者起病时手部包括手指和手背肿胀、僵硬。晨僵明显，导致晨起时握拳困难。由于初期没有皮肤硬化的表现，容易被误认为是类风湿性关节炎。其区别在于硬皮病患者的手指呈均匀性肿胀，手背明显肿起，并且多伴有雷诺现象。进一步发展时，手指皮肤开始变硬，出现腊肠样改变，几个月或十几个月后水肿消退、皮肤绷紧，最后皮肤萎缩，指端骨质吸收，指、趾、腕、肘等关节固定于屈位，呈蜡样手。

60%～80% 系统性硬皮病病例出现关节和肌肉的病变。系统性硬皮病早期常出现全身关节疼痛和晨僵。硬皮病的皮肤病变早期最常侵犯双手，表现为双手手指肿胀、运动障碍，虽然真正的病变部位不是关节，但因手指周围软组织硬化，引起肌腱挛缩而致手指屈曲畸形，可误诊为类风湿性关节炎。病变由远端逐渐向近端发展，先是皮肤色素加深，后出现点状和斑片状色素脱落，形成"象牙白"的色素缺损，会误诊为"白癜风"。系统性硬皮病的诊断可参考美国风湿病学会提出的诊断标准进行。凡具备以下（1）或（2）中的两项即可诊断。

（1）四肢远端，面、颈或躯干部皮肤硬化。

（2）①指（趾）皮肤硬化；②指部点状凹陷性瘢痕；③双侧肺底部纤维化。

对男性患者需要注意排除因职业因素（硅、氯乙烯）引起的肢端皮肤硬化。感觉时值测定、皮肤毛细血管镜和组织病理学检查对本病的诊断有参考价值。

六、银屑病关节炎

银屑病（俗称牛皮癣）是免疫介导的慢性、复发性、炎症性皮肤病，典型临床表现为鳞屑性红斑或斑块样皮损，局限或广泛分布。银屑病可以合并其他系统异常，如伴内脏及关节损害。中、重度银屑病患者罹患代谢综合征和动脉粥样硬化性心血管疾病的风险增加。

多数银屑病关节炎（俗称牛皮癣关节炎）发生在皮损之后，但也有少数病例关节症状先于皮损出现，或与皮损同时发生。关节损害可轻可重，且与皮损无直接相关性。关节炎症从中轴关节病到外周关节病均可见，包括滑膜和邻近软组织炎症、附着点炎、指趾炎、新骨形成及严重骨溶解等，部分可同时合并出现。受累关节可表现为肿胀、疼痛、晨僵及关节活动受限等，严重者呈进行性进展。病程迁延，易复发，晚期可出现关节强直，导致残疾。甲改变是银屑病关节炎的典型特征，常表现为点状凹陷、甲剥离、甲下角化过度等，点状凹陷是银屑病关节炎远端指间关节受累的特征性表现。

银屑病关节炎通常无特异性的血清学检测指标，影像学改变可能于疾病早期发生，高频超声及 MRI 检查有助于早期诊断。X 线改变出现较晚，常表现为关节侵蚀、关节间隙变窄、软骨消失、骨溶解等。通常将银屑病关节炎分为五类，不同类型间可相互转化，合并存在。

1.对称性多关节型 病变以近端指（趾）间关节为主，也可累及远端指（趾）间关节及大关节如腕、肘、膝、踝关节等。

2.非对称性少关节型或单关节型 多数为此类型，单个关节或少数关节受累，可以累及远端或近端指（趾）间关节等小关节，伴有指（趾）端滑膜炎和腱鞘炎，受累指（趾）可呈现典型的腊肠指（趾）；也可累及膝、踝、髋、腕等大关节，通常分布不对称，随着病程进展也可发展为对称性多关节受累。

3.远端指间关节型 病变累及远端指间关节，通常伴有甲损害。

4.脊柱关节病型 多发于男性，以脊柱和骶髂关节病变为主，影像学表现为韧带骨赘形成，严重时脊柱融合，骶髂关节模糊，关节间隙狭窄甚至融合。

5.残毁型　是银屑病关节炎的严重类型。多累及指（趾）、掌、跖骨等，受累骨可发生骨溶解，关节强直、畸形，常伴发热、骶髂关节炎等。

银屑病关节炎与类风湿性关节炎的鉴别要点见表8-2。

表8-2　银屑病关节炎与类风湿性关节炎的鉴别

鉴别点	银屑病关节炎	类风湿性关节炎
皮下结节	无	10%病例有
指关节侵犯的特点	多侵犯近端指关节	多侵犯远端指（趾）关节
指甲	半数以上病例有改变	无
人白细胞抗原HLA-B27	多为阳性	阴性
类风湿因子	常阴性	常阳性
X线特征	与类风湿性关节炎的X线改变相似，指骨基底部扩张，末节指骨端受侵蚀、缩短如刀削一样，关节有骨赘形成	关节腔变窄，骨质破坏，骨质普遍疏松

七、白塞综合征

白塞综合征是一种全身性免疫系统疾病，属于血管炎的一种。其可侵害人体多个器官，包括口腔、皮肤、关节、肌肉、眼睛、血管、心脏、肺和神经系统等，主要表现为反复口腔和会阴部溃疡、皮疹、下肢结节红斑、眼部虹膜炎、食管溃疡、小肠或结肠溃疡及关节肿痛等。40%～60%的白塞综合征患者表现为关节痛和外周关节炎。外周关节炎可以为单关节、少关节或多关节受累。主要影响下肢，以膝关节受累最为常见，其次为腕、踝、肘，表现为相对轻微的局限性、非对称性关节炎。大多表现为一过性关节痛，可反复发作并呈自限性，偶尔可在X线片上表现出关节骨面有穿凿样破坏，一般不引起关节破坏或畸形，极少为慢性过程。34%的白塞综合征患者可出现骶髂关节炎，出现类似强直性脊柱炎的表现。受累关节表现出滑膜炎病变。滑膜的病理改变主要表现为滑膜浅层有中性粒细胞浸润和血管充血、渗出等急性炎症性病变。滑膜细胞的增殖、淋巴细胞的浸润和淋巴滤泡的形成都很少见，说明其滑膜炎和类风湿性关节炎不同。骶髂关节炎少见。

目前较常采用的诊断标准是1990年由国际白塞综合征研究组提出的标准，即：①复发性口腔溃疡：包括轻型小溃疡、较重型大溃疡或疱疹样型溃疡，一年内至少反复发作3次；②复发性生殖器溃疡或瘢痕（尤其是男性）；③眼损害：前葡萄膜炎、后葡萄膜炎，裂隙灯检查时发现玻璃体浑浊或视网膜血管炎；④皮肤损害：结节性红斑、假性毛囊炎、脓性丘疹、青春期后（未服用糖皮质激素）出现的痤疮样结节；⑤针刺反应阳性：试验后经24～48 h由医生判定的阳性反应。上述5条标准应为医生观察到或由患者本人提供并被确认为是可靠的。诊断白塞综合征必须具有复发性口腔溃疡史，并且至少伴有其余4条中的2条，但须除外其他疾病。与本病密切相关并有助于诊断的特点有：关节痛或关节炎、皮下栓塞性静脉炎、深静脉栓塞、动脉栓塞和（或）动脉瘤、中枢神经病变、消化道溃疡、附睾炎和家族史等。

八、干燥综合征

干燥综合征是一种以侵犯泪腺和唾液腺等外分泌腺体，并以B淋巴细胞异常增殖、组织淋巴细胞浸润为特征的弥漫性结缔组织病。临床上主要表现为干燥性角结膜炎和口腔干燥症，还可累及内脏器官。约80%的患者有关节痛，其中10%的患者有关节肿，多不严重，多数可自行缓解，发生关节破坏者极少；有些患者的关节表现和类风湿性关节炎非常相似，表现为侵蚀性关节炎，后期少部分也可出现手指的尺侧偏斜、天鹅颈畸形、纽扣花样畸形等。3%～14%的患者有肌炎表现。干燥综合征的突出表现是口干、眼干、阴道干。常常因为唾液腺分泌减少导致龋齿增多，严重者可在一年或几年之内发生全部牙齿龋溃，剩下牙根，称为猖獗龋。常见的系统损害包括间质性肺炎和肺间质纤维化、肾小管性酸中毒、胆汁淤滞性肝炎、假性淋巴瘤等。实验室检查主要是ANA水平升高，抗SSA抗体和抗SSB抗体阳性，类风湿因子也常常阳性。关节病变较重的类风湿性关节炎患者，尤其是中年女性，可合并继发性干燥综合征，但与原发性干燥综合征相比，少见严重的内脏损害。

2002年修订的干燥综合征国际分类/诊断标准被普遍采用(表8-3），其敏感性为89.5%，特异性为97.8%。但必须除外头、颈、面部放疗史，丙型肝炎病毒感染，艾滋病，淋巴瘤，结节病，移植物抗宿主病，抗乙酰胆碱药物的使用（如阿托品、莨菪碱、溴丙胺太林、颠茄等）及IgG_4相关疾病。

表8-3 2002年干燥综合征国际分类/诊断标准

Ⅰ口腔症状：3条中有1条或1条以上

　1.每日感口干持续3个月以上

　2.成年后腮腺炎反复或腮腺持续肿大

　3.吞咽干性食物时需用水帮助

Ⅱ眼部症状：3条中有1条或1条以上

　1.每日感到不能忍受的眼干持续3个月以上

　2.有反复的沙子进眼或砂磨感觉

　3.每日需用人工泪液次数≥3次

Ⅲ眼部体征：下述检查任1条或1条以上阳性

　1.Schimmer试验阳性（≤5 mm/5 min）

　2.角膜染色阳性（≥4 van Bijsterveld计分法）

Ⅳ组织学检查：下唇腺病理示淋巴细胞灶≥1个（每4 mm² 组织）

Ⅴ唾液腺受损：下述检查任1条或1条以上阳性

　1.唾液流率阳性（≤1.5 m/15 min）

　2.腮腺造影阳性

　3.唾液腺放射性核素扫描阳性

Ⅵ自身抗体：抗SSA抗体或抗SSB抗体阳性（双扩散法）

　1.原发性干燥综合征：在无任何潜在疾病的情况下，符合下述任1条则可诊断。

　a.符合上述4条或4条以上，但必须含有条目Ⅳ（组织学检查）和（或）条目Ⅵ（自身抗体）

　b.条目Ⅲ、Ⅳ、Ⅴ、Ⅵ 4条中任3条阳性

　2.继发性干燥综合征：患者有潜在的疾病（如任一结缔组织病），且符合条目Ⅰ和Ⅱ中任1条，同时符合条目Ⅲ、Ⅳ、Ⅴ中任2条，可诊断

九、混合性结缔组织病

混合性结缔组织病是一种结缔组织病，其临床特征是具有类似于系统性红斑狼疮、硬皮病、皮肌炎等的临床表现，其血清学特征是

ANA 增高，抗 U1 核糖核蛋白（U1RNP）抗体阳性，而抗 dsDNA 和抗 Sm 抗体阴性。患者多有雷诺现象、关节疼痛和晨僵现象。几乎所有的混合性结缔组织病患者都有比系统性红斑狼疮患者更常见、更严重的关节痛和关节僵硬。60% 的患者最终发展为显著的关节炎。关节病变呈多发性关节炎或关节痛，几乎所有患者都有不同程度的多个关节痛，约 3/4 患者有显著关节炎，常累及手指、膝和足关节，多数为一过性，很少引起骨破坏和关节变形，偶见如类风湿性关节炎的畸形，如尺侧偏斜、天鹅颈畸形和纽扣花样畸形。少数患者可出现肋骨侵蚀性改变和屈肌腱鞘炎。

临床常用美国 Sharp 标准，具体如下。

1. 主要标准　①重度肌炎；②肺部受累（CO_2 弥散功能 < 70%、肺动脉高压、肺活检示增殖性血管损伤）；③雷诺现象 / 食管蠕动功能降低；④关节肿胀、压痛或手指硬化；⑤ ANA 阳性，滴度 > 1 ：320，和（或）抗可溶性抗原（ENA）抗体阳性。

2. 次要标准　①脱发；②白细胞计数降低；③贫血；④胸膜炎；⑤心包炎；⑥关节炎；⑦三叉神经病变；⑧颊部红斑；⑨血小板减少；⑩轻度肌炎。

3. 确诊　①4 个主要标准；②血清学 ANA 阳性，滴度 > 1 ：320，须除外感染性或肿瘤性疾病。

4. 可能诊断　①临床上 3 个主要标准或 2 个主要标准及 2 个次要标准；②血清学 ANA 阳性，滴度 > 1 ：320。

第二节　代谢障碍性关节病

一、慢性痛风性关节炎

痛风是一种可逆性的尿酸盐晶体异常沉积性疾病。嘌呤代谢长期紊乱可导致高尿酸血症，并可由此引起反复发作性急性痛风性关节炎、痛风石沉积、慢性痛风性关节炎和关节畸形，常累及肾引起慢性间质性肾炎和尿酸肾结石形成。高尿酸血症及痛风也是导致冠心病和脑血栓的独立危险因素。

痛风患者的自然病程及临床表现大致可分为下列 4 期：①无症状高尿酸血症期；②急性痛风性关节炎发作期；③痛风发作间歇期；④慢性痛风性关节炎期。

在未经治疗患者中，首次发作 20 年后 70% 有"痛风石"。尿酸盐在关节内沉积增多，这种尿酸盐结晶引起周围组织慢性排斥，炎症逐渐被上皮细胞、巨核细胞包围，在中性粒细胞参与下形成"结节"。若发生长时间的炎症可因反复发作进入慢性阶段而不能完全消失，引起关节骨质侵蚀缺损及周围组织纤维化，使关节发生僵硬畸形、活动受限，并可伴破溃形成瘘管。在慢性病变的基础上仍可有急性炎症反复发作，使病变越来越重，畸形越来越显著，严重影响关节功能。少数慢性关节炎可影响全身关节包括肩、髋等大关节及脊柱。此外，尿酸盐结晶可在关节附近肌腱、腱鞘及皮肤结缔组织中沉积，形成黄白色、大小不一的隆起赘生物，即所谓痛风结节（或痛风石）。痛风石可小如芝麻，大如鸡蛋或更大，常发生于耳轮、前臂伸面、第一跖趾关节（图 8-2）、手指、肘部等处，但不累及肝、脾、肺及中枢神经系统。痛风分类标准见表 8-4。

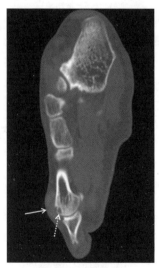

图 8-2　痛风石

注：患者，男，44 岁，右足第 1 跖骨远端骨质破坏（白实线箭头），第 1 跖趾关节痛风石形成（白虚线箭头）。

表 8-4 2015 年 ACR/EVLAR 痛风分类标准

项 目	分 类	评分
第一步：纳入标准（只在符合条件情况下，采用下列的评分体系）	至少 1 次外周关节或滑囊发作性肿胀，疼痛或压痛	
第二步：充分标准（如果具备，则可直接分类为痛风而无须下列其他"要素"）	有症状的关节或滑囊中存在尿酸钠（MSU）结晶（如在滑液中）或痛风石中存在 MSU 结晶	
第三步：标准（不符合"充分标准"情况下使用）	≥ 8 分即可诊断为痛风	
临床症状发作[a] 曾累及的关节 / 滑囊	踝关节或中足（作为单关节或寡关节的一部分发作而没有累及第一跖趾关节	1
	累及第一跖趾关节（作为单关节或寡关节发作的一部分	2
关节炎发作特点（包括以往的发作）		
受累关节"发红"（患者自述或医生观察到）	符合左栏 1 个特点	1
受累关节不能忍受触摸、按压	符合左栏 2 个特点	2
受累关节严重影响行走或无法活动	符合左栏 3 个特点	3
发作或者曾经发作的时序特征		
无论是否抗炎治疗，符合下列 2 项或 2 项以上为一次典型发作	1 次典型的发作	1
到达疼痛高峰的时间 < 24 h	典型症状复发（即 2 次或 2 次以上）	2
症状缓解 ≤ 14 天		
发作间期症状完全消退（恢复至基线水平）		
有痛风石的临床证据		
皮下结节，有浆液或粉笔灰样物质，常伴有表面血管覆盖，位于典型的部位：关节、耳郭、鹰嘴滑囊、指腹、肌腱（如跟腱）	存在	4
实验室检查		
血尿酸：通过尿酸氧化酶法测定	< 0.4 mg/L（< 0.24 mmol/L）[b]	−4
理想情况下，应该在患者没有接受降尿酸治疗的时候和发作 4 周后进行评分（如发作间期），如果可行，在这些条件下进行复测，并以最高的数值为准	0.6 ~ < 0.8 mg/L（0.36 ~ < 0.48 mmol/L）	2
	0.8 ~ < 1 mg/L（0.48 ~ < 0.60 mmol/L）	3
	≥ 1 mg/L（≥ 0.60 mmol/L）	4

续表

项　目	分　类	评分
对有症状关节或滑囊进行滑液分析（需要由有经验的检查者进行检测	MSU 结晶阴性	−2
影像学 e		
尿酸盐沉积在（曾）有症状的关节或滑囊中的影像学证据：超声中"双轨征" d 或双能 CT 显示有尿酸盐沉积 e	存在（任 1 个）	4
痛风相关关节损害的影像学证据：双手和（或）足在传统影像学表现有至少 1 处骨侵蚀 f	存在	4

注：a. 症状发作，指包括外周关节（或滑囊）的肿胀、疼痛和（或）压痛在内的有症状的时期。b. 如果血尿酸水平 < 0.4 mg/L（< 0.24 mmol/L），减去 4 分；如果血尿酸水平为 0.4 ~ < 0.6 mg/dL（0.24 ~ < 0.36 mmol/L），项目评分为 0。c. 如果（曾）有症状的关节或滑囊的滑液经有经验的检查者在偏振光显微镜下检查没有发现 MSU 结晶，减去 2 分；如果没有进行影像学检查，项目评分为 0。d. 透明软骨表面不规则的回声增强，且与超声波束的声波作用角度相独立。e. 在关节或关节周围的位置存在颜色标记的尿酸盐。f. 侵蚀被定义为骨皮质的破坏伴边界硬化和边缘悬挂突出，不包括远端指间关节侵蚀性改变和鸥翼样表现。

二、褐黄病

　　褐黄病是罕见的先天性疾病，是由于机体缺乏尿黑酸氧化酶，使苯丙氨酸、酪氨酸中间代谢产物（尿黑酸）不能进一步氧化分解，聚积于体内，使皮肤、巩膜、软骨颜色变暗，同时尿黑酸引起软骨和其他结缔组织色素沉着，出现脊柱和外周大关节的退行性关节炎。主要临床表现是黑色尿，耳软骨呈蓝灰色，巩膜上可见黑斑和皮肤上有棕色色素沉着，病情进展时常于 30 ~ 40 岁出现慢性多发性关节病变。关节病变除色素沉着于软骨外，还伴有退行性改变。关节炎症缓慢进展，首发症状多为下背部痛、僵硬、活动受限制以及正常的腰椎生理弯曲消失，数年之后可侵犯颈椎和整个脊柱，以致脊柱强直。X 线检查特征是椎间盘钙化、椎间隙变窄以及椎体边缘有骨赘形成。与强直性脊柱炎不同的是骶髂关节并无融合，关节面正常，同时脊柱无竹节样改变。病情继续发展时，邻近四肢的大关节如髋、膝和肩关节常受累，常见的症状为关节疼痛、僵硬，关节活动时有响音，运动受限。部分病例发生关节渗液，渗液中有较多焦磷酸盐、钙盐沉积。X线检查特征主要为退行性关节病变。此病一般极少侵犯手、足小关节，无全身症状，类风湿因子阴性，可与类风湿性关节炎相区别。本病的诊断不难，患者尿静置后变为黑色，常提示有尿黑酸。

三、维生素 C 缺乏症

维生素 C 缺乏症又称坏血病，因缺乏维生素 C（抗坏血酸）引起，临床特征为出血和骨骼病变。我国普通膳食中有大量新鲜果蔬，婴儿又多哺母乳（母乳含维生素 C 227.2 ～ 397.5 μ mol/L），大多均能满足维生素 C 的生理需要量，因此本病少见。维生素 C 缺乏后数月，患者感倦怠、全身乏力、精神抑郁、多疑、虚弱、厌食、营养不良、面色苍白、反复鼻和牙龈出血，并可因牙龈肿胀及齿槽坏死而致牙齿松动、脱落，骨关节肌肉疼痛，皮肤淤点、淤斑，毛囊过度角化、周围出血，小儿可因骨膜下出血而致下肢假性瘫痪、肿胀、压痛明显，髋关节外展，膝关节半屈，足外旋，呈蛙样姿势。

全身任何部位可见不同程度出血，最常见为长骨骨膜下出血，尤其是股骨下端和胫骨近端。皮肤淤点和淤斑多发生在骨骼病变附近，如膝部和踝部。亦可出现全身黏膜出血，常见为牙龈出血。下肢疼痛最为常见，且有明显压痛。查体可见尖锐凸起的肋骨串珠、胫前肿胀。X线检查示骨质疏松、干骺端临时钙化带致密增厚，其下方干骺侧有一密度减低区，形成"坏血病线"，干骺端两侧线与临时钙化带相连处出现细小骨赘。骨膜下血肿可局限于骨的一端或整个骨干，后期出现钙化。严重者出现干骺端骨折。用维生素 C 治疗有特效，能协助诊断。

第三节　慢性感染性关节炎

一、结核性关节炎

结核性关节炎又称结核变态反应性关节炎，临床上关节炎并发结节性红斑是结核变态反应的特征，国内又称结核性风湿病。

本病的主要诊断根据：①有结核病病史，并出现消瘦、低热、盗汗、疲乏等全身中毒症状；②罹患关节疼痛（负重和活动时加重），常在睡梦中痛醒，早期即有关节明显肿胀及肌肉萎缩，后期有关节畸形与功能障碍，寒性脓肿及瘘管形成为本病的特点；③活动期血沉增快；④X线检查发现关节腔变窄、骨质局限性破坏（图8-3），或在椎体周围显示脓肿阴影，对诊断帮助很大，由于X线征象比临床症状出现较晚，且为重要的诊断依据，一般需要做正、侧位X线检查，必要时做CT或MRI检查，以协助早期诊断；⑤关节腔抽出液检查：浑浊，中性粒细胞增多，蛋白质含量高，20%患者滑液涂片抗酸染色可找到结核分枝杆菌，结核分枝杆菌培养80%为阳性；⑥滑膜活检可发现结核结节和干酪样变；⑦结核菌素试验对诊断也有重要的参考价值。

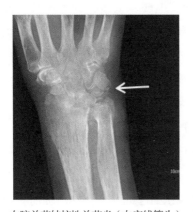 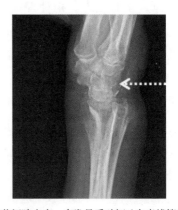

右腕关节结核性关节炎（白实线箭头）　　腕关节间隙变窄、多发骨质破坏（白虚线箭头）

图8-3　X线检查图像

注：患者，男，78岁，结核性关节炎。

结核性关节炎的临床表现与X线征有时与类风湿性关节炎难以区别。结核性关节炎较常侵犯单个大关节，而类风湿性关节炎最常侵及多个中、小关节，为对称性多关节炎，晨僵明显，类风湿因子阳性，细菌学及病理学可予以鉴别。

早期的髋关节结核，有时与以髋关节为主要表现的血清阴性脊柱关节病难以鉴别。两者均有血沉增快和C反应蛋白水平升高，类风湿因子均阴性，两者均是夜间疼痛加重。鉴别方法如下。① HLA-B27：在血清阴性脊柱关节病的阳性率为80% ~ 90%，而在髋关节结核与普通人群一样，只有 5%。②髋关节 MRI 检查：周围软组织肿胀在髋关节结核比血清阴性脊柱关节病明显。③试验性抗结核治疗：三联抗结核治疗 2 ~ 4 周，症状减轻者提示髋关节结核。④试验性抗风湿治疗：短时间微小剂量激素，泼尼松 10 mg/d，疗程 1 ~ 2 周，对血清阴性脊柱关节病有镇痛作用，而对髋关节结核的镇痛作用不明显。⑤髋关节的关节镜检查：对两者的鉴别诊断有重要意义，但如果是在病变的早期，尚未出现干酪样坏死，有时也会有不确定性的病理报告。⑥放射学检查的动态观察：在上述方法均难以做出准确的鉴别诊断时，放射学检查的动态追踪显得非常重要，一般要求每 2 ~ 3 个月做一次放射学检查，多数情况下髋关节结核在 3 个月左右可见有放射学改变，而血清阴性脊柱关节病一般需要 6 个月以上才可见有放射学改变。

脓肿形成时须与化脓性关节炎鉴别。化脓性关节炎起病急，关节红、肿、热、痛及压痛明显。主要通过细菌学及病理学检查予以鉴别。

二、梅毒性关节炎

梅毒性关节炎是因梅毒螺旋体侵入关节滑膜所引起，主要发生于二期或三期梅毒。

二期梅毒性关节炎好发于四肢大关节，依次为肩、肘、膝、髋、踝等关节，常为对称性及多发性，小关节较少累及。关节炎可在发疹前出现，其特点为关节钝痛，疼痛甚轻微，无游走性，功能障碍轻微或缺如，皮肤无急性炎症，仅轻度肿胀。X 线检查关节软骨无损害。梅毒血清反应常呈强阳性。驱梅治疗的初期关节疼痛反而加剧，继续驱梅治疗后关节症状迅速消失。水杨酸制剂无疗效。

三期梅毒的关节损害发生于感染后 3 ~ 5 年，或迟至 30 年。此型关节炎罕见，为梅毒肉芽肿，由邻近组织侵入关节所产生。病变好发于膝关节，但胸锁、胸肋及指关节也可罹患。受累关节微痛，常于夜间加剧，运动后疼痛减轻，关节腔内可有少量渗出液，但表皮无红、肿、热表现。如骨端树胶肿向外穿破形成瘘管，需与结核性关节炎鉴别。患者的梅毒血清反应大多阳性，常并发皮肤、黏膜、心血管、神经系统及内脏的梅毒损害，易与结核性关节炎相区别。

三期梅毒性关节炎也需要与风湿热的关节炎和化脓性关节炎相区别，可根据性病史、上述症状与体征、梅毒血清反应以及驱梅治疗的疗效等鉴别。

三、赖特综合征

赖特综合征又称结膜－尿道－滑膜综合征，是一种发生于某些特定部位（如肠道和泌尿生殖道）感染后而出现的关节炎。此综合征具有尿道炎、结膜炎与关节炎三联征。全身症状常突出，一般在感染后数周出现发热、体重下降、倦怠无力和大汗等症状。热型为中至高热，每日 1 ~ 2 个高峰，多不受退热药影响。通常持续 10 ~ 40 天，可自行缓解。首发症状以急性关节炎多见，典型的关节炎出现在尿道或肠道感染后 1 ~ 6 周，呈急性发病，多为单一或少关节炎，非对称性分布，呈现伴关节周围炎的腊肠样指（趾）。关节炎一般持续 1 ~ 3 个月，个别病例可长达半年。主要累及膝和踝等下肢大关节，肩、腕、肘、髋关节及手和足的小关节也可累及，受累关节呈热、肿胀、剧痛和触痛表现。膝关节常有明显肿胀及大量积液，背部不适常放射到臀部和大腿。在卧位休息和不活动时加重。肌腱端病的典型表现是跟腱附着点炎，初次发病症状通常在 3 ~ 4 个月消退，并可恢复正常，但有复发倾向，某些患者可在反复发作过程中发生关节畸形、强直，骶髂关节炎和（或）脊柱炎。

赖特综合征是一种特殊类型的反应性关节炎，具备典型的急性关节炎、非淋球菌性尿道炎和结膜炎三联征者确诊并不困难，但由于各种表现可在不同时期出现，所以诊断有时需要数月时间。发展为慢性赖特综合征的患者，其关节炎和（或）皮损的表现类似银屑病关节炎、强直性脊柱炎和白塞综合征。

四、莱姆病

莱姆病（Lyme disease）病是一种蜱媒螺旋体感染、侵犯多系统的炎症性疾病。本病最初成批地集中发生于美国康涅狄格州莱姆镇的儿童，故因此而得名。我国于 1985 年首次在黑龙江省林区发现本病病例。

typical病例发生于夏季。特征性表现是游走性慢性红斑，可先有发热或伴同发热而出现。其他症状为乏力、头痛、颈硬、神经系统和（或）心脏病症状等，关节炎可在数周或数月后出现。约50%患者发生关节炎，关节表现为间断性关节肿胀和疼痛，主要累及大关节，以膝为多，其他为肩、肘、腕、髋、踝、颞颌及四肢小关节。本病以单关节或少数关节受累居多，少数病例多个关节受累，多为非对称性分布。关节症状持续数周、数月甚至数年，可发展为慢性病变。诊断：①血液常规中白细胞计数正常，中性粒细胞计数可稍增多，血沉增快，类风湿因子阴性，循环免疫复合物阳性；②X线检查可见受累关节周围软组织肿胀影，少数患者有软骨和骨侵袭表现；③病原体分离及特异性抗体检测有助诊断。

第四节　血液病所致的关节病

一、血友病性关节炎

　　血友病患者关节内因反复出血导致的关节退行性改变。多见于膝、肘、踝、肩等关节，好发于8～10岁人群。患者常因轻微外伤或自发性四肢、肌肉、关节及内脏出血，尤其是关节出血最常见。膝关节最常累及，踝、肘、髋关节次之。关节急性出血时患者突然体温升高，关节剧痛、迅速肿胀、不能活动，待血液吸收后关节外形及功能均恢复正常。如遇关节反复出血、吸收不全、血肿机化、滑膜及关节囊增厚，血肿压迫还可引起骨与软骨营养不良、坏死与吸收，晚期逐渐形成关节挛缩，致使关节呈屈曲性畸形。

　　本病X线检查有比较特征性的表现，对诊断有一定价值，早期出血阶段关节囊胀大，关节间隙变宽，阴影的密度较大，比一般的滑膜炎明显。发生慢性骨关节病时，软骨面破坏，关节间隙狭窄，常见软骨下有囊样改变区，关节囊附着部骨质有腐蚀现象。年长者关节边缘有唇样增生。首次发作诊断比较困难，轻微外伤致关节血肿或既往有出血倾向可考虑本病，诊断主要根据家族史和相关检查结果。若凝血时间延长，结合凝血活酶生成试验等可证实诊断。

二、其他血液病所致的关节病变

白血病（尤以慢性型的急性变阶段）、骨髓纤维化、恶性淋巴瘤、多发性骨髓瘤等在病程中可发生骨、关节酸痛，有时可被误诊为"风湿病"。文献报道一例急性淋巴细胞白血病，因以左髋关节疼痛为主诉而误诊为左髋关节结核，经抗结核治疗无效，最后经骨髓检查证实为白血病。

第五节　神经源性关节病

神经源性关节病是一种罕见的畸形性关节病，其主要病因为脊髓病、脊髓空洞症等，此外为脊髓损伤、周围神经病变等。糖尿病引起本病者也有个案报告，主要发生于有糖尿病而未适当治疗的患者。

本病好发于40岁以上的女性，由脊髓空洞症所致的多侵犯上肢关节，由脊髓麻痹所致的多累及膝、髋关节。脊椎关节罕见受累。临床上最特别的表现是关节始终不痛，甚至关节内发生骨折也不感觉疼痛，此外关节肿胀、无力、动摇、松弛（松弛关节可向各个方向摇动），也与其他病因引起的关节病不同。

X线检查有助于此病的诊断（图8-4），可见关节有明显的结构紊乱与破坏，常有骨赘生成，多并发脱位与病理性骨折。

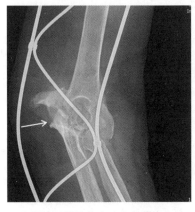 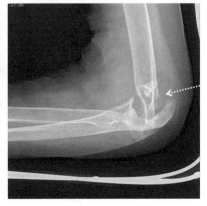

左肘神经性关节病（白实线箭头）　　关节缘骨质呈刀削状（白虚线箭头）

图8-4　神经源性关节病X线检查图像

注：患者，女，65岁。

第六节 内分泌功能异常导致的关节病

一、甲状旁腺功能亢进症

甲状旁腺功能亢进症常分为原发性、继发性和三发性3类。原发性甲状旁腺功能亢进症（PHPT）简称原发性甲旁亢，系甲状旁腺组织原发病变致甲状旁腺激素（PTH）分泌过多，导致的一组临床症候群，包括高钙血症、肾钙重吸收和尿磷排泄增加、肾结石、肾钙质沉着症和以皮质骨为主的骨吸收增加等。病理表现以单个甲状旁腺腺瘤最常见，少数为甲状旁腺增生或甲状旁腺癌。继发性甲状旁腺功能亢进症（SHPT）简称继发性甲旁亢，常为各种原因导致的低钙血症刺激甲状旁腺增生肥大、分泌过多PTH所致，见于慢性肾脏病、骨软化症、肠吸收不良综合征、维生素D缺乏与羟化障碍等疾病。三发性甲状旁腺功能亢进症简称三发性甲旁亢，是在继发性甲旁亢基础上，由于腺体受到持久刺激，发展为功能自主的增生或肿瘤，自主分泌过多PTH所致，常见于慢性肾脏病和肾移植后。

具有以下情况时应考虑甲状旁腺功能亢进症诊断：①复发性或活动性泌尿系统结石或肾钙盐沉积症；②原因未明的骨质疏松症，尤其伴有骨膜下骨皮质吸收和（或）牙槽骨板吸收及骨囊肿形成；③长骨骨干、肋骨、颌骨或锁骨"巨细胞瘤"，特别是多发性；④原因未明的恶心、呕吐，久治不愈的消化性溃疡、顽固性便秘或复发性胰腺炎；⑤无法解释的精神神经症状，尤其是伴有口渴、多尿和骨痛；⑥有阳性家族史，以及新生儿手足搐搦症患儿的母亲；⑦长期应用锂制剂而发生高钙血症；⑧高钙尿症伴或不伴高钙血症；⑨患者补充钙剂、维生素D制剂或应用噻嗪类利尿药时出现高钙血症。

根据病史、骨骼病变、泌尿系统结石和高血钙的临床表现，以及高钙血症和高PTH血症并存可做出定性诊断（血钙正常的原发性甲旁亢例外）。此外，血碱性磷酸酶水平升高、低磷血症、尿钙和尿磷排出增多、X线影像的特异性改变等均支持原发性甲旁亢的诊断。定性诊断明确后，可通过超声、放射性核素扫描等有关定位检查了解甲状旁腺病变的部位以完成定位诊断。

二、骨质疏松症

骨质疏松症是一种以骨量减低、骨组织微结构损坏，导致骨脆性增加易发生骨折为特征的全身性骨病。骨质疏松症分为原发性骨质疏松症和继发性骨质疏松症两大类。其中，原发性骨质疏松症包括绝经后骨质疏松症（Ⅰ型）、老年性骨质疏松症（Ⅱ型）和特发性骨质疏松症（包括青少年型）。继发性骨质疏松症指由任何影响骨代谢疾病和（或）药物及其他明确病因导致的骨质疏松症。

【病因】老年性骨质疏松症的发病因素和发病机制是多方面的，增龄造成的器官功能减退是主要因素。除内分泌因素外，多种细胞因子也影响骨代谢，降低成骨活性。钙和维生素 D 的摄入不足，皮肤中维生素 D 原向维生素 D 的转化不足，肾功能减退，维生素 D 的羟化不足；骨髓间充质干细胞成骨分化能力下降；肌肉衰退，对骨骼的应力刺激减少，对骨代谢调节障碍，凡此种种都影响骨代谢，使得成骨不足，破骨有余，骨丢失，骨结构损害，形成骨质疏松症。此外，老年人往往有多种器官的疾病共存，这些疾病以及相关的治疗药物都可能引起继发性骨质疏松症。

【临床表现】骨质疏松症发病初期通常没有明显的临床表现，因而被称为"寂静的疾病"或"静悄悄的流行病"。但随着病情进展，骨量不断丢失，骨微结构破坏，患者会出现骨痛，脊柱变形，甚至发生骨质疏松性骨折等后果。部分患者可没有临床症状，仅在发生骨质疏松性骨折等严重并发症后才被诊断为骨质疏松症。

1. 疼痛　骨质疏松症患者可出现腰背疼痛或全身骨痛。疼痛通常在翻身时、起坐时及长时间行走后出现，夜间或负重活动时疼痛加重，并可能伴有肌肉痉挛，甚至活动受限。

2. 脊柱变形　严重骨质疏松症患者，因椎体压缩性骨折，可出现身高变矮或驼背等脊柱畸形。多发性胸椎压缩性骨折可导致胸廓畸形，甚至影响心肺功能；严重的腰椎压缩性骨折可能会导致腹部脏器功能异常，引起便秘、腹痛、腹胀、食欲减退等不适。

3. 骨折　骨质疏松性骨折属于脆性骨折，通常指在日常生活中受到轻微外力时发生的骨折。骨折发生的常见部位为椎体（胸、腰椎）、髋部（股骨近端）、前臂远端和肱骨近端，其他部位如肋骨、跖骨、腓骨、骨盆等部位亦可发生骨折。骨质疏松性骨折发生后，再骨折的风险显著增加。

【诊断】骨质疏松症诊断标准如下。

1. 基于双能 X 线吸收法（DXA）测定骨密度分类标准，T 值 ≥ –1.0 为正常；–2.5 < T 值 < –1.0 为低骨量；T 值 ≤ –2.5 为骨质疏松。T 值 ≤ –2.5 且发生脆性骨折为严重骨质疏松症。

2. 对于儿童、绝经前女性和 50 岁以下男性，其骨密度水平的判断建议用同种族的 Z 值表示，将 Z 值 ≤ –2.0 视为"低于同年龄段预期范围"或低骨量。

3. 发生脆性骨折（如髋部或椎体），不依赖于骨密度测定，临床上即可诊断骨质疏松症。

4. DXA 测定的中轴骨骨密度或桡骨远端 1/3 骨密度的 T 值 ≤ –2.5。

5. 骨密度测定符合低骨量标准（–2.5 < T 值 < –1.0），并发生肱骨近端、骨盆或前臂远端脆性骨折。

三、糖皮质激素所致的股骨头缺血性坏死

长期使用糖皮质激素治疗所致的股骨头缺血性坏死，国内陆续见有报告。病理改变主要为非炎症性改变，较常见的是股骨头和肱骨头缺血性坏死，骨组织呈退行性改变，与阻断血流供应所致的骨坏死的病理变化相似。近来有些作者报道除长期服用糖皮质激素外，过量饮用含铁的饮料和大量应用非甾体抗炎药（如保泰松）也可引起股骨头缺血性坏死。

本病起病隐匿，表现为单侧或双侧髋关节不适，其特点是活动时疼痛明显，休息和不负重时疼痛减轻。股骨头塌陷后，可出现髋关节活动范围受限。在出现股骨头缺血性坏死以后，应尽可能将糖皮质激素的剂量减少，直至停用糖皮质激素。如果继续用糖皮质激素，时间越长，剂量越大，股骨头的损害越严重。X 线检查的阳性率为 94%，

MRI 检查有利于早期诊断。有时本病需要与强直性脊柱炎累及髋关节损害鉴别，后者常见于青少年男性，多为双侧骶髂关节受累，其特点为 HLA-B27 阳性，股骨头保持圆形，但关节间隙变窄、消失甚至融合，故不难鉴别。

第七节　骨肿瘤

一、多发性骨髓瘤

多发性骨髓瘤又称浆细胞性骨髓瘤，主要特征为骨髓内浆细胞恶性增生并浸润髓外软组织，及恶性浆细胞（骨髓瘤细胞）分泌大量 M 蛋白所引起的一系列表现。本病好发于中老年人，平均发病年龄大约为 70 岁，约 15% 的患者年龄 < 60 岁，年龄在 60 ~ 65 岁者占 15%，40 岁以下仅占 2%，男女比例为（1.6 ~ 3）: 1。大多数病例表现为原发，一小部分由意义未定的单克隆丙种球蛋白血症进展而来。

多发性骨髓瘤常见的症状包括骨髓瘤相关器官功能损伤的表现，即 "CRAB" 症状（血钙增高、肾功能损害、贫血、骨病）。骨质破坏是一个局限过程，发生在瘤巢附近，在骨重吸收和细胞浸润的过程中为多发性骨髓瘤细胞增生和存活创造一个适宜的环境。骨质破坏一般累及脊柱、头颅、骨盆、肋骨和长骨近端。约 75% 的患者有骨痛，可有 6 个月以上的复发性、渐进性背痛史。疼痛早期较轻，可为游走性或间歇性；后期较剧烈，活动、负重后加重，休息后减轻。骨骼破坏处易引起病理性骨折，常见为胸、腰椎压缩性骨折和肋骨骨折。骨髓瘤细胞浸润骨骼形成局部隆起，按之有弹性或声响，多见于锁骨、肋骨和腕部，部分表现为髓外浆细胞瘤。

多发性骨髓瘤的诊断主要依靠克隆性浆细胞增生、大量 M 蛋白血症、骨质破坏。目前标准多种，尚未统一。国内标准为：①骨髓涂片浆细胞 > 15% 并有原浆或幼浆细胞，或组织活检证实为浆细胞瘤；②血清 M 蛋白 IgG > 35 g/L，或 IgA > 20 g/L，或 IgD > 2.0 g/L，或 IgE > 2.0 g/L，或尿中 M 蛋白 > 1.0 g/24 h；③溶骨性病变或广泛的骨质疏松。符合①和②即可诊断为多发性骨髓瘤，符合上述所有 3 项者为进展型多发性骨髓瘤。

二、骨嗜酸性肉芽肿

骨嗜酸性肉芽肿是以骨骼病变为主或局限于骨的组织细胞增生症。该病病因不明。患者主要表现为疼痛和肿胀，大多数患者以病理性骨折就诊。自婴儿至老年均可发病，但是多数患者为 30 岁以下男性，常见的发病部位为颅骨、脊柱、肋骨、肩胛骨及骨盆，亦可见于长管状骨，其中尤好发于股骨近端，手和足很少发病；多为单发，也可多发。主要表现为患处的肿胀、疼痛、功能障碍等；次要表现为少数病理性骨折后可发生脊髓压迫症状。X 线表现为颅骨病变，呈溶骨性破坏，边缘锐利而弯曲，呈所谓"地图颅"表现。椎体病变可因骨质破坏而呈前后一致的压缩，椎间隙仍保持正常。长管状骨的病变多位于骨干或干骺端而不累及骨骺，表现为骨髓腔内溶骨性破坏，但无死骨和钙化，边缘清楚，骨皮质变薄而略膨胀，骨膜可呈层状增生。实验室检查有白细胞计数增多及嗜酸性粒细胞计数增多现象。血清钙、磷及碱性磷酸酶等均正常。

第八节　氟骨症

氟是一种极活泼的元素，以前曾被列为必需的微量元素。由于尚欠足够证据，故世界卫生组织（WHO）已将其列为有潜在毒性，同时可能有某些必需功能的元素。摄入过量的氟会引起人体代谢障碍和中毒，多见于高氟地区患地方性氟中毒。体内过量氟可使以下代谢活动受影响。①钙磷代谢障碍，使骨骼结构异常，骨密度增加，骨膜增厚，骨骼肌及韧带钙化；②抑制酶活性，动物中观察到胆碱酯酶、酮戊二酸脱氢酶、肝葡萄糖 -6- 磷酸脱氢酶、肾脂肪酶等活力下降；③氟和碘有相互拮抗作用，故氟过多，会干扰甲状腺的功能。

慢性氟中毒最早出现的体征是氟斑牙，牙齿釉面粗糙无光泽，呈白垩样变化，表面出现浅黄色或黄黑色色素斑，牙齿变脆易脱落，釉质可呈小凹陷或大片剥脱。提示本病诊断的重要线索为氟斑牙。骨骼发展较缓慢，可引起氟骨症，是氟在骨骼组织网架结构中大量沉积所致。患者多诉关节疼痛，腰酸背痛，关节不灵活，骨骼变形，肌肉、韧带钙化，活动困难，最后肢体瘫痪，尚可伴神经系统功能障碍。X线摄片显示骨质密度增加，以脊柱、骨盆及肋骨最明显，有的病例因韧带骨化致脊柱弯曲畸形、运动障碍，颇似强直性脊柱炎。诊断根据患者的氟接触史、氟斑牙、测定尿中氟化物增加（文献记载：正常尿中平均含氟量为 1.32 mg/L）以及骨 X 线征象等判断。

第九节　流波状骨质硬化症

流波状骨质硬化症是一种非常少见、原因未明的骨质硬化性疾病，属发育不良性骨病中骨硬化症的一种。本病多在幼年渐缓发生，症状出现在 5～20 岁，好发于单一肢体的骨骼。患者早期可无症状，但 X 线检查已出现病变。最常见的症状为患侧关节疼痛、麻木和运动障碍。疼痛呈钝痛或钻痛性质，休息后减轻或消失，劳动后又加剧，但也有缓解期。后期患肢发生萎缩。X 线表现极为特殊，可见罹患的骨骼自上而下骨质增生，可由肩到手或从髋到足趾，附着于骨的表面，宛如烛泪下流在蜡烛旁凝固后的阴影，故名流波状骨质硬化症或称肢骨纹状肥大。患者常因有慢性关节疼痛被误诊为风湿病，主要根据其特殊的 X 线征象与其他慢性骨关节疾病相区别。

第十节　骨科相关疾病

一、肩关节骨关节炎

该病也被称为退行性关节炎，是关节软骨逐渐被破坏的一种疾病，在老年人、女性中更常见。有特别的疾病、骨畸形或遗传倾向的人群也有更高的发病风险。

【病因】原发性骨关节炎在肩关节不常见，多由其他原因引起，比如类风湿、感染、创伤等。随着年龄增长，软骨退行性改变逐渐加重，肩关节出现骨关节炎，软骨开始破坏和磨损，而重复运动或损伤可能会加速这种破坏。最终，肱骨的骨结构可能直接与肩胛盂的骨摩擦。这种摩擦会使关节边缘的骨隆起逐渐生长。这些隆起称为骨刺（或骨赘），会引起关节疼痛。

【临床表现】肩关节骨关节炎的症状包括肩部和手臂的疼痛。运动可能会增加这种疼痛。肩膀受力可能会感到触痛。当移动手臂时，患者可能会经历摩擦感。肩膀可能感觉僵硬，而这种僵硬可能会影响手臂的运动范围。

【检查】一般 X 线检查即可提示退行性改变。X 线检查可见关节间隙变窄、软骨下骨质硬化及骨质囊性变，可有骨赘。

【诊断】①肩关节骨关节炎多为肩部损伤和肩关节长期应力所致，起病可急可缓。②疼痛常常在起床和活动一天后加重。经一夜休息早晨并不减轻，稍活动后症状转轻，经过一天的工作后下午又加重。关节僵硬、肿胀、活动范围受限。③ X 线检查可见关节间隙变窄、软骨下骨质硬化及骨质囊性变，可有骨赘。

二、肩关节周围炎

肩关节周围炎又称冻结肩，俗称五十肩，是因多种原因致肩盂肱关节囊炎性粘连、僵硬，以肩关节周围疼痛、各方向活动受限为特点，尤其是外展外旋和内旋后伸活动受限。40 ~ 60 岁人群多见，女多于男，左较右多。好发于糖尿病、帕金森病、甲状腺功能减退症和甲状腺功能亢进症患者。

【病因】本病确切病因尚不清楚，病理变化为一种多滑囊、多部位的病变，病变范围累及三角肌下滑囊、肩胛下肌下滑囊、肱二头肌长头腱鞘，以及盂肱关节滑膜腔，同时可累及冈上肌、肩胛下肌及肱二头肌长头腱、喙肩韧带等。早期滑膜水肿、充血、绒毛肥大伴有渗出，后期滑膜腔粘连闭锁、纤维素样物质沉积。

【临床表现】多数无外伤史。症状主要是逐渐加重的肩部疼痛及肩关节活动障碍。患肩终日疼痛，夜间尤甚。肩部活动明显受限，尤以外展外旋突出。

依照临床发病过程分为 3 个阶段。①急性期，又称冻结进行期：起病急骤，疼痛剧烈，肌肉痉挛，关节活动受限，夜间剧痛，压痛范围广泛。急性期可持续 2 ~ 3 周。②慢性期，又称冻结期：此时疼痛相对减轻，但压痛范围仍较广泛，从关节功能受限发展到关节挛缩障碍，日常生活受到影响。本期可以持续数月甚至 1 年。③功能恢复期：盂肱关节滑膜腔、肩周滑囊等部位炎症逐渐吸收，运动功能逐步恢复，大多数患者肩关节功能可恢复到正常或接近正常。

【检查】肩关节正、侧位 X 线片显示关节正常。

【诊断】①多发生于 40 岁以上的中老年人，可能合并有内分泌疾病，无外伤原因。②肩关节疼痛伴夜间痛，肩关节主动活动和被动活动受限。肩关节疼痛以全肩疼痛为主，主要集中在肩关节前方。肩关节活动受限以外展、上举、后伸、内旋、外旋更为明显。③ X 线片显示肩关节正常。某右肩粘连性关节囊炎患者 MRI 检查图像见图 8-5。

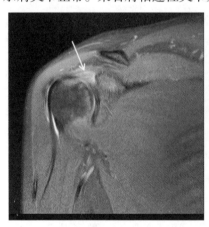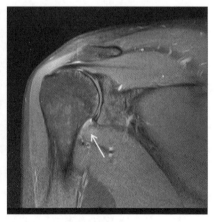

A   B

图 8-5　某右肩粘连性关节囊炎患者 MRI 检查图像

注：患者，女。右肩袖及下盂肱韧带复合体肿胀（白箭头）。

三、冈上肌腱钙化

冈上肌腱钙化指在冈上肌腱退行性改变的基础上发生钙盐沉积，是肩袖肌腱钙化中最常见的一种，常见于 40 ~ 50 岁长期从事轻微劳动的患者，如家庭妇女；女性多于男性。其特征是肩关节疼痛，活动受限，影响患者的生活质量和工作效率，重者可发生钙盐沉积，形成钙盐性肌腱炎，甚至肩关节运动障碍。

【病因】当上肢外展上举运动时，易受到肩峰、喙突的摩擦，以及在喙肩穹下间隙内受肱骨头、肩峰及喙突间的撞击和夹挤，造成冈上肌腱的慢性损伤，长期反复受累造成冈上肌腱的退行性改变，导致局部钙盐代谢异常，进而钙盐沉着形成肌腱钙化。钙化块小而深埋在肌腱内，不刺激滑囊时可无临床症状，如钙化块增大，在上肢外展运动中可与喙肩穹相碰撞，即可产生疼痛。

【临床表现】慢性期仅在上臂抬起和内旋时有轻度针刺样感觉。肩关节活动过多时症状可加剧，出现急性疼痛，活动受限，可放射至三角肌止点、前臂，甚至手指，同时可能伴有局部红肿。镇痛药物效果可能欠佳。臂上举症状加重，患肩不能受压。

【检查】X线检查对于本病有重要诊断价值，X线检查可示肱骨大结节附近，相当于冈上肌腱部，有不规则、大小不等的钙化块阴影。超声检查肌腱时可见有大小不等的弧形或者斑点状的高或强回声。

【诊断】①中年人多发；②肩部疼痛，难以入眠；③压痛点主要位于大结节，且肌肉痉挛明显；④X线、MRI检查（图8-6）。

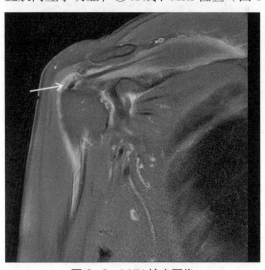

图8-6 MRI检查图像

注：患者，女，59岁，右肩钙化性冈上肌腱炎。冈上肌腱止点见结节样低信号区，周围软组织水肿（白箭头）。

四、肱二头肌长头肌腱腱鞘炎

肱二头肌长头肌腱腱鞘炎在临床上是一种常见病，好发于 40 岁以上的中年人，主要由于肌腱长期摩擦，形成腱鞘内慢性炎症，肌腱组织充血、水肿、炎症细胞浸润，可导致腱鞘纤维化，出现增厚粘连，可表现为肩部疼痛症状和肩关节活动受限，若治疗不及时，可形成继发性肩周炎，影响日常生活。

【病因】在肩关节过度使用或不当使用后发生，如发动除草机，练习高举于头顶的网球发球，或打高尔夫球时过度地挥杆，二头肌的肌肉和肌腱容易遭受创伤、磨损或者撕脱，使肌腱滑动功能受损。

【临床表现】主要临床特征是肱骨结节间沟部疼痛，即肩关节前方，可指向三角肌附着、肱二头肌肌腹部，夜间加剧；同时肩关节活动受限。当肩膀旋转时，也可能发出咔嗒声。急性发作时患侧卧位疼痛加重。

【检查】MRI 检查是诊断肱二头肌长头肌腱腱鞘炎的常用方法（图 8-7），但价格昂贵。关节镜检查是诊断肱二头肌长头肌腱腱鞘炎的金标准。

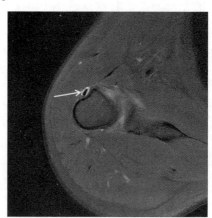

图 8-7　MRI 平扫检查图像

注: 患者,女,54 岁,肱二头肌长头肌腱腱鞘炎,肱二头肌长头肌腱腱鞘积液(白箭头)。

【诊断】①有急慢性损伤和劳损病史；②肩前或者整个肩部疼痛，可向三角肌放射；③疼痛多呈持续性，休息时减轻，活动时加重，夜间加剧，上臂外展再向后背伸时受限；④肱骨结节间沟处锐性压痛，少数患者可触及条索状结节；⑤肩关节抗阻试验阳性，内旋试验阳性，肱二头肌抗阻试验（即叶加森试验）阳性。

五、肱二头肌长头肌腱断裂

　　肱二头肌是强有力的屈肘肌，同时也是前臂的旋后肌。肱二头肌长头肌腱断裂多见于 40 岁以上患者，在遭受强力外伤或在肌腱退行性改变的基础上，可发生断裂。断裂部位多在结节间沟上面，肱二头肌长头肌腱与肩关节囊交界处。老年患者常无明显外伤史，或仅有轻微外伤。

　　【病因】由于肱二头肌长头肌腱在肩部长期活动中，反复遭受肩峰下撞击或在肱骨结节间沟由于长期遭受摩擦，使肌腱发生退行性改变，肌腱在关节囊处往往已有粘连，当受到轻微外伤或肱二头肌用力收缩时，肌腱即可发生病理性断裂。部分壮年体力劳动者也可发生本病，其肘关节屈曲、前臂旋后位提拿重物，常常造成肱二头肌腱断裂。

　　【临床表现】主要临床特征是肱骨结节间沟部疼痛，即肩关节前方，可指向三角肌附着、肱二头肌肌腹部，夜间加剧；同时肩关节活动受限。当肱二头肌长头肌腱在上部完全断裂时，由于肌肉收缩下移，在上臂中下 1/3 处可出现软组织包块，当用力抗阻屈肘时，包块显得更为明显。近期断裂者，结节间沟处有压痛，屈肘无力，肌张力较健侧低，检查时应双侧比较。慢性断裂者，可无明显功能障碍，或仅感肩部轻度酸痛。

　　【检查】彩超或者 MRI 均能帮助诊断（图 8-8）。

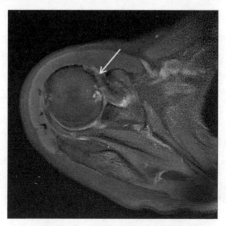

图 8-8　MRI 平扫检查图像

注：患者，女，60 岁，右肩肱二头肌长头肌腱断裂，近端纤维不连续（白箭头）。

【诊断】①患者在肌腱断裂的局部，会感觉到剧烈疼痛，并且按压时有明显的压痛；②患者在损伤局部会有明显肿胀的情况，这种肿胀往往是由皮下肌肉内大量出血导致的；③肩部有明显的活动受限，这类患者不能活动肘关节，尤其是屈曲肘关节时受限，会有明显的肌力不足；④肌性标志的消失，比如在肘窝的正中会出现明显的肱二头肌腱隆起的情况；⑤彩超、MRI辅助诊断。

六、肩袖损伤

肩袖是肩胛下肌、冈上肌、冈下肌、小圆肌等肌腱组织的总称，覆盖于肩关节前、上后方，与关节囊紧密相连，附着在肱骨上端形成袖筒状组织。肩袖断裂将严重影响上肢外展功能。本病多见于40岁以上患者，尤其是重体力劳动者。无症状的全层肩袖撕裂人群在50～59岁年龄段人口中的比例为13%，而在＞80岁的患者中数量占比为50%。肩袖撕裂患者兄弟姐妹罹患全层撕裂的风险较一般人高1.42倍。

【病因】创伤是青少年肩袖断裂的主要原因，此外还与血供不足、退行性改变、肩部慢性撞击综合征有关。

【临床表现】伤前肩部无症状，伤后肩部有一过性疼痛，隔日疼痛加剧，患肩主动活动受限，大结节与肩峰间压痛明显。肩袖完全断裂时，将丧失对肱骨头的稳定作用，严重影响肩关节外展功能；肩袖部分撕裂时，患者仍能外展上臂，但有60°～120°疼痛弧。

【检查】MRI检查可明确诊断（图8-9和图8-10）。

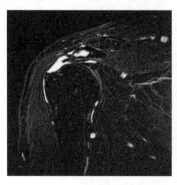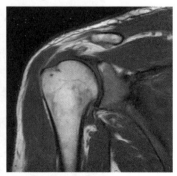

A   B

图8-9　右肩关节MRI平扫检查图像

注：肩袖损伤（冈上肌腱断裂）。

【诊断】①多见于 40 岁以上患者，尤其是重体力劳动者。②肩部 60°~120° 疼痛弧。③特殊检查有助提高诊断准确率。Neer 撞击试验和 Hawkins 撞击试验可引起肩袖撞击肩峰和喙肩韧带下表面并产生症状。Hornblower's 征检查：肩关节在外展时无力或不能充分外旋，提示小圆肌功能不全或撕裂。④ MRI 检查可明确诊断。

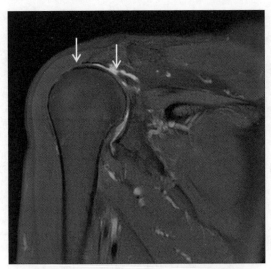

图 8-10　右肩关节 MRI 平扫检查图像

注：患者，女，60 岁，冈上肌腱断裂，冈上肌腱远端连续性中断（白箭头）。

七、肩峰下撞击综合征

肩峰下撞击综合征，又称肩峰下疼痛综合征，是肩关节外展活动时，肩峰下间隙内结构与喙肩穹之间反复摩擦、撞击而引起的一种慢性肩部疼痛综合征，是中年以上人群常见病。肩峰下间隙前窄后宽，所以撞击多发生于尖峰下间隙的前部及中部。按照病理变化，可以分为 3 期，包括出血水肿期、纤维变性和肌腱滑膜炎期、肱二头肌腱断裂及骨性变化期。

【病因】大多数患者起病隐匿，许多患者有肩部过度活动史，部分患者有肩部外伤史。

【临床表现】肩部疼痛是最主要的症状，疼痛通常位于肩峰外侧或肱二头肌腱沟处，有时可放射至三角肌止点区域。在病变初期，疼痛常在肩部运动时出现，休息时无疼痛，随着疾病发展，逐渐出现静息痛和夜间痛。

【检查】X 线、MRI 检查可发现肩峰形态异常，肩峰 – 肱骨头间距缩小，肩峰过长、过低、大结节骨赘形成等（图 8-11）。

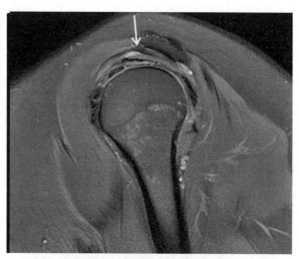

图 8-11　MRI 平扫检查图像

注: 患者，女，51 岁，肩峰下撞击综合征，喙锁韧带增厚致肩峰下间隙变窄（白箭头）。

【诊断】①肩部疼痛，以肩峰周围为主；②肩关节主动外展活动时有 60°～ 120° 的疼痛弧；③肩部撞击试验阳性；④ X 线、MRI 检查结果提示本病。

八、肩锁关节损伤

肩锁关节损伤是维系肩峰及锁骨的韧带拉伸撕裂，使关节脱位。

【病因】直接暴力是肩锁关节损伤最常见的一种受伤原因，通常是由患者上肢内收时跌倒、肩部外侧着地所致，暴力使肩峰向下、向内移位。如果没有骨折发生，暴力会首先导致肩锁韧带损伤，进一步可撕裂肩锁韧带。

【临床表现】完全性肩锁关节脱位的典型表现是锁骨远端向上移位，肩部向下移位。当怀疑为肩锁关节损伤时，要尽可能让患者以站立位或端坐位来进行查体。这时由于臂部的重量作用于肩锁关节，会使畸形更加明显。损伤可分为Ⅰ、Ⅱ、Ⅲ、Ⅳ、Ⅴ型。Ⅰ型损伤，患者的肩锁关节会有轻到中度的压痛和肿胀，通常在上臂活动时伴轻度疼痛。在喙锁间隙没有压痛。Ⅱ型损伤，此时肩锁关节半脱位，会有中度到重度疼痛。肩部活动会导致肩锁关节疼痛。Ⅲ型损伤，由于肩锁关节完全脱位，特征性表现是：上肢内收紧贴躯干并保持抬高，以缓解肩锁关节疼痛。患侧锁骨可能明显突出以致局部皮肤凸起。一般有中等程度的疼痛，臂部的任何活动，特别是外展，会明显增加疼痛。Ⅳ型损伤具有Ⅲ型损伤的所有临床表现。一般情况下锁骨向后方脱位非常严重，锁骨头可穿透斜方肌形成扣眼状，并撑起肩后部的皮肤。Ⅴ型损伤是Ⅲ型损伤的进一步发展，锁骨向上移位是肩胛骨向下移位的结果。Ⅲ型损伤时脱位可复位，Ⅳ、Ⅴ型损伤时无法复位，这是其鉴别要点。由于损伤时附着于锁骨的肌肉和软组织被广泛撕裂，尤其是在锁骨远端，可能疼痛更加剧烈。锁骨远端位于皮下但无法手法复位。

【检查】X线或者CT检查可见肩锁关节脱位，必要时在重力负荷下检查表现更加明显，影像学检查可明确韧带损伤情况（图8-12、图8-13、图8-14）。

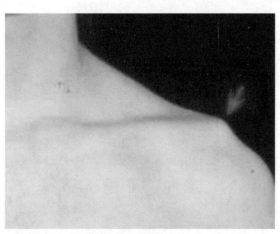

图8-12 左侧肩锁关节部位隆起（白箭头）

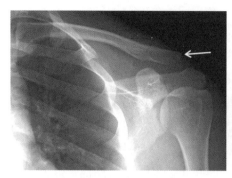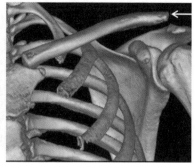

左肩关节 X 线正位片　　　　表面阴影重建示：左侧肩锁关节脱位，
　　　　　　　　　　　　　　锁骨明显上移（白箭头）

图 8-13　肩锁关节损伤（男，33 岁）

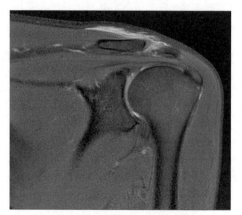

图 8-14　MRI 平扫检查图像

注：患者，男，48 岁。肩锁韧带部分撕裂，周围软组织肿胀。

【诊断】①有外伤史；②由于肩锁关节位于皮下，可见到局部隆起，双侧对比更加明显，局部压痛；③ X 线可见明确肩锁关节分离。

九、肩峰下滑囊炎

肩峰下滑囊炎又名三角肌下滑囊炎，是指各种刺激因素致肩峰下滑囊的无菌性炎症反应性病症。滑囊顶部附着于肩峰和喙肩韧带的下方，以及三角肌发自肩峰的深面纤维上，其底部附着于肱骨大结节上方和肩袖上。肩关节外展、内旋时，此滑囊随肱骨大结节滑入肩峰的下方而不能被触及。滑囊主要作用是将肱骨大结节与三角肌、肩峰隔开，减少肱骨大结节在肩峰下方的摩擦。肩峰下滑囊容易受到急性创伤和反复微创而导致损伤。50 岁以上中老年人常见。

【病因】急性创伤是当患者做运动或摔倒时，肩部直接受到撞击的结果。投掷、打保龄球、提沉重公文包、从事需要长期高举手臂于身体上方的工作、肩袖受伤或者与流水线生产工作有关的重复性动作也可能会导致肩峰下滑囊炎。如果炎症变成慢性病程，就可能发生滑囊的钙化。肩关节退行性改变也是其发生因素。

【临床表现】肩峰下滑囊炎多不是原发性的，而是继发于邻近组织的病变。主要症状表现为肩部疼痛、运动受限和局部压痛。疼痛位于肩部深处，常涉及三角肌止点，亦可向肩胛部、手部等处放射。为减轻疼痛患者常使肩处于内收、内旋位。随着滑囊壁的增厚、粘连，肩关节活动度逐渐减小，活动肩部时疼痛加重，尤以外展外旋时明显。肩峰下方有压痛，如果滑囊肿胀，则整个肩部都有压痛，晚期可见肩部肌肉萎缩。

【检查】彩超及 MRI 检查可见肩峰下方滑囊积液、囊壁肿胀、滑囊肥厚（图 8–15）。

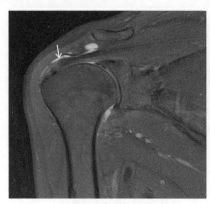 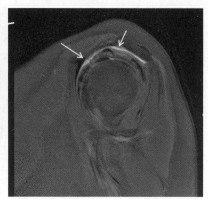

肩峰下滑囊炎　　　　　　　　肩峰下滑囊积液（白箭头）

图 8-15　右侧肩关节 MRI 平扫检查图像（女，41 岁）

【诊断】①肩关节前上方疼痛，夜间尤明显，严重时可影响睡眠；②肩关节活动受限；③肩峰下方和肱骨大结节附近有局限性压痛；④撞击试验阳性，患侧肩关节上举 60°～120° 时可见疼痛弧征；⑤肿胀随肩关节的活动而移位，当滑囊肿胀合并有积液时，可见肩关节膨胀增大，三角肌前侧形成一个隆起；⑥超声、MRI 显示肩峰下方滑囊内可见积液、囊壁肿胀、滑囊肥厚。以上病史和体征具备前 3 项，加上后 3 项中任 1 项即可诊断。

十、四边孔综合征

四边孔综合征即旋肱后动脉和腋神经或腋神经的一个主要分支在四边孔处受压后所引起的一系列临床症候群。其主要发生在优势肢体。

【病因】外伤是常见原因。常为肩部骨骼肌、肱骨或肩关节的病变，军人过度进行双杠运动、俯卧撑训练，肱骨外科颈骨折，肩关节脱位及不正确使用腋杖挤压四边孔内腋神经等均可导致本病。

【临床表现】首先是上肢的间歇性或进行性疼痛、麻木，可至上臂、前臂和手。在肩关节前屈、外展、外旋时症状加重，一些患者有夜间疼痛史，大多数患者的症状在不知不觉中加重。三角肌可能有萎缩，其他肌肉均正常，肩外展受限，或外展力量下降，肩外侧和上臂外侧感觉减退，从后方按压四边孔有一明显的局限性压痛，压痛可能偏向该孔的外侧。

【检查】电生理检查可发现肩部三角肌有纤颤电位，腋神经传导速度减慢。

【诊断】①肩部外伤史或过劳史；②三角肌或上肢其他肌肉肌力减弱或麻痹；③四边孔处固定压痛，局部皮肤感觉障碍；④肌电图提示腋神经损伤；⑤影像学检查排除其他疾病。

十一、肱骨髁上棘突综合征

肱骨髁上棘突综合征是指在肱骨内上髁上方 3 ~ 7 cm 处，有一个异生的肱骨髁上棘突，临床少见，其发生率占人口总数的 0.1% ~ 2.7%，多呈钩状，棘突的长短不一，但大部分不超过 20 mm。在尸体解剖中发现，有肱骨髁上棘突者，其中 2/3 有一根韧带（Struthers 韧带）将肱骨内上髁与肱骨髁上棘连接起来，形成一个骨纤维管，当正中神经穿越此管时，可被卡压。

【病因】主要病因是职业劳动使肘关节反复做屈伸运动，被卡压和摩擦的正中神经发生充血、水肿、粘连、瘢痕等改变。另外，肿物生成可能导致神经卡压加重，更易形成肱骨髁上棘突综合征。

【临床表现】病程初期，患者感到手指屈曲无力，拇指对掌无力；正中神经支配的手指感觉障碍，表现为痛觉迟钝、痛觉过敏或麻木感；逐渐出现肘内上方的疼痛不适，并扩展为前臂和手部的疼痛。其疼痛常为针刺样或烧灼感。

【检查】X 线或者 CT 检查可见肱骨髁上突（图 8-16）。神经肌电图检查有助于明确诊断。

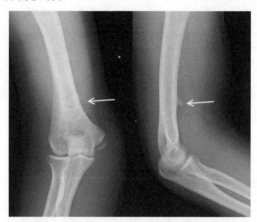

图 8-16　X 线检查图像

注：患者，男，45 岁，右肱骨髁上突（白箭头）；肱骨内上髁撕脱骨折。

【诊断】①病史较长，手指麻木，拇指对掌肌力减弱；②压痛点在肱骨下段内侧，该处可扪及骨性突起；③在肱骨内上髁部蒂内尔征阳性。

十二、肱骨外上髁炎

肱骨外上髁炎俗称网球肘，是比较常见的疾病，因半数的打网球者得此病，故称其为网球肘。它是以前臂伸肌起点，特别是桡侧伸腕短肌的慢性撕拉伤，以疼痛、触痛，做握持、伸腕、前臂旋后动作时肱骨外上髁部疼痛等为主要表现的慢性损伤性疾病。本病是中年人的特发性疾病，多为 40 岁左右人群，女性多发，特别是年龄在 42 ~ 46

岁女性群体，其发病率可高达10%。

【病因】前臂伸肌肌肉在反复收缩牵拉肌肉起点的时候，造成慢性损伤，多见于打网球、打羽毛球运动中。经常反手发力的运动员、手工业者、家庭主妇属易发人群。

【临床表现】主要表现为肘关节外侧疼痛，疼痛持续，有时波及两侧，常向前臂放射；不能提重物，无法做前臂旋前外旋的动作，如拧毛巾。肱骨外髁部位压痛。

【检查】X线片有时可表现为肱骨外上髁附着部位钙化。必要时可行MRI检查（图8-17）。

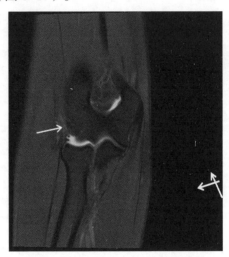

图 8-17　右肘 MRI 平扫检查图像

注：患者，女，26岁，肱骨外上髁炎，伸肌总腱及桡侧副韧带复合体近端信号增高（白箭头）。

【诊断】①起病缓慢，初起时在劳累后偶感肘外侧疼痛，此后日常生活、劳作、运动时候逐渐出现疼痛加剧（如拧毛巾、旋转门把手、打网球时反手击球），前臂无力；②检查时可发现肘关节的外上方压痛明显；肘关节活动度正常；③Mills征阳性。

十三、肱骨内上髁炎

肱骨内上髁炎也称为高尔夫球肘，起病隐匿，常见于前臂使用频繁、劳动强度大的中老年人和一些特殊工种劳动者，如木工、高尔夫球运动员等。多发生于 40 ~ 50 岁，男性和女性发病率相近。

【病因】前臂屈肌起点反复牵拉刺激造成累积性损伤。

【临床表现】主要表现为肱骨内上髁部位疼痛，疼痛为持续性，活动后加重，反复强力旋前动作时最为显著。在肘关节内侧局部压痛，压痛点沿着内上髁或沿旋前圆肌与桡侧屈腕肌走行，可伴局部肿胀和皮温升高。

【检查】X 线检查一般无异常。MRI 平扫可见肱骨内上髁屈肌起始处增厚伴不同程度信号增高（图 8-18）。

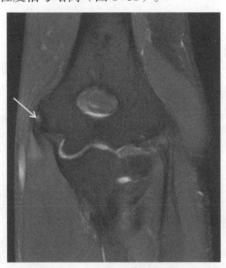

图 8-18　MRI 平扫检查图像

注：男，58 岁，左肘关节 MRI 平扫检查示左肱骨内上髁炎，屈肌总腱于肱骨内上髁附着处呈斑片状压脂高信号（白箭头）。

【诊断】①好发于高尔夫球运动员、木工等职业人群；②起病缓慢，逐渐出现肘关节内侧疼痛；③肘部的活动范围正常，但患侧的握力减弱；④高尔夫球肘试验阳性，即先固定患者的前臂，让患者握紧拳头并主动屈曲腕部，然后检查者试着用力将患者的腕部伸展，此时肘内侧突然出现疼痛。

十四、肘关节剥脱性骨软骨炎

肘关节剥脱性骨软骨炎是一种关节软骨下骨无菌性坏死，临床少见，多发生在肱骨小头。

【病因】一般认为与外伤、感染、遗传及内分泌障碍有关。多发生于青春期男性，从事投掷、网球、羽毛球等项目的运动员以及体育爱好者，由于长期反复用力屈伸、旋转肱桡关节，过度压力、剪切力导致肱桡、肱尺关节软骨缺血坏死，病变部位与周缘正常组织分离，软骨瓣松动自软骨下骨表面剥离脱落，最终形成关节内游离体。

【临床表现】一般起病较隐匿，症状逐渐加重。早期只是在肘关节活动后感到肘部钝痛，间歇性发生关节肿胀和活动障碍，经休息后好转。如果坏死的骨块脱落成游离体，可出现关节交锁，后期发展成骨关节炎。

【检查】X线片中早期可看到肱骨外髁关节面不规则，可能见到关节游离体。MRI检查和关节镜检查也具有辅助诊断的作用（图8-19）。

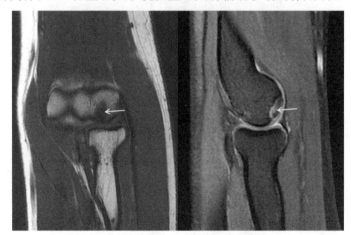

图 8-19　左肘 MRI 平扫检查图像

注：患者，女，15岁，左肱骨小头剥脱性骨软骨炎（白箭头）。

【诊断】①青春期男性多见。②肘关节疼痛，反复地发生肿胀或交锁；③查体可见肘关节活动受限，局部压痛和关节肿胀；④ X 线片中早期可看到肱骨外髁关节面不规则，也可能见到关节游离体。MRI检查和关节镜检查也具有辅助诊断的作用。

十五、肱二头肌远端肌腱断裂

肱二头肌远端肌腱断裂临床上很少见，一旦诊疗不当可导致前臂功能障碍，从而影响患者的日常生活。肱二头肌远端附着在桡骨粗隆。

【病因】肱二头肌远端肌腱断裂可分为急性损伤和慢性损伤。在慢性损伤中，肱二头肌腱反复受力导致胶原蛋白合成失衡，从而导致肱二头肌腱病。急性损伤可见于短暂的剧烈运动中，尤其在缺乏热身运动或者运动时保护措施不足等情况。

【临床表现】当抗阻力屈肘时可突然发生肱二头肌远端止点处断裂，此时患者感到疼痛，听到"噼啪"响声，然后出现肿胀、疼痛和压痛。屈肘和前臂旋后受限。在屈肘时肱二头肌肌腹形成球形肿块，这和肱二头肌长头肌腱断裂相似。

【检查】彩超检查及 MRI 检查可以明确诊断（图 8-20）。

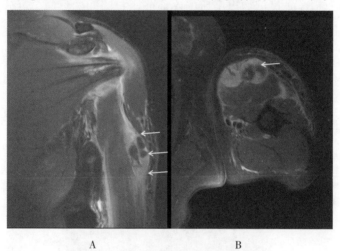

A   B

图 8-20　左上臂 MRI 平扫检查图像

注：患者，男，62 岁，左肘部撑床后即感觉左上臂部疼痛伴有包块，肱二头肌远端肌腱断裂，断端回缩，伴血肿形成（白箭头）。

【诊断】①该病患者一般有肘关节牵拉病史，在肘窝部位出现撕裂感觉，部分患者肘关节屈曲无力，其中以前臂旋后困难为显著表现；②体检时发现该肌腱正常结构消失及明显畸形；③ MRI 检查对判断肱二头肌腱的完整性有重要意义。

十六、肘关节内侧副韧带损伤

肘关节内侧副韧带是由前束、后束、斜束组成的。前束起于肱骨内上髁的前下方和内下方，止于尺骨冠突内侧缘结节处。后束则起于肱骨内上髁的后下方和内下方，呈扇形止于鹰嘴内侧弧形骨面。斜束起于冠突内侧缘凸起的小结节上，止于鹰嘴内侧骨面上。内侧副韧带损伤多因外伤所致。

【病因】损伤多发生于从事排球、标枪、篮球、铁饼等过头投掷类运动的运动员中，常因急速外翻力量致肘关节内侧副韧带损伤、撕裂。部分患者也因以前臂外展，手或者前臂撑地跌倒致伤。慢性损伤时可因重复受伤的动作导致损伤后疼痛。

【临床表现】肘关节内侧副韧带损伤最常见的症状是投掷加速期的疼痛，其次是投掷物出手后的疼痛或击打瞬间的疼痛。可分为急性损伤及慢性损伤。急性损伤时肘内侧有"砰"的响声，突发疼痛，无法活动。慢性损伤主要因长期从事投掷运动，肘关节内侧反复发作局限性疼痛，以投掷时较明显。急性损伤时可有血肿，慢性损伤时可见屈肘畸形。

【检查】MRI 检查可以明确诊断（图 8-21）。

【诊断】①外伤病史；②在肘关节内侧副韧带部位有压痛，外翻应力试验阳性；③可行 MRI 检查明确诊断。

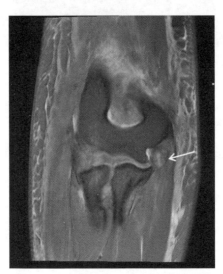

图 8-21　右肘关节 MRI 平扫检查图像

注：患者，女，35 岁，内侧副韧带断裂，前束纤维中断、呈波浪状（白箭头）。

十七、肘关节外侧副韧带损伤

肘关节外侧副韧带是维持肘关节后外侧旋转稳定性的最重要结构之一。肘关节外侧副韧带损伤多见于 20 ~ 30 岁，外伤是主要原因，主要引起肘关节后侧外旋不稳。

【病因】肘关节外侧副韧带损伤最常见的病因是肘关节脱位。当前臂旋后，腕背伸位着地，轴向应力和外翻应力导致肘关节脱位、外侧副韧带损伤。其他原因包括临床上对肱骨外上髁炎处理不当，切除组织过多或多次激素注射。

【临床表现】患者通常为外伤病史后出现肘部疼痛。患者肘关节反复弹响、别卡感、交锁，严重者可有关节脱开感。肘关节活动度一般正常。患者常自感"不稳定"。

【检查】X 线片可显示肘关节外侧间隙增大，当前臂旋后时可出现旋转半脱位，桡骨头与肱骨小头分离。MRI 可明确韧带损伤情况（图 8-22）。

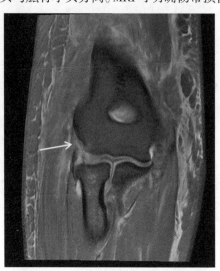

图 8-22　右肘 MRI 平扫检查图像

注：患者，女，35 岁，右肘关节外侧副韧带近端断裂，外侧副韧带及伸肌总腱近端纤维不连续、局部呈压脂高信号。

【诊断】①常有明确的骨折或脱位病史；②患者肘关节反复弹响、别卡感、交锁，严重者可有关节脱开感；③外侧轴移试验呈阳性；

④ MRI 检查可辅助诊断。

十八、骨化性肌炎

临床上，将骨组织以外发生的骨化现象称为异位骨化，将继发于创伤或者手术后的异位骨化称为创伤性骨化性肌炎。肘关节周围是骨化性肌炎的好发部位之一。肘关节骨折合并脱位者发病率更高。

【病因】这种异位性骨化常与肘部创伤有关，其发生率约为 3%。

【临床表现】患者常先发现肘部软组织肿块，较硬，逐渐增大，伴有疼痛，但夜间不痛。8 周后肿块停止生长，疼痛消失，但影响肘关节活动，甚至强直。

【检查】X 线片可见到骨化影，最初呈云雾状环形钙化，以后轮廓逐渐清楚，中央透亮，最后呈致密骨化影（图 8-23）。放射性核素骨扫描在伤后 1 周可发现浓集，该项检查具有早期诊断价值。

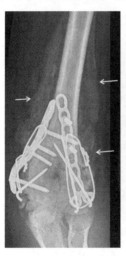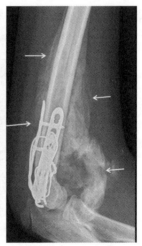

正位　　　　　　　　　　侧位
图 8-23　右肘 X 线检查图像

注：患者，女，12 岁，右肘骨折脱位术后 3 月，骨化性肌炎（白箭头）。

【诊断】①有明确外伤或手术史；②肘关节局部疼痛、肿胀、关节挛缩、畸形、僵硬和功能障碍；③ X 线检查可辅助诊断。

十九、类风湿性肘关节炎

类风湿性关节炎是累及全身多关节的疾病，其中 20% ~ 40% 患者可以出现肘关节病变。

【病因】类风湿性关节炎的发病机制目前尚不明确，基本病理表现为滑膜炎、血管翳形成，并逐渐出现关节软骨和骨破坏，最终导致关节畸形和功能丧失，可并发肺部疾病、心血管疾病、恶性肿瘤及抑郁症等。

【临床表现】主要表现为肘关节的疼痛、肿胀和逐渐加重的运动功能障碍。肘关节的疼痛、肿胀是类风湿性肘关节炎早期的主要症状；随着病程的进展，肘关节面完全被侵蚀，可伴有肘关节不稳，最终可出现肘关节强直。

【检查】X 线片提示关节间隙狭窄甚至消失，最终关节面完全被破坏（图 8-24）。

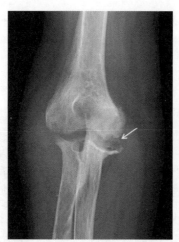

图 8-24　右肘 X 线正位检查图像

注：患者，女，48 岁，类风湿性关节炎，关节面骨质破坏、吸收（白箭头）。

【诊断】①患者主诉肘关节疼痛以及活动受限；②肘关节疼痛、活动受限；③血清类风湿因子阳性；④肘关节 X 线、CT 或 MRI 检查显示关节间隙变窄、关节周围骨质侵蚀性破坏以及严重的骨质疏松。

二十、尺骨鹰嘴滑囊炎

尺骨鹰嘴滑囊炎又称肘后滑囊炎或矿工肘，是指尺骨鹰嘴滑囊因创伤、感染、劳损、摩擦等因素刺激而出现的滑囊充血、水肿、增生、钙化及渗出的炎症性疾病。多发于常用肘部支撑工作的矿工和常以上肢劳动为主的人群。当尺骨鹰嘴发生损伤时，滑液渗出增多，而引起尺骨鹰嘴滑囊肿痛和关节活动受限，尺骨鹰嘴滑囊壁纤维化，局部肿胀。

【病因】在正常情况下，尺骨鹰嘴皮下囊、鹰嘴腱内囊和肱三头肌腱下囊可分泌滑液，润滑肱三头肌及有关筋膜。肘关节背面局部受撞击可使滑囊发生急性损伤，滑液渗出增多，局部肿胀、疼痛。待自我修复后滑囊由于瘢痕闭锁，不能正常分泌滑液，引起尺骨鹰嘴滑囊肿痛和肘关节滞动。肘部长期的磨损可引起积累性损伤，而使尺骨鹰嘴滑囊壁增厚、纤维化，局部轻度肿胀，皮下可有摩擦感，或能触及块状韧性结节。

【临床表现】主要表现为尺骨鹰嘴上方有 2 ~ 4 cm 的囊肿，伸展肘关节时疼痛加重，因此被迫弯曲肘关节，患者的生活和工作受到严重影响。可有轻微压痛。

【检查】彩超或者 MRI 检查可辅助诊断（图 8-25）。

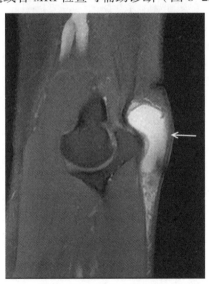

图 8-25　MRI 检查图像

注：患者，男，60 岁，尺骨鹰嘴滑囊炎，尺骨鹰嘴后方多量积液（白箭头）。

【诊断】①有外伤、劳损史，肘关节呈半屈状态，伸肘时疼痛加剧；②肘关节背面疼痛，屈伸受限；③可在肘关节背面触及囊样肿物，质软，有轻度移动、波动感，轻微压痛；④彩超检查及 MRI 检查有辅助诊断作用。

二十一、肘关节骨关节炎

肘关节骨关节炎属于关节退行性改变，患者多为从事重体力劳动的中老年男性，还有少数因截肢需要依靠轮椅或拐杖生活者。

【病因】主要由关节软骨退行性改变致关节炎，多见于体力劳动者。

【临床表现】主要症状包括肘关节伸直度减小、活动终末期疼痛和机械性症状，如嵌夹或交锁。

【检查】X 线片显示关节间隙狭窄、骨赘增生游离体和骨关节炎典型的软骨下硬化（图 8-26）。

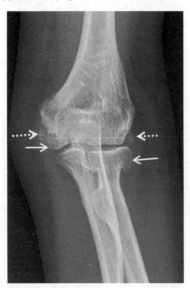

图 8-26　左肘 X 线正位检查图像

注：患者，女，57 岁，左肘骨关节炎，肱桡关节间隙明显变窄，关节缘不同程度增生（白实箭头），肘关节内外侧见多个游离体（白虚箭头）。

【诊断】①从事重体力劳动的中老年男性；②肘关节活动受限、疼痛；③根据 X 线检查结果，可做出诊断。

二十二、旋前圆肌综合征

旋前圆肌综合征是前臂的正中神经在肘窝处经过时由于各种因素

作用受到卡压，表现为正中神经受损后运动及感觉功能障碍的一系列临床症状。好发于强有力的前臂旋转工作者，男性多于女性。

【病因】因长期反复地循环载荷和应力集中或超限载荷，使旋前圆肌筋膜和肌肉因损伤产生代偿性增生肥厚、肿胀、痉挛等变化，通过此处的正中神经可被增生的组织卡压导致相应临床症状。

【临床表现】主要表现为前臂近端不适、疼痛，前臂的旋转活动、提拿或抬放重物可以诱发疼痛。手掌部及桡侧三指伴麻木或感觉异常。拇、示、中指屈曲力量减弱，大鱼际肌可有萎缩。前臂近侧有压痛。

【检查】神经电生理检查可明确神经损伤的部位。

【诊断】①强有力的前臂旋转病史；②前臂近侧疼痛，正中神经支配区域肌力下降、感觉异常；③肘部附近、旋前圆肌深面蒂内尔征阳性，正中神经激发试验阳性；④神经电生理检查可明确损伤部位。

二十三、肘管综合征

肘管综合征又称肘部尺神经卡压综合征、迟发性尺神经炎等，是临床上最常见的尺神经卡压病变，也是最常见的上肢神经卡压症之一。肘管是尺侧腕屈肌肱骨头、尺骨鹰嘴之间的纤维性筋膜组织和肱骨内上髁后的尺神经沟围成的骨性纤维鞘管。该疾病多见于中老年男性。

【病因】临床上常见的主要因素有以下几种：①尺侧腕屈肌两头之间的膜性组织产生的压迫；②肌肉变异，即滑车上肘后肌的压迫；③Struthers弓形组织压迫；④尺神经反复性地"脱位"或"半脱位"；⑤发生在肘关节的类风湿性滑膜炎等疾病对尺神经产生影响；⑥肘关节陈旧性创伤、畸形等压迫尺神经；⑦肘部的肿物等占位性病变导致的压迫。上述各种因素导致尺神经长期处于受压、被牵拉状态，逐渐产生局部尺神经水肿、缺血等改变，进而出现临床症状。

【临床表现】患侧环指和小指有疼痛、麻木等感觉障碍；患侧尺神经支配的手内在肌肌力降低、萎缩等，表现为手内收、外展活动受限、手的精细活动受限，虎口区肌肉萎缩等；尺侧腕屈肌及环指小指指深屈肌的肌肉力量变小；病情严重的患者可出现手部外形的改变——爪形手。

【检查】神经电生理检查结果可作为神经损伤的诊断依据。MRI检查可见相关征象（图 8-27）。

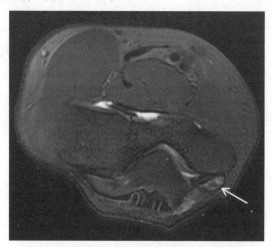

图 8-27　右肘关节轴位 MRI 平扫检查图像

注：患者，男，45 岁，肘管综合征，尺神经增粗、肿胀（白箭头）。

【诊断】①肘部外伤、手术史，从事易致病的相关职业，如体力工作者、汽车司机等，有肘部受压的生活习惯及长期屈肘动作等；②临床表现：桡侧三指麻木不适、针刺感或蚁走感，或感觉异常，手指精细动作笨拙、无力、灵活性差，环指、小指的屈指力量及屈腕力量减弱，出现爪形手畸形；③肘部蒂内尔征阳性、屈肘试验阳性及Froment 征阳性；④神经电生理检查可明确损伤部位。

二十四、腕关节炎性疼痛

腕关节炎患者通常主诉难以忍受的疼痛。在腕关节软骨因各种原因受到损伤时，容易形成腕关节炎。腕关节炎主要表现为腕部疼痛、肿胀和功能障碍，握力减弱也很常见。

【病因】骨关节炎是导致腕关节疼痛最常见的关节炎形式。类风湿性关节炎、创伤后关节炎和银屑病性关节炎也是腕关节炎性疼痛的常见原因。这些类型的关节炎会导致构成功能单元的关节、肌腱以及其他结缔组织发生改变，从而显著改变腕关节生物力学。

【临床表现】大多数继发于骨关节炎或创伤后关节炎的腕关节炎性疼痛主要分布于腕和手周围区域。疼痛在活动时加重，休息和热敷可缓解。疼痛性质为持续性酸痛，可能影响睡眠。活动腕关节时可能有摩擦感或弹响感，查体时可能出现捻发音。如果因类风湿性关节炎造成疼痛和功能障碍，掌指关节通常会受累产生典型的畸形。除疼痛外，患者通常因为腕关节活动度下降，腕功能逐渐减退，使得简单的日常活动都变得困难，如使用计算机键盘、握持咖啡杯、转动门把手和拧瓶盖。如果腕关节持续性废用，可能发生肌肉萎缩，形成粘连性关节炎，最后形成关节硬化。

【检查】腕关节炎性疼痛的患者均应行 X 线检查（图 8-28），根据患者的临床表现，可能需要额外的检查，包括血液常规、血沉和 ANA。如果怀疑有关节不稳，则须行腕关节 MRI 检查，如果怀疑有感染，应该根据情况紧急程度，进行滑囊液革兰氏染色及细菌培养，并使用适当的抗菌药物进行治疗。

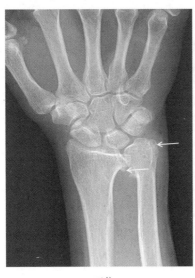 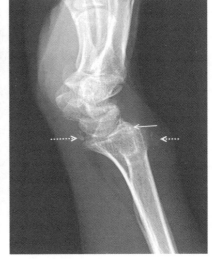

正位　　　　　　　　　　　　　　侧位

图 8-28　X 线检查图像

注：患者，女，58 岁，右腕关节疼痛 4 月，关节缘增生（白实箭头），掌侧游离体形成（白虚箭头）。

【诊断】骨关节炎是腕关节炎性疼痛的最常见原因，类风湿性关节炎、创伤后关节炎也是常见原因。少见的原因包括自身免疫性疾病、感染、绒毛结节性滑囊炎和莱姆病。急性感染性关节炎经常伴随明显的全身症状（包括发热和乏力），可以很容易鉴别，并应给予抗菌药物治疗。自身免疫性疾病的常见临床表现与多发性关节病变相似，而不是局限于腕关节，但对于自身免疫性疾病所导致的腕关节炎性疼痛，关节内注射药物疗效显著。

二十五、腕三角软骨盘损伤

腕三角软骨盘损伤也称腕三角纤维软骨盘损伤，是临床上骨科常见的疾病之一。

本病主要因跌倒时、手掌撑地、腕关节过度背伸、前臂旋前或向尺侧偏斜等扭转挤压的暴力致伤。三角纤维软骨盘挤压于尺骨和三角骨及月骨之间而发生破裂或撕脱。也有腕部做过多的支撑固定动作时，因反复背伸、旋转挤压引起软骨的慢性损伤。多见于体操、排球运动中。易被忽略，导致经久不愈，严重影响运动员的训练。

【病因】该病损伤的原理是由于前臂极度旋转时，尤其是在腕背伸下的旋前时，会使尺桡骨的远端趋向分离，三角纤维软骨盘会被拉紧、扭动，如果旋转力或剪切力作用过大，就会使三角纤维软骨盘的附着处撕断或分离，甚至使三角纤维软骨盘本身撕裂，而桡尺远侧关节间亦可产生不同程度的扭伤分离或脱位，因此三角纤维软骨盘和桡尺远侧关节的受损机会很多。

【临床表现】患者往往诉腕关节尺侧或腕关节内疼痛，感到腕部软弱无力，当前臂或腕部做旋转活动时，疼痛加重。

【检查】在各种运动中，腕部三角纤维软骨盘损伤的发生，绝大多数是由慢性损伤或劳损所致。主要是因运动中前臂和腕部反复的旋转负荷过度，使三角纤维软骨盘长期受到碾磨或牵扯，以及桡尺远侧关节受到过度的剪切力作用而引起。而准备活动不充分，前臂与腕关节柔韧性较差等，也是造成损伤的一些原因。而急性损伤大多是因摔倒时手掌撑地而引起。图 8-29 为某患者右腕关节 MRI 平扫检查图像。

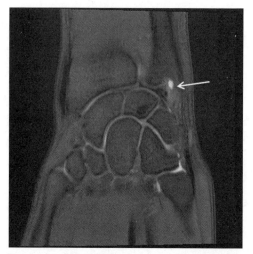

图 8-29　某患者右腕关节 MRI 平扫检查图像

注：患者，男，22 岁，三角纤维软骨盘尺侧撕裂（白箭头）。

【诊断】检查时，多无腕部肿胀，压痛点多局限于尺骨茎突远方的关节间隙处和桡尺远侧关节背侧间隙部，做腕关节背伸尺侧倾斜受压动作时，即可出现疼痛。如有些伤者有桡尺远侧关节松弛或半脱位、脱位，则可发现尺骨小头明显地在腕背部隆起，推之活动范围明显增加（可与正常侧比较），按之可多平展、松手又见隆起，握力检查有减退。

二十六、腕舟骨坏死

腕舟骨坏死是一种以腕舟骨坏死、硬化和塌陷为主要特征的骨科疾病。腕舟骨坏死好发于 18 ～ 24 岁青年，体力劳动者多见，男性多于女性，右侧多见。

【病因】腕舟骨坏死的病因尚不完全明确，普遍认为是创伤后多因素共同作用的结果，对腕舟骨及其周围血管的反复创伤造成腕月骨、舟骨内部的血运障碍，并最终导致腕舟骨坏死的发生。其危险因素包括：患者年龄为 18 ～ 24 岁；体力劳动者；风锯、振荡器操纵者；一些疾病，如痛风、系统性红斑狼疮、镰状红细胞贫血和脑瘫。

【临床表现】腕舟骨坏死主要表现为腕关节胀痛、乏力，活动受限等。

【检查】本病早期症状不明显，常因体检或者在医生查体时发现，表现为腕背轻度肿胀，舟骨区有明显压痛。腕关节各方向活动均可受限，以背伸最明显，舟骨区压痛是医生考虑本病的首要条件。

1.影像学检查　X线等影像学检查（图8-30）是诊断腕舟骨坏死的主要手段，CT、放射性核素骨扫描或MRI检查有利于病情的准确分期，有助于确定治疗方法。

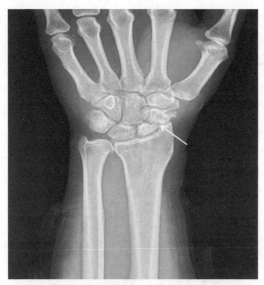

图8-30　左腕关节X线检查图像

注：患者，男，45岁，左腕舟骨陈旧性骨折伴坏死（白箭头）。

2.组织病理学检查　组织病理学检查见坏死骨的存在，可以诊断本病，也用于证实早期患者腕舟骨中活骨的存在，给治疗提供准确的方向，但因为有创，较少使用。

【诊断】腕舟骨坏死发病缓慢，常在体检或查体时发现。缓慢发病，腕关节胀痛、乏力，活动时加重，休息后缓解；随疼痛加重，腕部渐肿胀、活动受限而使患者无法坚持原工作；腕背轻度肿胀，舟骨区（腕关节大拇指侧）有明显压痛；腕关节各方向活动均可受限，以向手背弯曲最明显。

二十七、腕月骨坏死

【病因】关于腕月骨坏死的原因，各种报道不一，但普遍认为与慢性损伤、骨折有关。分析认为，损伤导致月骨滋养动脉闭锁，发生月骨缺血性改变，进一步发展出现月骨缺血性坏死。另有观点认为，本病与尺骨末端较桡骨相对过短，桡骨作用于月骨的应力增加有关，长期的应力作用，导致月骨劳损，滋养动脉损伤，出现无菌性坏死。

【临床表现】总结大量月骨软化疾病，根据月骨血运障碍情况、月骨的X线表现及临床症状，将本病大致分为4期：Ⅰ期仅表现为腕疼痛，尤以腕背伸时明显，X线片表现无变化；Ⅱ期表现为腕疼痛进一步加重，手的握力较健侧降低，X线片表现为月骨密度增高，骨小梁有不规则变化，但月骨形态正常；Ⅲ期表现为腕肿痛，疼痛可向前臂放射，腕背伸明显受限，X线片表现为月骨受压变扁，骨密度明显不均匀，但无月骨碎块；Ⅳ期在Ⅱ、Ⅲ期病变的基础上合并有月骨碎块，偶伴有腕管综合征出现。

【检查】X线片显示月骨有不均匀的致密阴影，早期月骨外形无改变，晚期出现月骨压缩、变形、变扁而宽，甚至有碎裂，还可出现创伤性关节炎（图8-31）。

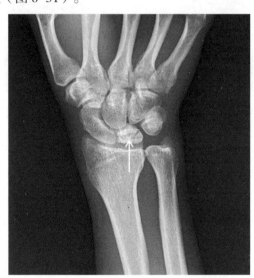

图8-31　右腕关节X线检查图像

注：患者，男，48岁，月骨坏死，关节面塌陷、密度不均匀增高（白箭头）。

【诊断】月骨坏死早期症状不典型，仅有腕痛、月骨区压痛和腕关节轻度功能障碍，易和腕关节软组织挫伤、慢性劳损、类风湿性腕关节炎、腱鞘炎、囊肿和尺骨腕骨撞击综合征相混淆。X线片对早期诊断亦不确切，故易疏忽而漏诊，多使病变发展到晚期，导致月骨塌陷、碎裂和发生创伤性关节炎。

二十八、腱鞘炎

当手部固定在一定位置做重复、过度活动时，使肌腱和腱鞘之间的摩擦频率增加，可导致水肿、纤维性变，引起内腔狭窄。而肌腱在狭窄的腱鞘内活动时，就容易出现疼痛和运动障碍，即腱鞘炎，又可称为狭窄性腱鞘炎。

【病因】可以是受伤、过分劳损（尤其见于手及手指）、骨关节炎、一些自身免疫性疾病，甚至是感染也有可能引起。一些需要长期重复使用劳损关节的职业如货物搬运工、乐器演奏家、打字员或需要长时间操作计算机的行业等，都会引发或加重此病。常见患处有手腕、手指、肩部等位置。女性及糖尿病患者易患上此病。患者感到关节疼痛、晨僵，通常关节晨僵的感觉在起床后最为明显，而症状并不会随着活动频繁而明显缓解。受影响的关节肿胀，甚至出现弹响，关节活动障碍。

【临床表现】腱鞘炎因发病部位不同症状也各异，临床上常见的有腕部的桡骨茎突狭窄性腱鞘炎、指屈肌腱鞘炎以及足底的跙屈肌腱鞘炎等。

桡骨茎突狭窄性腱鞘炎出现在腕部拇指一侧的骨突（桡骨茎突）处，表现为骨突周围有明显的疼痛和拇指活动受限，局部压痛。自我检查时可把拇指紧握在其他四指内，并向腕的内侧做屈腕活动，则桡骨茎突处出现剧烈疼痛。

指屈肌腱鞘炎多发生于拇指与中指的手掌面，清晨醒来时特别明显，患指表现为屈伸功能障碍，疼痛有时向腕部放射，指关节屈曲处有压痛，并可触到增厚的腱鞘及状如豌豆大小的结节。当弯曲患指时，突然停留在半弯曲位，手指既不能伸直，又不能屈曲，像被突然"卡"住一样，用另一手协助扳动后，手指又能活动，产生像扳枪栓样的动作及弹响，所以又被称扳机指或弹响指。

在穿高跟鞋的状态下长久地站立和行走使女性易发生足底跙屈肌腱鞘炎。身体的重心前移，全身的重力都集中在足底的前部，久而久之，腱鞘和肌腱间摩擦、炎症渗出等诱发腱鞘狭窄或炎症。

1. 疼痛　患者多数不能明确指出疼痛的部位，只诉关节"别扭"，运动时关节内有酸胀或发不出力的感觉。有时感到条带状疼痛。

2. 局部肿胀　发病肌腱会有条索状隆起，程度不一。

3. 功能障碍　发生于上肢手腕部的腱鞘炎多影响运动员发力，有时击球时会出现动作变形，发生于足踝部的腱鞘炎在运动步伐时会感到疼痛而影响动作。腱鞘是包绕肌腱的鞘状结构。外层为纤维组织，附着在骨及邻近的组织上，起到固定及保护肌腱的作用。内层为滑膜，可滋养肌腱，并分泌滑液有利于肌腱的滑动。由于反复过度摩擦，引起肌腱及腱鞘发生炎症、水肿、纤维鞘壁增厚形成狭窄环，肌腱的纤维化和增粗造成肌腱在鞘管内滑动困难，即为狭窄性腱鞘炎。

【检查】①局部肿胀：见上文腱鞘炎早期症状。②局部压痛：在伤部腱鞘及周围压痛明显。③抗阻试验阳性：由于患病肌腱腱鞘的炎症或肿胀，在关节过伸或过屈时会使疼痛加重，如桡骨茎突狭窄性腱鞘炎会有 Finkelstein 征阳性。辅助检查使用较少，但 X 线检查可见肌腱及其腱鞘有钙质沉积，也有助于本病的诊断。图 8-32 为某患者 MRI 平扫检查图像。

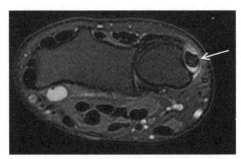

图 8-32　左腕轴位 MRI 平扫检查图像

注：患者，女，36 岁，尺侧腕伸肌腱鞘炎，尺侧腕伸肌周围积液（白箭头）。

【诊断】对本病的诊断主要是依靠其临床表现和查体，常使用肌腱触诊：触诊腕屈肌主要为桡侧腕屈肌、掌长肌、尺侧腕屈肌；伸腕肌主要为桡侧腕长、短伸肌及尺侧腕伸肌；触诊指伸肌，依次检查指总伸肌腱、示指固有伸肌腱、小指固有伸肌腱。接着触诊拇长展肌、拇短伸肌、拇长伸肌。注意其肌张力有无变化，有无触痛，运动有无障碍。

二十九、腕掌小关节关节炎

手的腕掌关节为滑膜平面关节，是衔接腕骨和掌骨之间的关节，可以使掌骨的基底互相连接起来。关节运动局限于轻微的滑动，而小指的腕掌关节的活动范围最大。腕掌关节的主要功能是进行手的抓握动作。绝大部分患者都有着相同的关节间隙。腕掌关节炎的症状主要为疼痛和功能障碍。

【病因】各种原因导致关节软骨受损后容易形成关节炎。骨关节炎是导致腕掌关节疼痛的最常见的关节炎类型。该病多见于女性，拇指最易受累，其他腕掌关节也容易受累，尤其是由创伤所致。腕掌关节炎的其他常见病因包括类风湿性关节炎、创伤后关节炎和银屑病性关节炎，不太常见的病因包括自身免疫性疾病、感染和莱姆病。急性感染性关节炎通常伴随显著的全身症状（包括发热和乏力），很容易鉴别，应该使用抗感染药物进行治疗而不是关节疼痛注射治疗。自身免疫性疾病的临床表现类似于多发性关节病变，而非局限于腕掌关节的单一关节病变，关节注射对于治疗继发于自身免疫性疾病的腕掌关节疼痛也有明显效果。

【临床表现】大多数继发于骨关节炎或创伤后关节炎的疼痛位于腕关节背侧。腕掌关节屈曲、伸展和尺侧偏移会加重疼痛，休息和热敷可缓解。疼痛性质为持续性酸痛，可能影响睡眠。部分患者在活动腕关节时会感觉到弹响，查体时可能会出现捻发音。

除了疼痛之外，腕掌关节炎通常伴随进行性功能障碍，由于捏夹和抓握力量减弱，患者的日常活动受到影响，如持笔或拧开罐子非常困难。如果因此减少使用腕掌关节，可能会出现肌肉萎缩，形成粘连性关节炎，最终导致关节硬化。

【检查】所有腕掌关节疼痛的患者需行 X 线检查。根据患者的临床表现，可能需要额外的检查，包括血液常规、血沉和 ANA。如果怀疑有关节不稳，需要进行腕掌关节 MRI 检查。如果怀疑有感染，根据情况紧急程度，应行革兰氏染色以及滑囊液细菌培养，并使用适当的抗菌药物进行治疗。由于舟骨骨折在腕关节 X 线片上常被遗漏，因此患者如果有创伤史，行 MRI 检查或放射性核素骨扫描可能有助于诊断。

【诊断】腕掌关节炎性痛常根据临床表现来诊断，X 线检查可辅助证实。少数情况下，腕掌关节炎性痛可能会与其他疾病相混淆，如桡骨茎突腱鞘炎及累及腕关节和手指的肌腱炎等。这些疾病以及痛风可能会同时存在，使诊断比较困难。如果有外伤史，应考虑腕掌骨隐匿性骨折。

三十、腱鞘囊肿

腱鞘囊肿是发生于关节或腱鞘内的囊性肿物，内含有无色透明或微呈白色、淡黄色的浓稠胶冻状黏液，旧称腕筋结、腕筋瘤、筋聚、筋结等。腱鞘囊肿不是肿瘤，囊肿中没有肿瘤细胞。本病好发于腕背和足背部，以青壮年女性多见。手腕背侧易形成腱鞘囊肿，这些囊肿覆盖于肌腱或关节间隙上方的位置，较常存在于月骨的关节间隙或桡侧腕伸肌的腱鞘内。腱鞘囊肿往往被认为是由于关节囊或腱鞘内的滑膜组织疝出而形成。这些组织可刺激滑膜，使其过度产生滑膜液，聚积在覆盖于肌腱或关节间隙上方的囊样腔内。单向阀门现象会造成滑膜液无法回流到滑膜腔，从而导致囊样腔进一步扩大。腱鞘囊肿也可能存在于腕关节掌侧面。女性发病率为男性的 3 倍。在手及腕关节软组织肿瘤当中，腱鞘囊肿占 65% ~ 70%，且任何年龄均可发生，在 40 ~ 60 岁发病率达高峰。

【病因】本病病因目前尚不清楚，可能与外伤和慢性劳损有一定关系。目前多数人认为是关节囊、韧带、腱鞘中的结缔组织因局部营养不良，发生退行性改变而形成囊肿。腱鞘囊肿与关节囊或腱鞘密切相连，但并不一定与关节腔或腱鞘的滑膜腔相通。囊壁外层为致密硬韧的纤维结缔组织，内层为光滑的白色膜遮盖，无衬里细胞。囊腔多为单房，但也有多房者，囊内多为无色透明胶冻状黏液。

【临床表现】过度屈曲和伸展动作会加重疼痛，休息和热敷可缓解。疼痛性质为持续性酸痛。患者就医的原因多为腱鞘囊肿影响了外观而非疼痛。与不透光的肿瘤不同，腱鞘囊肿触之平滑，可透光。触诊腱鞘囊肿可加重疼痛。

【检查】所有腱鞘囊肿的患者须行腕关节 X 线检查，以排除隐匿的骨性病变和肿瘤。超声检查可以帮助判断手腕处软组织肿块为囊性还是实性。根据患者的临床表现，可能需要额外的检查，包括血液常规、血沉和 ANA。在腕关节肿块性质诊断不清时，需要进行腕关节 MRI 检查（图 8-33、图 8-34）。

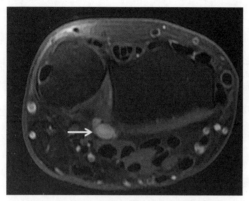

图 8-33　右腕 MRI 平扫检查图像

注：桡骨远端掌侧腱鞘囊肿，大小约 0.5 cm×0.3 cm（白箭头）。

【诊断】尽管腱鞘囊肿是最常见的一种腕部软组织肿块，仍需要与其他疾病进行鉴别。常见疾病包括感染、腱鞘炎、脂肪瘤、腕骨包块等。不常见的疾病，如恶性肿瘤包括肉瘤和转移癌也可能会混淆诊断。

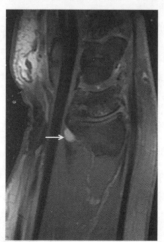

图 8-34　左腕 MRI 平扫检查图像

注：患者，女，55 岁，腕关节背侧腱鞘囊肿（白箭头）。

三十一、腕管综合征

腕管综合征是临床上最常见的神经卡压性病变，是由通过腕关节的正中神经在腕管内受到卡压所致。在腕管内卡压正中神经最常见的原因包括：屈肌腱鞘炎、类风湿性关节炎、妊娠、淀粉样变性以及其他在腕管内卡压正中神经的占位性病变。神经卡压的症状主要表现为手和腕关节疼痛、麻木、感觉异常和无力，并可放射至拇指、示指、中指和环指的桡侧。这些症状也可能放射至前臂。不处理的话，会导致运动功能障碍进行性加重，最终造成受累手指屈曲挛缩。通常在重复性腕关节活动或者腕关节反复受压之后（如将手腕停靠在计算机键盘边缘）产生症状。正中神经在进入腕管处的部位受到直接创伤，也可能引起相似的临床表现。

【病因】腕管是一个缺乏伸展性的骨性纤维管道，管内通过的组织排列十分紧密，任何增加腕管内压的因素，都可使正中神经受到压迫而产生一系列症状。

1. 腕管容积减小　屈肌支持带可因内分泌病变（肢端肥大症、黏液性水肿等）或外伤后瘢痕形成而增厚，腕部骨折、脱位（桡骨远端骨折、腕骨骨折和月骨周围腕骨脱位等）可使腕管后壁或侧壁突向管腔，使腕管狭窄，压迫正中神经。

2. 腕管内容物增多　腕管内腱鞘囊肿、神经鞘膜瘤、脂肪瘤、外伤后血肿机化，以及滑囊炎、指屈肌肌腹过低、蚓状肌肌腹过高等，都将过多占据管腔内空间，而使腕管内各种结构相互挤压、摩擦，正中神经较为敏感，容易受压而产生症状。

部分患者虽然没有上述原因，但由于长期反复过度用力做腕背伸、掌屈动作，如木工、厨工等，腕管内压力反复出现急剧变化，在过度屈腕时腕管内压力明显上升，过度伸腕时腕管内压力比过度屈腕时更高。这种压力改变刺激正中神经，也会发生正中神经在腕管部的慢性损伤。

【临床表现】本病主要表现为正中神经受压后，引起腕以下正中神经支配区域内的感觉和运动功能障碍。患者桡侧 3 ~ 4 个手指麻木、刺痛或烧灼样痛、肿胀感。患手握力减弱，拇指外展、对掌无力，握物、端物时偶有突然失手的情况。夜间、晨起或劳累后症状加重，活动或甩手后症状可减轻。寒冷季节患指可有发冷、发绀等改变。病程长者大鱼际萎缩，患指感觉减退，出汗减少，皮肤干燥、脱屑。屈腕试验阳性，即在掌屈腕关节的同时压迫正中神经 1 ~ 2 min，患指麻木感加重，疼痛可放射至中指、示指。叩击试验（蒂内尔征）阳性，即用手指叩击屈肌支持带处，沿正中神经分布区有如电击等异常感觉。

【检查】肌电图可以用于鉴别神经根型颈椎病、糖尿病周围神经病变以及腕管综合征。诊断考虑腕管综合征时须行 X 线检查，以便排除隐匿的骨性病变。根据患者的临床表现，可能需要额外的检查，包括血液常规、血尿酸浓度、血沉和 ANA，以排除造成患者疼痛的其他原因。若怀疑存在关节不稳、占位性病变或为了证实正中神经存在急性受压时，应行腕关节 MRI 检查。超声检查也对腕管综合征有一定的诊断价值。研究表明，神经的横截面积与腕管综合征有密切的关系。

【诊断】腕管综合征常被误诊为拇指腕掌关节炎、神经根型颈椎病或糖尿病周围神经病变。患有拇指腕掌关节炎者可具备 Watson 试验阳性及关节炎的影像学证据。多数神经根型颈椎病可表现为颈部疼痛伴随反射、运动和感觉功能异常，而腕管综合征患者没有反射异常，运动和感觉功能异常只局限于正中神经远端支配区。糖尿病周围神经病变一般表现为双侧全手掌对称性感觉缺失，而不是按照正中神经支配区分布。需要注意的是，神经根型颈椎病和正中神经卡压综合征可能同时存在，形成双重挤压综合征。糖尿病患者也常见合并腕管综合征，但同时合并糖尿病周围神经病变并不常见。

三十二、扳机拇

扳机拇是由第一掌骨头端压迫拇长屈肌腱产生炎症和肿胀所致。此区域的籽骨也可压迫肌腱造成创伤。

【病因】肌腱常因经过这些骨性突起时反复运动或受到压迫而受损。如果炎症、肿胀迁延为慢性，腱鞘可能增厚而缩窄。肌腱上通常会形成结节，当患者屈曲和伸展拇指时可触及。这种结节可能会卡在腱鞘中形成扳机现象，进而造成拇指卡住或锁定。肌腱滑车机制的病理改变也参与形成扳机现象。经常从事一些重复性活动，如握手或是需要拇指反复搓捏的动作（如玩电子游戏或经常玩纸牌），这类人容易发生扳机拇。

【临床表现】扳机拇的疼痛位于拇指根部的掌侧，疼痛持续存在，且在拇指收拢时加重（与桡骨茎突腱鞘炎的疼痛不同，其疼痛多分布于桡骨茎突近端）。患者发现自己无法握持咖啡杯或笔，常伴随失眠，患者常在醒来后发现拇指固定在屈曲位。查体可见肌腱部位有压痛和肿胀，最明显压痛点在拇指根部。患者在屈曲和伸展拇指时会出现弹响感。疼痛可导致拇指活动度下降，还可能出现扳机现象。如前所述，拇长屈肌腱上可触及结节。

【检查】所有表现为扳机拇的患者均须行 X 线检查，以排除隐匿的骨性病变。根据患者的临床表现，可能需要其他检查，包括血液常规、血尿酸浓度、血沉和 ANA。如果怀疑有第一掌指关节不稳或对扳机拇的诊断存疑，须行手部 MRI 检查。

【诊断】扳机拇通常根据临床表现来诊断。累及第一掌指关节的关节炎或痛风可能与扳机拇共存，并加重疼痛。扳机拇的疼痛位于第一掌骨根部的拇长屈肌腱，少数情况下，此部位的疼痛可能会和桡骨茎突腱鞘炎相混淆。

三十三、手部籽骨炎

籽骨是在手部屈肌腱中的小而圆的结构，常位于关节附近。当屈肌腱在关节近端滑行时，籽骨可以减少屈肌腱的摩擦和压力。籽骨炎绝大多数发生于拇指，少数发生在示指的屈肌腱内。

【病因】籽骨炎的特点为触痛，疼痛多位于拇指屈肌腱，很少见于示指。患者在抓握时患部手指常有异物嵌入感，患部手指反复屈曲和伸展时可加重疼痛。多累及拇指的桡侧，而邻近掌骨的髁状突起较不明显。银屑病性关节炎患者的手部籽骨炎发生率较高。

【临床表现】查体可见籽骨部位有压痛。当籽骨炎患者屈曲拇指或其他手指时，触痛范围会随着屈肌腱的移动而改变。而发生于手指的隐匿性骨性病变患者，触痛范围位于病变区域不会移动。当籽骨受到急性创伤时，患侧手指的屈曲侧可能出现淤血。

【检查】所有表现为籽骨炎的患者需要行 X 线和 MRI 检查，以排除隐匿性骨折并识别可能发生炎症的籽骨。根据患者的临床表现，可能需要额外的检查，包括血液常规、血沉和 ANA。如果怀疑有关节不稳定、隐匿的肿块、隐匿的骨折、感染或肿瘤，则需要行手及腕部 MRI 或 CT 检查。放射性核素骨扫描有助于识别容易被 X 线检查遗漏的拇指、手指或籽骨的应力性骨折。

【诊断】籽骨炎的诊断依靠临床表现和影像学检查。患部手指关节炎、腱鞘炎或痛风与籽骨炎同时存在时，可能加重疼痛。隐匿性骨折有时可混淆诊断。偶尔可能发生籽骨骨肿瘤，进一步混淆诊断。

三十四、购物袋麻痹症

近年来因商店大量使用塑料购物袋，导致购物袋麻痹症发生率有所增加。诱发原因主要是手提的塑料袋过重。最常见的临床症状是所压迫位置表现出的指神经疼痛。购物袋麻痹症有急性或慢性表现。如果仅用少数手指提沉重的袋子，或者手指被袋子提手缠绕导致包裹指神经的软组织受到直接创伤，可表现为急性神经损伤性疼痛。购物袋麻痹症偶尔可见于无家可归者，他们将所有物品装在袋子里随身携带，且日复一日用同一只手提着。受累的神经可能会增厚，神经及覆盖于神经的软组织可能发生炎症。除了疼痛，患者还可能抱怨神经压迫处存在感觉异常和麻木。

【病因】购物袋麻痹症是由指神经的嵌顿性神经病变导致，这常常因为塑料袋的提手压迫指骨部位的神经所致。指总神经是来自正中神经和尺神经的神经纤维。拇指也有桡神经浅支分布。指总神经沿着掌骨向前延伸，到达手掌远端时发出分支。掌侧指神经支配多数手指的感觉功能，且在指静脉和指动脉旁沿着手指腹侧走行。较细的背侧指神经含有来自尺神经和桡神经的神经纤维，并分布到手指的背面，最远至近端关节。

【临床表现】购物袋麻痹症导致的疼痛特点是持续性的，如果压迫患部指神经可加重疼痛。患者常发现自己无法用受累手指持物，且常伴失眠。查体可见患部指神经有压痛，触诊存在感觉异常，而持续压迫神经可引起压迫位置远端麻木。拇指活动度正常。若伴有籽骨的急性损伤，患部指神经表面皮肤可能会出现淤血。

【检查】购物袋麻痹症的患者均应行 X 线检查，以排除隐匿性骨性病变，如可能压迫指神经的骨赘、囊肿等。肌电图可以鉴别手部麻木的其他原因。根据患者的临床表现，可能需要附加检查，包括血液常规、血尿酸浓度、血沉和 ANA。手部 MRI 检查能够排除压迫指神经的软组织异常（包括肿瘤）。神经阻滞可作为诊断和治疗的方法。

【诊断】购物袋麻痹症的诊断取决于临床表现，而确诊依靠肌电图。患部手指同时合并存在关节炎、腱鞘炎及痛风时，可能加重疼痛。隐匿性骨折偶尔会和购物袋麻痹症的临床表现相混淆。手部的疼痛是很常见的。购物袋麻痹症必须与指骨的应力性骨折及其他隐匿性疾病相鉴别，如籽骨炎及隐匿的籽骨骨折。并存滑囊炎和肌腱炎时可能会加重疼痛，需要额外使用局麻药和糖皮质激素类药物进行更多的局部注射治疗。

三十五、腕背隆突综合征

腕背隆突综合征的疼痛特点是位于第二和第三腕掌关节连接处的局部压痛和感觉锐痛。

【病因】腕背隆突疼痛多为第二和第三腕掌关节的外生骨赘所致，而关节内间隙的游离体较为罕见。疼痛通常发生于手部剧烈活动之后，而非活动过程中。腕背隆突的疼痛也可能产生放射痛，易混淆临床表现。腕背隆突综合征在男性中发病稍多，在 25 岁时可达到高峰。创伤常可促使腕背隆突综合征加重。

【临床表现】查体时，嘱患者屈曲腕关节，可发现腕背隆突处有明显的骨性突起。按压腕背隆突的软组织可有压痛。腕背隆突的驼背征阳性，即当触诊腕背隆突时，可以触及骨性突起。若手背遭受急性创伤，受累关节的腕背隆突可能会出现淤血。

【检查】所有腕背隆突综合征的患者均应行 X 线检查，以排除骨折及识别引起症状的外生骨赘。根据患者的临床表现，可能需要附加检查，包括血液常规、血沉、血尿酸浓度和 ANA，以排除关节炎。若伴有关节不稳定、隐匿的肿块、隐匿性骨折或感染，即需要行手及腕关节 MRI 检查。放射性核素骨扫描可以用来确认应力性骨折。

【诊断】腕背隆突综合征的诊断取决于临床表现，确诊依靠影像学检查。患部手指的关节炎、腱鞘炎或痛风可能与腕背隆突同时存在，从而加重疼痛。隐匿性骨折偶尔会和腕背隆突综合征的临床表现相混淆。

三十六、掌筋膜挛缩症

掌筋膜挛缩症在临床上很常见。尽管在病程初期的主要临床表现为疼痛，但疼痛似乎会随着病情进展而减轻。患有掌筋膜挛缩症的患者通常由于功能障碍而就医，而非因疼痛就医。

【病因】掌筋膜挛缩症是由于手掌筋膜逐渐纤维化所致。在病程早期，触诊可见沿着手部屈肌腱上存在纤维性结节，且伴有压痛。随着病情进展，这些结节会逐渐融合形成条索状纤维，然后在屈肌腱周围逐渐增厚与挛缩，从而牵拉手指形成被动屈曲。尽管任何手指都有可能形成掌筋膜挛缩症，但环指和小指易受累。如果不治疗，手指会永久性屈曲挛缩。足底筋膜也可能同时受累。

【临床表现】掌筋膜挛缩症有遗传倾向，具有北欧血统的男性发病率较高。此疾病也可能与手掌的创伤、糖尿病、酗酒和长期使用巴比妥类药物有关。40 岁前发病率低。在病程早期，沿着屈肌腱可以摸到坚硬的纤维结节。这些结节通常会被误诊为老茧或疣。发病早期，可出现疼痛。随着疾病进展，形成紧绷的纤维带，它们可能越过掌指关节直至近端的指间关节。尽管这些纤维带限制手指伸展，但并无触痛，且手指的屈曲功能相对正常。到了这个阶段，患者通常会因戴手套及将手伸进口袋有困难而去就医。在病程晚期，形成屈曲挛缩，影响功能。关节炎、腕掌关节和指间关节的痛风、扳机拇可能与掌筋膜挛缩症同时存在，并加重患者的疼痛和功能丧失。

【检查】所有掌筋膜挛缩症的患者均应行 X 线检查，以排除隐匿性骨性病变。根据患者的临床表现。可能需要附加检查，包括血液常规、血尿酸浓度、血沉和 ANA。如果怀疑有关节不稳定或肿瘤，则需要行手部 MRI 检查。同时存在尺管或腕管综合征的患者需要行肌电图检查。

【诊断】掌筋膜挛缩症通过临床表现可诊断明确，且很少误诊。在疾病初期，并存屈肌腱炎或扳机拇时，可能与掌筋膜挛缩症相混淆。

三十七、髋关节骨关节炎

髋关节骨关节炎通常是指由髋关节面长期负重不均衡所致的关节软骨变性或骨质结构改变的一类骨关节炎性疾病。髋关节骨关节炎可分成两种类型，即原发性及继发性。

【病因】髋关节骨关节炎的病因未明，一般认为与衰老、创伤、炎症、肥胖和代谢等因素有关。当软骨变薄、变僵硬时，其承受压力的耐受性就减少，因此出现髋关节炎的概率增多。体重的增加和髋关节骨关节炎的发病成正比关系。肥胖是病情加重的因素。肥胖者的体重下降则可以减少髋关节骨关节炎的发病。正常的关节在活动甚至剧烈运动后是不会出现骨关节炎的。当关节承受肌力不平衡并加上局部压力，就会出现软骨的退行性改变。

【临床表现】本病起病隐匿，发病缓慢，有长期劳损史，多见于中老年人群。主要症状为在活动或承重时引起步态异常和髋部疼痛。髋部疼痛可经闭孔神经放射至腹股沟、大腿和膝关节。臀部周围及股骨大转子处也可有酸胀感，并向大腿后外侧放射。部分患者出现"晨僵"表现，但髋关节骨关节炎的僵硬表现与其他疾病所造成的僵硬的一个显著不同点是持续时间短，一般不超过 15 min。严重的髋关节骨关节炎出现屈曲、外旋及内收畸形。查体时可发现髋关节内旋角度越大，疼痛越重，后期髋关节畸形较重时，可出现 Thomas 征阳性。

【检查】X 线检查是髋关节骨关节炎的基本检查，X 线片可见髋关节骨关节炎患者关节间隙变窄，关节面不规则、不光滑，并有断裂现象。股骨头变扁，股骨颈变粗、变短。股骨头、颈交界处常见有骨赘形成，而使股骨头呈蘑菇状。严重者股骨头可向外上方脱位（图 8-35）。

【诊断】根据临床表现和辅助检查结果综合分析、判断。

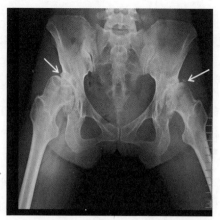

图 8-35　骨盆 X 线检查图像

注：患者，女，50岁，双侧髋关节结构不良，双髋关节骨关节炎（白箭头）。

三十八、股骨头缺血性坏死

股骨头缺血性坏死为股骨头血供中断或受损，引起骨细胞及骨髓成分死亡及随后的修复，继而导致股骨头结构改变，股骨头塌陷，引起患者关节疼痛、关节功能障碍的疾病。

【病因】股骨头缺血性坏死的病因较多，总体上可分为两大类。

1. 创伤性因素　为股骨头缺血性坏死的常见原因。股骨颈骨折、髋关节外伤性脱位及股骨头骨折均可引起股骨头缺血性坏死。

2. 非创伤性因素　①糖皮质激素导致的脂肪栓塞、血液处于高凝状态及引起血管炎、骨质疏松等，使骨小梁强度下降进而导致骨塌陷。②酒精中毒：我国北方地区多见，可能与酒精引起肝内脂肪代谢紊乱有关。饮酒过多从而引起股骨头缺血性坏死。③减压病是人体所处环境的气压骤然降低，使血液中释放出来的氮气在血管中形成栓塞，从而造成的综合征。④镰状细胞性贫血患者的血液黏稠性增高，血流变慢而形成血栓，造成局部血供障碍引起骨坏死。⑤特发性股骨头缺血性坏死，一般在排除了以上已知的因素后仍不能得出明确病因的股骨头缺血性坏死可称为特发性股骨头缺血性坏死。

【临床表现】非创伤性股骨头缺血性坏死多见于中年男性，双侧受累者占 50% ～ 80%。早期多为髋关节疼痛或酸痛，少数患者表现为膝关节疼痛。疼痛间断发作并逐渐加重，偶有急性发作者。如果是双侧病变可呈交替性疼痛。股骨头缺血性坏死早期可以没有临床症状。严重者可有跛行，行走困难，甚至扶拐行走。股骨头缺血性坏死的典型体征为腹股沟区深部压痛，可放射至臀或膝部，"4"字试验结果为阳性。查体可有内收肌压痛、髋关节活动受限，其中以内旋及外展活动受限最为明显。

【检查】

1.X 线检查　在诊断股骨头缺血性坏死中有不可替代的优势，股骨头血供中断后 12 h 骨细胞即坏死，但在 X 线片上看到股骨头密度改变至少需要 8 周或更长时间。X 线检查体位主要包括正位及蛙式侧位，蛙式侧位可补充显示正位片的重叠部分。根据 X 线片显示股骨头的病变情况可将股骨头缺血性坏死分四期（图 8-36）。

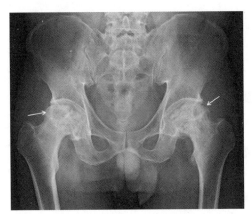

图 8-36　骨盆 X 线检查图像

注：患者，男，50 岁，双侧股骨头坏死（白箭头）。

2.CT 检查　可发现早期细微骨质改变，确定是否存在骨塌陷，以及显示病变延伸范围，从而为治疗方案的选择提供帮助。CT 较 X 线片显示股骨头缺血性坏死更为敏感，但不如放射性核素骨扫描及 MRI 敏感。CT 三维重建图像可以更好地评价股骨头的变形和塌陷程度。

3.MRI 检查　是一种有效的非创伤性的早期诊断方法。信号强度的改变是股骨头缺血性坏死早期并且敏感的征象，大多数表现为股骨头前上部异常信号：T_1WI 为条带状低信号，T_2WI 为低信号或内高外低两条并行信号影，即双线征（double line sign）。双线征中外侧低信号带为增生硬化骨质，内侧高信号带为肉芽纤维组织修复所致。邻近的头颈部可见骨髓水肿，关节腔内滑液增多。

【诊断】

1. 主要标准

（1）临床症状、体征和病史：以腹股沟和臀部、大腿部为主的关节痛，髋关节内旋活动受限，有髋部外伤史、皮质类固醇应用史、酗酒史。

（2）X线片改变示股骨头塌陷，不伴关节间隙变窄；股骨头内有分界的硬化带；软骨下骨有透明X线带（新月征，软骨下骨骨折）。

（3）放射性核素骨扫描示股骨头内热区中有冷区。

（4）股骨头MRI的T_1WI呈带状低信号或T_2WI有双线征。

（5）骨活检显示骨小梁的骨细胞空陷窝多于50%，且累及邻近多根骨小梁，有骨髓坏死。

2. 次要标准

（1）X线检查示股骨头塌陷伴关节间隙变窄，股骨头内有囊性变或斑点状硬化，股骨头外上部变扁。

（2）放射性核素骨扫描示冷区或热区。

（3）MRI检查示等质或异质低信号强度而无T_1像的带状类型。

符合2条或2条以上主要标准可确诊。符合1条主要标准，或符合3条次要标准，则可能诊断。

3. 其他　可通过询问病史、临床查体、X线检查、MRI检查、放射性核素骨扫描、CT检查等方法对股骨头缺血性坏死进行诊断。

三十九、弹响髋

髋关节在活动中出现弹响，有以下两种情况。①髋屈曲，外展外旋位，再伸直时，出现弹响，在髋前系髂腰肌腱膜在耻骨上支上滑移所致。当屈髋外展外旋时，髂腰肌向外移动，于此位伸髋并内收时，髂腰肌由外向内沿耻骨上支内移而可出现滑动响声，多无症状，且不在走步中出现，故无重要性。②常见者为阔筋膜张肌紧张所致的弹响髋，当阔筋膜张肌紧张时，在该肢向前迈步摆动期中，其筋膜向前至大粗隆前方，至站地支撑期时，则向股骨大粗隆后方滑动，由于该肌紧张，使阔筋膜张肌腱膜在大粗隆滑动出现响声及弹动，即出现弹响。弹响髋出现在走步中，每走一步该髋即弹响一下，伴有酸痛，或走数步出现一次弹响，并伴酸痛，致不能快走。如检查者将手置于股骨大粗隆处，令患者正常走步，可触及阔筋膜张肌腱膜在该处弹动。

部分弹响髋患者除了髋部症状外，还伴有慢性下腰部疼痛。由于腰骶角的加大，腰部负重力线由前部的椎体向后移至关节突，容易造成腰骶后关节的慢性损伤。髂胫束紧张试验（Ober sign's）常用于弹响髋的检查，即患者侧卧，病髋在上，检查者以右手握住患者小腿近膝部，先屈髋，而后外展并稍后伸，再将该肢放下，即使其内收，此时阔筋膜张肌紧张，而不能内收完全，为 Ober 征阳性。换健侧腿时，Ober 征阴性。

四十、髂耻滑囊炎

髂耻滑囊又名腰大肌滑囊，位于髂腰肌与耻骨之间，常和髋关节相通，与股神经关系密切。髂耻滑囊炎时，股三角区肿胀、疼痛和压痛，并可因股神经受压而出现股前侧及小腿内侧放射痛。患侧大腿常处于屈曲位，如将其伸直、外展或内旋时，即可引起疼痛，髋关节运动障碍，但不如髋关节炎严重。本病的诊断须与髋关节炎、髂腰肌脓肿及股疝相鉴别。

四十一、股骨大粗隆滑囊炎

股骨大粗隆滑囊，又名转子滑囊。股骨大粗隆滑囊位于臀大肌腱与股骨大粗隆之间。可因臀大肌腱与股骨大粗隆的摩擦而发生股骨大粗隆滑囊炎，也可发生化脓性或结核性滑囊炎。发病时局部疼痛，粗隆部肿胀，其后方生理凹陷消失，局部可有压痛。大腿取屈曲、外展、外旋位以减轻疼痛，如被动内旋则可引起疼痛。髋关节运动轻度受限，纵向挤压疼痛不明显。图 8-37 和图 8-38 为不同股骨大粗隆滑囊炎患者的髋关节 MRI 平扫检查图像。

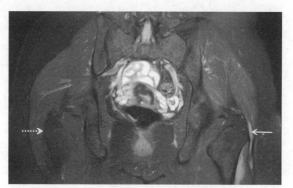

图 8-37 双髋关节 MRI 平扫检查图像

注：患者，女，48 岁，左股骨大粗隆滑囊炎（白实线箭头），右肱骨大粗隆滑囊未见异常（白虚线箭头）。

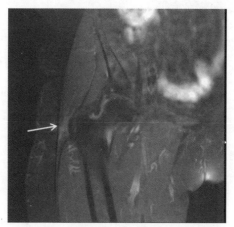

图 8-38 右侧髋关节 MRI 平扫检查图像

注：患者，女，69 岁，右股骨大粗隆滑囊炎（白箭头）。

四十二、坐骨结节滑囊炎

坐骨结节滑囊又称坐骨—臀肌滑囊，位于臀大肌与坐骨结节之间。坐骨结节滑囊炎常见于坐着工作和年老瘦弱的女性。发病与长期坐着、摩擦、损伤有关，又称编织臀。主要表现为局部疼痛，不适感及肿块。肿块大小不定，张力较大。此滑囊炎易出血，抽出液常为血性。图 8-39 为某坐骨结节滑囊炎患者 MRI 平扫检查图像。

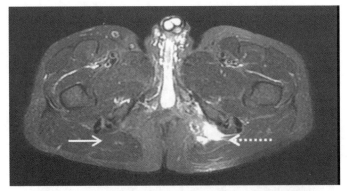

图 8-39　某坐骨结节滑囊炎患者 MRI 平扫检查图像

注：患者，男，54 岁，左侧坐骨结节滑囊炎（白虚线箭头），右侧坐骨结节滑囊未见异常（白实线箭头）。

四十三、髋关节撞击综合征

髋关节撞击综合征也称股骨髋臼撞击综合征，是一组以髋关节解剖结构异常为特征的疾病，这种异常导致股骨近端和髋臼间的撞击，引起髋关节慢性疼痛。髋关节活动范围特别是屈曲和内旋受限。髋关节撞击综合征分型见图 8-40。

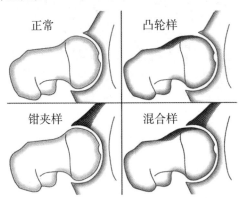

图 8-40　髋关节撞击综合征分型

【病因】股骨近端或同侧关节唇结构异常是髋关节撞击综合征的主要原因。肢体活动量大增加了撞击，频率则是附加因素。股骨近端畸形产生凸轮样撞击。常见的畸形是前部或前上部股骨头颈连接处骨质异常突出并造成股骨头颈偏距单纯前部或整圈减少。所谓股骨头颈偏距是指股骨头前部最大半径与邻近股骨颈半径的差量。偏距减少使股骨近端表现为圆筒状，因形状类似手枪柄而被称为枪柄样畸形。与凸轮样髋关节撞击征有关的其他病变包括股骨头骨骺滑脱伴后倾、股骨头扁平坏死、股骨颈骨折后骨不连、髋关节发育不良、椭圆股骨头、Perthes病、创伤后畸形及骨软骨瘤。髋臼解剖异常是钳夹样髋关节撞击征的必要条件。髋臼过深可影响股骨头向各方向活动，导致髋臼软骨损伤呈环形窄条带样分布。

【临床表现】凸轮样髋关节撞击综合征常见于活动量较大的年轻男性，而钳夹样髋关节撞击综合征常见活动较多的中年女性。典型表现为腹股沟区疼痛，为锐痛，通常在活动或久坐后加剧。疼痛可表现在腹股沟区，股骨转子表面，髋关节屈曲内收时诱发疼痛。最初呈间歇性，以后随活动及受力增加变为持续性。髋关节撞击综合征通常为单侧，有髋关节松弛征者可呈双侧。查体时，髋关节活动受限，特别是内收、内旋时屈曲受限，被动屈曲、内收、内旋时可诱发疼痛。外旋、外展髋关节时能感觉到髋关节摩擦。

【检查】X线检查可见髋关节缘骨样增生、股骨颈形态失常（图8-41）。

【诊断】根据患者临床表现及影像学检查结果不难诊断。

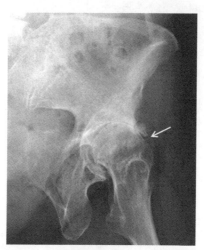

图8-41 左侧髋关节侧位X线检查图像

注：患者，女，51岁，左侧髋关节撞击综合征（白箭头）。

四十四、注射性臀肌挛缩症

注射性臀肌挛缩症是化学性因素引起的一种医源性疾病，多发于儿童期，由反复多次臀部肌内注射药物引起，常因家长发现患儿步态特殊，坐位时双膝不能靠近而来就诊。患儿接受肌内注射抗生素的主要原因为上呼吸道感染、支气管炎、急性扁桃体炎、肺炎等。研究发现，接受臀部肌内注射频率最高的年龄为出生至 5 岁，平均为 1.5 岁，而发现注射性臀肌挛缩症的年龄为 1 ~ 11 岁，平均为 4.9 岁。患儿注射的药物 68.3% 为青霉素。约 52% 的患儿同时接受两种或两种以上抗生素肌内注射。其臀肌注射次数与臀肌挛缩症的发生呈正相关。

【临床表现】

1. 步态异常，特别是跑步时，双下肢呈轻度外旋、外展状，由于屈髋受限，步幅较小，犹如跳跃前进，称之为跳步征。

2. 站立时，双下肢不能完全靠拢，轻度外旋。由于臀大肌上部肌肉挛缩，肌肉容积缩小，相对显现出臀部尖削的外形，称之为尖臀征。

3. 坐位时，双膝分开，不能靠拢，不能跷二郎腿。

4. 蹲位时的体征有两种表现：一部分患者表现为下蹲过程中，当髋关节屈曲近 90° 时，屈髋受限，不能完全蹲下，此时双膝向外闪动，画一弧形后，双膝才能靠拢，完全蹲下。另一部分患者则表现为下蹲时双髋呈外展、外旋位，双膝分开，症状如蛙屈曲之后肢。前者称画圈征，后者称蛙腿征。这两种不同的临床表现是由于病变程度及范围不同所致。后者的病变往往较前者严重而广泛。

5. 髋部弹响，屈伸髋关节时，在股骨大粗隆表面有索带滑过并产生弹响。

6. 臀部可触及一条与臀大肌纤维走行方向一致的挛缩束带，当髋关节内旋、内收时更为明显，其宽度为 2 ~ 7 cm。

【诊断】根据患者病史及临床表现可诊断。

四十五、膝关节骨关节炎

骨关节炎是膝关节炎症中最常见的病因。膝关节骨关节炎在老年人群中最为常见，男女均可发病。由于人群预期寿命延长，20 世纪骨关节炎的发病率明显升高，尤其是肥胖老年人群。60 岁以上的人群中，50% 人群在 X 线片上有骨关节炎表现，其中 35% ~ 50% 有临床表现；75 岁以上人群中，80% 有骨关节炎症状。骨关节炎是一种以关节软骨变性和丢失及关节边缘和软骨下骨骨质再生为特征的慢性关节炎疾病。该病的始发部位在软骨。

【病因】原发性膝关节骨关节炎的病因迄今尚未完全明了。它的发生发展是一种长期、慢性、渐进的病理过程。一般认为是多种致病因素包括机械性和生物性因素的相互作用所致。其中，年龄是主要危险因素。其他包括软骨营养、代谢异常；生物力学方面的应力平衡失调；生物化学的改变，如酶对软骨基质的异常降解作用；累积性微小创伤；肥胖、关节负载增加等因素。女性发病率较高，在绝经后明显增加，可能与关节软骨中雌激素受体含量有关。

【临床表现】

1.关节疼痛与压痛　初期为轻度疼痛或中度间断性隐痛，休息时好转，活动后加重，坐位站起及上下楼时动作困难。疼痛常与天气变化有关。晚期可出现持续性疼痛或夜间痛。夜间痛是膝关节骨关节炎病情进展的表现。疼痛常呈酸痛性质。一般疼痛位置局限于受累的关节间隙，伴有滑膜炎时则呈全膝关节疼痛。

2.关节僵硬　早晨起床时关节僵硬及有发紧感，也称为晨僵，活动后可缓解。关节僵硬在气压降低或空气湿度增加时加重，持续时间一般较短，常为几分钟至十几分钟，很少超过 30 min。

3.关节肿大　手部关节肿大变形明显，可出现 Heberden 结节和 Bouchard 结节，部分膝关节因骨赘形成或关节积液也会造成关节肿大。

4.骨擦音　由于关节软骨破坏、关节面不平，关节活动时出现骨擦音。关节疼痛、肌肉萎缩、软组织挛缩可引起关节无力。关节活动度下降，关节活动轻度或中度受限，表现为过伸、过屈不能，但纤维性或骨性强直者少见。

【检查】X 线检查示关节间隙狭窄，软骨下有囊性变和骨质硬化，关节边缘有骨赘形成，髁间隆起高尖。部分膝关节内可见游离体形成，严重者可见膝关节内翻、外翻畸形（图 8-42）。

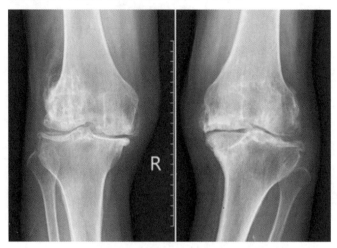

右膝关节　　　　　　　　　　左膝关节
图 8-42　双膝关节 X 线检查图像

注：患者，女，97 岁，双膝重度骨关节炎。关节间隙变窄，软骨下骨硬化和囊性变，边缘增生合并骨赘形成，膝内翻畸形。

四十六、膝关节创伤性滑膜炎

膝关节的滑膜囊上起自股骨髁关节软骨边缘，上方与髌上囊相延续，向上约 4 横指处再反折向下止于髌骨关节面的上缘。两侧由股骨髁内外侧软骨缘向后延展，形成股骨髁两侧的滑液囊间隙，再返回向下覆盖脂肪垫翼状韧带止于胫骨平台前缘稍下，后侧起自股骨后髁关节软骨缘，向下止于胫骨平台的下缘。滑液囊形成一个封闭的囊腔。滑膜表层细胞分泌淡黄色黏稠滑液，有润滑关节、营养关节软骨、关节活动时散热的作用，滑膜血供丰富，易受伤出血形成创伤性滑膜炎。一般认为，急性损伤或慢性劳损是引起滑膜炎的主要因素，一方面会引起滑膜损伤、破裂与膝关节积液、积血；另一方面亦可损伤关节软骨，通过关节软骨降解产物激活滑膜细胞，促使其释放大量炎症因子，并进一步促进关节软骨损伤，形成"滑膜 - 关节软骨"炎症级联反应，导致持续的滑膜非感染性炎症反应。滑膜炎症反应发生后，外周免疫细胞迁移介入，浸润病变滑膜组织并加剧局部炎症反应，引起患者持续的肿胀和疼痛。

1. 急性创伤性滑膜炎　关节受伤后迅速肿胀，逐渐加重，膝关节周围的肌肉呈保护性痉挛，伸屈受限，浮髌试验阳性。关节局部温度升高。全身可有低热，应注意与骨折、韧带及半月板损伤相鉴别。图 8-43 为某急性创伤性滑膜炎患者 MRI 平扫检查图像。

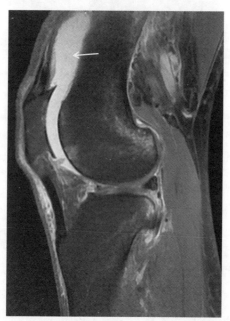

图 8-43　某急性创伤性滑膜炎患者 MRI 平扫检查图像

注：患者，女，71 岁，急性创伤性滑膜炎，髌上囊大量积液（白箭头），股骨远端及胫骨后侧平台隐匿性骨折。

2. 慢性创伤性滑膜炎　慢性创伤性滑膜炎常来自两种情况：①急性创伤性滑膜炎治疗不彻底遗留而来；②膝关节受多次反复轻微创伤劳损积累而来。其主要的病理改变为滑膜充血、肿胀、肥厚或机化粘连，关节积液为深黄色的黏稠絮状物，细胞计数在 500 个 /mm³ 以下。主要症状及体征包括：关节经常肿胀、酸痛、活动受限。滑膜肥厚，浮髌试验阳性，肥厚的滑膜触之有摩擦音，有轻度压痛，病程长者可有关节韧带松弛，关节软骨软化。图 8-44 为某慢性创伤性滑膜炎患者 MRI 平扫检查图像。

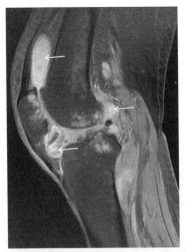

图 8-44　某慢性创伤性滑膜炎患者 MRI 平扫检查图像

注：患者，女，63 岁，右膝慢性创伤性滑膜炎，膝关节囊内大量积液，信号欠均匀（白箭头）。

四十七、鹅足滑囊炎

　　鹅足滑囊位于缝匠肌、股薄肌及半腱肌的联合腱止点与胫骨内侧副韧带之间，由于 3 个肌腱有致密的纤维膜相连，形同鹅足而得名（图8-45）。局部经常的反复小创伤，如骑马或骑其他牲口导致的反复局部小创伤常是本病的病因。鹅足滑囊炎主要表现为膝关节内侧疼痛，局部有肿块，常可误诊为慢性关节炎、内侧半月板损伤、内侧副韧带损伤等。

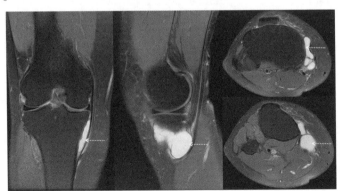

图 8-45　某鹅足滑囊炎患者 MRI 平扫检查图像

注：患者，女，55 岁，右膝鹅足滑囊炎（白虚线箭头）。

四十八、腘窝囊肿

腘窝囊肿也称贝克囊肿，是腘窝内滑液囊肿的总称。腘窝内滑液囊很多。腘窝囊肿多数发生在半膜肌腱滑囊和腓肠肌内侧头与半膜肌之间的滑囊，并常与关节腔相通。此外，还可发生于股二头肌、半腱肌、韧带和关节囊。腘窝囊肿，有的是滑囊无菌性炎症积液膨胀而由深部向后膨出；有的是继发于膝关节内疾病而产生的滑膜腔的渗出物，如骨关节炎、类风湿性关节炎及半月板损伤等。儿童的腘窝囊肿多属先天性。患者可觉腘窝部不适或行走后肿胀感，有的无自觉症状。检查时可见腘窝有一囊性肿物，大小不等。图 8-46 为某患者膝关节 MRI 平扫检查图像。

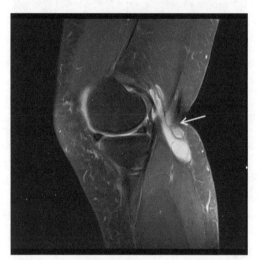

图 8-46　某患者膝关节 MRI 平扫检查图像

注：患者，女，53 岁，腘窝囊肿（白箭头）。

四十九、胫骨结节骨骺炎

胫骨结节骨骺炎，又称胫骨结节骨软骨病、胫骨结节骨软骨炎和胫骨结节骨骺无菌性坏死。一般认为，本病是胫骨结节骨骺在髌腱的牵拉下发生急性或反复慢性损伤的结果。骨骺是成长期骨骼发育中心，而胫骨结节骨骺位于胫骨近侧、前面和股四头肌髌腱附着点。全身许多处骨骺的骨骺炎几乎都发生在发育成长期，骨骺发育异常应该是骨骺炎、骨骺骨软骨病的发病基础。

本病好发于青春发育期 11 ~ 15 岁的男孩，多为发育加快时期的运动爱好者，可有剧烈运动或外伤史。胫骨结节处疼痛，活动后加重。胫骨结节局部可有肿胀、压痛，甚至红热。主动伸膝、被动屈膝或蹲起时加重，是髌腱牵拉骨骺所致。图 8-47 为某患者膝关节 MRI 平扫检查图像。

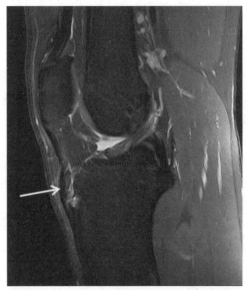

图 8-47　某患者膝关节 MRI 平扫检查图像

注：患者，男，22 岁，胫骨结节骨骺炎（白箭头）。

五十、髌尖末端病

髌尖末端病是指以髌腱止点处疼痛为主的慢性创伤性病变，运动员中常见，中老年人由于慢性劳损和髌腱退行性改变，本病也多有发生。股四头肌疲劳和髌腱附着区劳损与本病发生有着密切关系。

【病因】髌腱位置比较表浅，容易受到外界气温、湿度、暴力、机械摩擦等刺激。髌尖末端结构组成从肌腱到骨骼解剖位置为：腱纤维层、纤维软骨层、钙化软骨层、骨层。由于外伤或长期慢性劳损，使髌尖末端各层结构发生变化。髌尖周围附属结构在韧带的前方由疏松结缔组织腱围覆盖，内有血管，髌韧带深部是脂肪垫，内也有血管分布，过度负荷造成局部直接损伤可能包括周围血管受损，从而使局部血液淤阻，使得血液量不足、营养弥散受阻、代谢产物累积。因此，血液循环障碍和代谢产物累积是导致髌尖末端病发生发展的主要因素。有临床报道髌尖末端病患者与正常人比较髌腱局部血供相对不足，其硬度高、弹性弱、肌腱传递应力低下。

【临床表现】主要表现为跳跃痛，上下楼痛、半蹲痛、打软腿，严重者跑步痛、走路痛。查体可见股四头肌萎缩，髌腱变长或变粗，髌尖及髌腱压痛，抗阻力伸膝疼痛，膝关节屈曲 90° 最痛。

【诊断】根据患者病史及临床表现不难做出诊断。图 8-48 为某患者右膝关节 MRI 平扫检查图像。

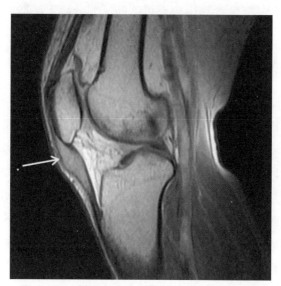

图 8-48　某患者右膝关节 MRI 平扫检查图像

注：患者，男，36 岁，髌腱炎，髌腱近端明显增粗、信号增高（白箭头）。

五十一、髌下脂肪垫肥大

髌韧带下方有脂肪垫，呈三角形，尖端附着股骨髁间窝前方，基底附着于髌骨下缘与髌腱两侧，其两侧游离呈分散状，其中一部分夹在两层滑膜之间，形成翼状皱襞。

【病因】当髌下脂肪过多或股四头肌失去张力，伸膝时脂肪垫可被挤压在胫骨与股骨间，造成损伤。反复损伤可导致脂肪垫水肿、出血、肥厚。年龄大的人由于膝关节退行性改变，滑膜绒毛肥大，髌下脂肪垫亦可增厚。

【临床表现】主要症状为膝关节活动时韧带后方疼痛，位置相对固定。一般无真正关节交锁，但患者常诉关节乏力、僵硬，亦可突然出现刺痛和关节酸软感，反复肿胀。行走时患膝保持屈曲位，不能完全伸直。急性期检查时可见髌韧带两侧脂肪垫处肿胀，并有压痛，伸膝时疼痛加剧或有轻度关节积液。慢性病变，脂肪垫处增生、肥厚、增高，触之硬韧，压痛轻微，膝伸直受限。股四头肌常有不同程度的萎缩。

【诊断】根据患者临床表现可诊断，部分髌下脂肪垫肥大见于中青年运动员。应注意与膝关节的其他病变相鉴别。

五十二、踝关节骨关节炎

踝关节骨关节炎是以关节软骨退行性改变为特征的一种进行性疾病，创伤性因素是最主要因素，约80%与既往的踝部损伤相关。踝关节的关节软骨厚度最大为2.7 mm，而髋、膝关节负重区软骨厚度为3 ～ 6 mm，因此踝关节在非常薄的关节软骨层上传递较高的应力，加上踝关节负重面积明显小于膝关节负重面积，这导致在相同应力下，踝关节单位面积承受的应力远大于膝关节，任何踝关节的对位或力线异常都会导致踝关节的局部表现出明显的应力集中，从而加速关节软骨蜕变和踝关节骨关节炎的形成。

【病因】除了踝关节不稳外，踝关节周围骨折和下胫腓联合损伤也是引起踝关节骨关节炎的重要因素。外踝骨折后残留的短缩和旋转畸形是影响踝穴匹配和干扰应力分布的最常见病理改变。近年生物力学研究仍然表明，骨折导致的关节不匹配和下胫腓联合损伤引起的距骨偏移会导致胫距接触面积下降和关节面非生理应力增加，导致关节快速退行性改变。

【临床表现】①骨关节炎前期：关节在活动后稍有不适，活动增加后伴有关节的疼痛及肿胀。②骨关节炎早期：活动后有明显的疼痛，休息后减轻。③骨关节炎进展期：骨软骨进一步损害，造成关节畸形，功能部分丧失。④骨关节炎晚期：骨增生，软骨剥脱，导致功能完全丧失，关节畸形明显。

【检查】常规采用 X 线检查，发现有踝关节软骨退化、变性和继发软骨增生、骨化等。

【诊断】诊断标准参照《骨关节炎诊疗指南（2018 年版）》和 ACR 1995 年修订的诊断标准。临床诊断标准：①前 1 个月大多数时间有踝痛；②有骨摩擦音，关节活动时有骨响声；③晨僵 < 30 min；④年龄 > 38 岁；⑤踝检查有骨性膨大。满足①＋②＋③＋④项，或①＋②＋⑤项或①＋④＋⑤项者可确诊。

目前国际上较常用、对指导治疗价值较大的踝关节骨关节炎分期为 Tanaka 改良的 Takakura 分期，由轻到重将其分为 4 期。分期标准：在踝关节 X 线正位片示，1 期胫骨远端关节面与距骨穹隆关节面无狭窄，有软骨下骨硬化或骨赘形成；2 期胫距内侧关节间隙狭窄；3 期胫距关节间隙部分闭塞，胫骨远端与距骨上端的软骨下骨接触；4 期整个关节间隙闭塞和软骨下骨接触。

五十三、跗管综合征

跗管综合征由 Keck 于 1962 年报告一例并命名。国内称为距管综合征、踝管综合征、跗骨隧道综合征等，一般认为跗管综合征是指胫后神经在跗管内受压出现的一系列症状。跗管是指屈肌支持带（撕裂韧带）覆盖的跟骨与内踝之间骨纤维管道，通过管道的组织从前到后排列有胫骨后肌腱、趾长屈肌腱，胫后动脉及两条伴行的静脉，胫后神经及其分支和踇长屈肌腱。跗管综合征分为近侧跗管综合征和远侧跗管综合征，近侧跗管综合征是指胫后神经在内踝后方的卡压，远侧跗管综合征是指胫神经的分支卡压，包括足底内侧神经、足底外侧神经、跟神经和足外侧第 1 分支。

【病因】跗管由屈肌支持带、跟骨的内侧壁、距骨的后内侧面、胫骨远端的后内侧、三角韧带跟膜围成。跗管内结构的排列，由前向后为胫骨后肌腱、趾长屈肌腱、胫后动静脉、胫后神经和踇长屈肌腱。胫后动静脉、胫后神经和踇长屈肌腱又按从内侧向外侧的次序排列。导致跗管综合征的原因是多种多样的，无论是管内还是管外的因素，只要使管内压力增高均可引起发病。常见的病因有腱鞘囊肿、各种肿瘤（如神经鞘瘤）、跟踝部的陈旧性骨折或骨赘、副舟骨、滑膜炎、增厚紧的屈肌支持带、距骨与跟骨间的异常纤维联结。

【临床表现】疼痛或感觉异常（如针刺感、烧灼感、麻木等）是跗管综合征患者的主要症状，一般存在于踝内侧及足底，并可以向足趾或近侧腓肠肌区放射。症状可以在行走、站立或夜间时加重，休息及抬高患肢时可以减轻，但真正的夜间痛或麻木少见。患者亦可能有局部的肿胀，特别是有外伤或肿瘤的患者。部分患者会提到足部痉挛或足趾蜷缩，但很少有足部乏力的主诉。偶尔症状主要发生在足跟部，提示跟支受压，此时表现与跟骨骨赘症状相似。

【检查】查体时应当自膝后至踝后仔细地触诊胫后神经全程，然后再沿其各个分支，包括前足的趾神经，细心检查。跗管综合征患者的体征较少，蒂内尔征几乎是唯一的阳性体征。一般引出蒂内尔征阳性的部位是在胫后神经进入屈肌支持带的下方，或者足底内、外侧神经进入各自的管道口处。足底内侧神经蒂内尔征放射到踇趾，而足底外侧神经蒂内尔征放射到小趾。有些患者在足底内侧或全足底发现感觉轻度丧失、刺痛减退。

【诊断】X线检查提示形成骨赘，与内踝尖相碰。还应注意有无扁平足或副舟骨存在，因两者常与本综合征同时存在。在神经电生理检查方面，可有阳性发现，如运动纤维传导速度下降、潜伏期延长等。

五十四、前跗管综合征

前跗管是伸肌下支持带踇长伸肌和趾长伸肌鞘管后壁与距舟骨浅面筋膜之间的骨纤维管，当行于其内的腓深神经受压时产生一系列的临床症状和体征，称之为前跗管综合征。

【病因】凡是造成前跗管内压力增高或腓深神经受压的因素均可

引起腓深神经功能障碍，从而产生一系列临床症状。

1. 神经本身因素　腓深神经在小腿下部垂直下行，至踝部以一定仰角与足背平行走行，其仰角随踝关节屈伸而变化。背屈为放松，跖屈为牵长。在前跗管内腓深神经主干为扁形或扁圆形，有一定活动性，而且神经本身有一定抗牵张性。

2. 血管及肌肉因素　部分患者静脉丛骑跨腓深神经浅面，正常状态下此结构对神经不会形成压迫或不足以产生病理损害，而当静脉回流受阻，血管充盈压力增高或血管本身病变如硬化时即可产生压迫。同样在肌组织损伤时，可造成肌组织充血、水肿、管内压力增高，通过后壁压迫腓深神经。

3. 外在因素　骨折、脱位、扭伤在早期造成的局部出血、软组织充血和水肿，静脉回流受限，晚期可在腓深神经周围形成粘连或形成索带从而压迫神经。另外，伸肌下支持带干部借中间根和内侧根起始于跗骨窦和跟骨，限制足的内翻运动；当踝关节反复扭伤可能使此支持带损伤，后期该伸肌下支持带可能发生瘢痕化，挛缩、增厚，对腓深神经产生压迫。

4. 职业及习惯因素　芭蕾舞演员、穿高跟鞋及系鞋带者，可能造成腓深神经摩擦、神经周围组织粘连和伸肌下支持带增厚、挛缩、压迫神经。

【临床表现】前跗管综合征症状表现为第一趾蹼和相邻趾的侧面有感觉异常触觉和刺痛觉降低，临床上部分患者夜间症状加重，需要活动才能缓解。

【检查】伸肌下支持带与姆长伸肌腱交点和足背动脉外侧缘可引出蒂内尔征；同时伴有腓骨颈部、腓浅神经出口部及前跗管部蒂内尔征阳性加上相应区域感觉异常及肌力减弱。

【诊断】①临床症状。②伸肌下支持带与姆长伸肌腱交点和足背动脉外侧缘可引出蒂内尔征，也可以有趾短伸肌无力和萎缩，故根据临床表现不难做出诊断。③疾病鉴别：$L_4 \sim L_5$ 椎间盘突出症表现为 L_5 神经根功能障碍，通过临床查体、脊髓造影和肌电图检查不难鉴别。

另外，双卡压综合征，腓总神经同时伴有腓浅神经和（或）腓深神经卡压时应认真查体，借助其他辅助检查可以鉴别。

五十五、跟腱炎

跟腱炎是指跟腱及周围的筋膜和滑囊组织因劳损、外伤等刺激而引起的无菌炎症性疾病，跟腱是由连接小腿后方肌群（腓肠肌、比目鱼肌）与跟骨的带状肌腱纤维组成，是人体最粗、最强大的肌腱，长约 17 cm。跟腱起点位于小腿后侧中部，跟腱外形似弓状，止点位于跟骨结节部，主要功能是使足跖屈。跟腱整体走形是由上而下逐渐变厚变窄直达跟骨附着点，但是在跟骨结节上 4 cm 处又开始变宽。

【病因】跟腱的周围组织均有良好的血液供应，但是在跟骨上 2 ~ 6 cm 处跟腱因微细血管较少造成血运较差。由于跟腱的横断面与小腿后方肌肉组织横断面面积比例约为 1 ∶ 60，所以跟腱组织承受的张力远高于肌肉。而跟腱长期慢性劳损则会引起跟腱周围的无菌性炎症。跟腱炎主要是由跟腱负担反复应力作用而引发，因此在田径类运动员、专业舞蹈演员以及从事长期站立职业的人群中非常普遍。

【临床表现】主要表现为跟腱及滑囊肿胀、疼痛，患足不敢承重，疼痛在跟腱紧张时加重，属末端病的滑车型疾病。跟腱炎的临床表现为活动时疼痛加重，按压跟腱周围会有压痛感。跟腱病主要发生在两处：一处位于跟腱附着于跟骨处（跟骨与跟腱相连处 2 cm 内），另一处位于跟腱中部，以局部疼痛、压痛、肿胀、跟腱止点周围组织增粗等症状为主要临床表现，引起踝关节的功能异常，主要临床诊断标准是活动时跟腱疼痛加重。

【检查】MRI 检查可见跟腱处骨质增生、变厚（图 8-49）。

【诊断】诊断标准参照《实用运动医学》：①跑跳时跟腱疼痛，严重者走路时也会疼痛；②跟腱周围变粗，呈梭形变形；③跖屈抗阻痛；④跟腱周围压痛；⑤主动背伸或主动跖屈痛；⑥足尖蹬地痛。

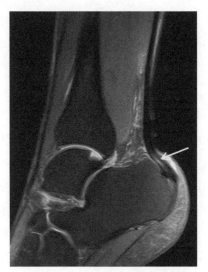

图 8-49　MRI 平扫检查图像

注：患者，男，56 岁，跟腱炎，跟腱止点信号增高（白箭头）。

五十六、跟痛症

足跟痛又称跟痛症，是指跟骨结节的周围由慢性劳损所引起的以行走困难及足跟部疼痛为主要表现的病症，可伴发跟骨的骨赘形成。

【病因】一般情况下起病比较隐匿，大多数患者既往没有受过外伤的经历，发作的疼痛呈烧灼针刺样，并且在病程进展中疼痛也越来越严重，当发生负重的活动、攀爬及剧烈地跳跑等加强的运动后就会立刻疼痛。跟痛症在临床上病因很多，目前包括跖筋膜炎、神经卡压综合征、足跟内高压、跟骨滑囊炎、足跟脂肪垫病变、跟骨骨赘、足部结构和骨质异常等几种病因学说，而跖筋膜炎是其中最常见的引发跟痛症的一种病理因素。

【临床表现】

1. 跖筋膜炎　该病引起的跟痛症主要临床表现为患者行走或站立时足跟部疼痛，跟骨内侧疼痛明显，休息后或晨起行走第一步路时疼痛明显，行走一小段时间后疼痛缓解，长时间步行或站立以后疼痛会加重。

2. 神经卡压综合征　存在于足底的小趾展肌神经受压是引发足跟

部疼痛的主要因素。所有导致跟骨骨赘、慢性劳损和跟下软组织炎等无菌性炎症刺激的致病因素都会引起足跟局部的组织纤维化，局部组织的增生会进一步压迫足跟皮神经，从而引起足跟痛的发生。

3.跟骨高压症　跟骨高压症指跟骨内压力过高而产生的跟部疼痛，其主要临床特点为静息状态下的跟骨酸胀疼痛加重。跟骨的主要构成是松质骨，骨髓腔里静脉窦比较大，又由于跟骨的位置处于人的身体最低点而且受到重力的作用，因此，动脉血容易注入其中，造成静脉血回流受阻，从而形成了骨内的淤血。当跟骨内血液大量淤积，就会出现微循环障碍，导致跟骨内压力升高，当跟骨内淤积无法彻底解除而出现失代偿时，跟骨内血管就会进一步扩张，致使血管的通透性增加，从而刺激神经纤维释放痛觉的神经递质，引起足跟部的疼痛。

4.跟骨滑囊炎　跟腱周围有3个滑囊，分别称为跟腱后滑囊、跟骨后滑囊和跟下滑囊。其中，存在于皮肤和跟腱之间的组织称作跟腱后滑囊；跟骨后滑囊是存在于跟骨后上角和跟腱之间的组织；当人体处于站立位时跟骨的承重部分与足跟脂肪垫之间的组织称作跟下滑囊。滑囊内含润滑液，有营养和润滑关节、减少摩擦、减轻压力、改善运动灵活性等作用。长期反复外伤、劳损以及炎症等因素刺激时，可引起滑囊充血、水肿和增生，从而使滑囊扩大成为囊肿，引发局部慢性无菌性炎症，滑囊在慢性损伤的基础上，偶尔可因较大的外伤而使炎症加剧，迫使滑膜局部的小血管发生破损，加重滑囊局部的充血、水肿。滑囊炎也可因直接暴力的损伤引起，有的是因为关节的屈曲、外展、外旋等动作过度，这样长期反复的摩擦和压迫，使滑囊发生劳损，局部炎症刺激致使滑囊产生磨损而增厚。所以各种原因如运动过度、外伤劳损等诱发跟骨局部滑囊的慢性无菌性炎症，导致滑囊发生充血、水肿、渗出、增生等病理变化，均会引起足跟局部发生疼痛、肿胀，诱发足跟痛。

5.足跟脂肪垫病变　跟骨脂肪垫是位于足跟部的一种特殊组织，具有支持和营养足底皮肤的作用。跟骨脂肪垫在突发外力冲击和挤压时有很好的吸收震荡作用，从而保护足跟部的肌肉、血管、神经以及骨膜。但由于长时间反复的外力刺激作用，脂肪垫会发生局部的充血、增生等病理改变，同时局部的痛觉纤维也会释放相应的神经递质，从而诱发足跟局部的肿胀疼痛。皮肤与跟骨表面通过足跟局部的皮下组织与皮肤纤维相连接，形成了足跟的脂肪垫，具有吸收和震荡足跟局部的应力作用。中老年患者由于足跟局部水分、胶原等成分的丢失，造成足跟脂肪垫不同程度的萎缩，所以患者在站立或行走时，使跟骨结节承受的压力增高，引发足跟痛。因此，各种原因导致的跟骨局部脂肪垫发生充血、水肿、增生、渗出、萎缩，均会引发足跟疼痛。

6. 跟骨骨赘　由于年龄的增长，关节软骨的退行性改变，细胞弹性的减少，骨关节在日常活动中的慢性劳损，损伤后足跟的关节软骨在没有丰富的血液供养时很难得到修复，同时由于关节软骨的周围血液循环比较丰富，会代偿性地促进软骨的增生，增生的软骨随着时间的推移发生钙化，就会形成骨质增生。跟骨骨赘多位于跟骨底面结节的前缘，因足底的肌肉以及跖筋膜在其附着处反复受到牵拉从而导致了慢性损伤性炎症，炎症长期的刺激进而诱发了骨赘的形成。只有当着力点和骨赘方向成斜角时，才会引发足跟疼痛。

7. 足部结构和骨质异常　足外翻可导致跟骨内侧结节的形成，结节牵拉跟骨的周围神经会诱发足跟部疼痛。除此之外，扁平足患者因趾短屈肌和跖筋膜受到一定程度的牵拉，周围的软组织由于外翻受到挤压，也会引发足跟疼痛。此外，老年骨质疏松症患者，骨质中大量的钙元素流失引起骨和关节酸痛感，有时也会引起足跟部位的酸痛。

【检查】X 线检查、查体。

【诊断】目前，足跟痛主要通过患者的病史、临床症状和体征及 X 线等辅助的检查手段来进行疾病的诊断，临床上足跟局部的压痛是较为便捷且诊断意义较高的体征。

1. 跖筋膜炎　早晨起来后当足跟开始着地时，足跟下以及足心的疼痛明显，行走后疼痛的症状可以减轻，但行走时间过长后疼痛又会出现复发，疼痛多为刺痛。位于足底的跟骨大结节和跖筋膜的附着处压痛明显。X 线检查提示可伴有跟骨骨赘形成。

2. 神经卡压综合征　足跟局部的压痛多表现在跟骨结节的内侧、近侧跖筋膜，而其他部位均没有明显的压痛点。X 线检查大部分患者正常，少部分患者有跟骨骨赘。

3. 跟骨高压症　疼痛多发生在站立或行走后，休息和抬高患肢可缓解，行走后疼痛又加重，可有夜间静止性疼痛。特殊表现为整个的足跟部均可产生压痛。

4. 跟骨滑囊炎　晨起开始站立或者行走时引起足跟疼痛，疾病的早期可见足跟局部发生肿胀，X线检查患者可见鸟嘴样的骨赘生成，足跟局部的压痛及肿胀明显，可触到局部的结节。

5. 足跟脂肪垫病变　多因足跟局部的劳损或者寒冷潮湿引发，疼痛多在足跟骨的底面，老年人多伴有足跟部脂肪垫的萎缩，其压痛点多为内侧跟骨结节的外侧。患者在前足掌蹬地时疼痛不明显，只有当足跟着地时疼痛剧烈，且疼痛范围较广。X线检查无明显改变。

6. 跟骨骨赘　跟骨骨赘引起的疼痛在晨起开始行走时，或由长时间的坐卧忽然改为站立姿势时出现明显疼痛，活动后疼痛减轻，骨赘的部位与压痛点的位置无明显的对应关系。压痛点多在跟骨结节的内侧面，偶可触及局部的骨性隆起，跟骨侧位X线片可见在跟骨结节前方有增生物形成。

五十七、扁平足

足畸形是由各种病因引起的内侧纵弓完全或部分塌陷的足部疾病，是一种常见的足踝外科疾病，多数患者没有任何临床症状和功能障碍，只有足踝部出现疼痛、肿胀等症状时才能称为扁平足。

【病因】根据不同分类标准，扁平足根据性质不同可分为先天性或获得性、柔韧性或僵硬性、成年人或青少年等类型。病因有胫后肌腱功能不全、神经性、创伤性、医源性、跗骨融合性、沙尔科关节、生理性等，成年人获得性扁平足最常见病因为胫后肌腱功能不全。

【临床表现】临床上扁平足的结构特征表现为足弓降低或消失，后跟外翻，前足外展，多有跟腱紧缩；早期足部畸形为可复性，随病变进展，足部各关节出现退行性改变，软组织逐渐适应各种变化，导致足部畸形发展为僵硬性。临床表现为足内外侧疼痛、肿胀，活动困难等，下肢力线的改变会导致膝关节、髋关节也出现疼痛等。

【检查】负重正、侧位 X 线检查可发现距跟角、距骨 - 第 1 跖骨角、跟骨倾斜角等各种角度变化，距下关节、踝关节的退行性改变(图 8-50)。

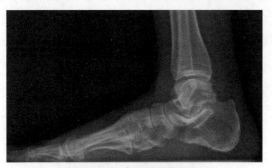

图 8-50　X 线检查图像

注：患者，女，51 岁，扁平足。

【诊断】成年人获得性扁平足分为 4 期：①对于后足内侧轻度疼痛、足部外形和功能无明显异常的患者为 I 期，主要为肌腱的轻度炎症，同时多趾征阴性；② II 期为可复性扁平足，可出现距舟关节塌陷脱位及后足外翻畸形，胫骨后肌腱功能重度丧失。 II 期可进一步分为 II A 期和 II B 期，通过 X 线片测量，距舟关节脱位关节面＜ 30% 定义为 II A 期；距舟关节脱位关节面＞ 30% 则为 II B 期，该期弹簧韧带及骨间韧带均松弛；③ III 期为僵硬性扁平足或者 II 期扁平足中伴有距舟关节炎、距下关节炎或者跟骨关节炎者，有严重的足部畸形和踝关节可复性外翻而没有踝关节炎，提踵试验阳性，多趾征阳性；④ Myerson 将 IV 期定义为距骨的外翻畸形，伴或不伴内侧副韧带的功能丧失，外踝有部分腓骨下撞击征。

五十八、足副舟骨损伤

足副舟骨是最常见的副骨之一，位于舟骨内后侧，多为双侧对称出现。

【病因】其起源于正常足舟骨的继发骨化中心，被认为是一种常染色体显性遗传导致的先天畸形，文献报道其发生率为 2% ~ 21%，并且女性发病年龄早于男性。

【临床表现】痛性足副舟骨患者最常见的临床表现为中足内侧疼

痛和步态异常，运动后加重。

【检查】病史和查体结果对足副舟骨损伤的诊断尤为重要。多数患者都有创伤的病史，以扭伤居多，尤其是运动员常有反复扭伤的病史。影像学检查首选 X 线检查（图 8-51），患者应做足的负重位正、侧位和斜位 X 线片，并以此为依据进行足副舟骨损伤的分型。病因需要结合 MRI 和超声检查结果，严重程度可依据骨扫描和 CT 检查结果。

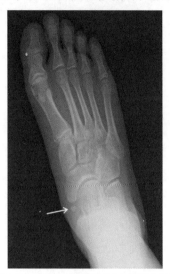

图 8-51　足副舟骨损伤 X 线检查图像

注：患者，男，15 岁，右足副舟骨损伤（白箭头）。

【诊断】足副舟骨损伤是一种常见的足部疾病，病史和查体结果对足副舟骨损伤的诊断尤为重要。多数患者都有创伤的病史，以扭伤居多，尤其是运动员常有反复扭伤的病史。患者最明显的症状是中足内侧疼痛，临床表现为短距离行走无明显异常，长时间行走后疼痛加重，查体见患足舟骨处隆起明显，存在局部压痛。影像学检查首选 X 线检查，患者应做足的负重位正、侧位和斜位 X 线片，并以此为依据进行疾病分型。病因需要结合 MRI 和超声检查，严重程度可依据骨扫描和CT 检查。

早期的足副舟骨损伤分型分为 3 型：Ⅰ型，表现为位于胫骨后肌腱内的圆形籽骨，跟随胫骨后肌腱的运动而滑动，极少出现症状，直径为 2 ~ 3 mm，约占足副舟骨损伤总数的 30%；Ⅱ型，与舟骨体以软骨或纤维软骨相连，易于受局部肌腱的牵拉而损伤，呈心形或三角形，直径为 8 ～ 12 mm，也称为二分舟骨，足副舟骨损伤大部分是Ⅱ型；Ⅲ型，与舟骨体相融合，类似鸟嘴样改变，相对稳定，被认为是Ⅱ型的终末阶段，很少出现症状。Ⅱ型及Ⅲ型约占足副舟骨损伤的 70%。

五十九、足踇囊炎

足踇囊炎是指在第一跖趾关节处的滑囊出现的无菌性炎症，一般伴有踇外翻。

【病因】穿不合适的鞋为常见原因，多发生于女性，女性穿前部窄的鞋或者高跟鞋，对前足产生挤压，同时长久步行、负重也属于足踇囊炎发生的直接原因。

【临床表现】足踇趾的跖趾关节内侧滑囊疼痛、肿胀，内存滑液，可有压痛、红热，部分患者合并踇外翻畸形。

【检查】足踇趾的跖趾关节内侧滑囊疼痛、肿胀。

【诊断】X 线等检查排除踇外翻等诱发原因后，主要根据临床症状诊断。

六十、跖间神经瘤

跖间神经瘤，又称 Morton 神经瘤，为趾总神经受到刺激或压迫等多种因素，产生一系列病理变化而引发疼痛等症状的一组症候群。目前多认为跖间神经瘤是趾总神经的反应性退行性改变，在 4 个足趾间隙均有发生，但更多发生在第 3、4 足趾间，占 80% ～ 95%，第 2、3 足趾间的发生率为 15% ～ 20%。跖间神经瘤单发居多，极少出现多个趾间神经瘤。流行病学研究显示，跖间神经瘤患者女性的构成比可高达 90%，男女发病比大约为 5：1。

【病因】①穿高跟鞋时，鞋跟增高，前足负重增加；穿窄鞋时，前足两侧的压力增加，这些因素均使跖间隙变窄并使间隙内压力增高，从而加重了趾总神经的受压程度。②由于穿高跟鞋使跖趾关节长时间背屈，趾总神经受到牵拉而绷紧、上移，也加重了位于其上方的跖间横韧带对神经的卡压。踇外翻等足部病变也容易在步态中牵拉或压迫趾神经而诱发此病。跖、趾骨骨折，局部软组织损伤，骨关节脱位及前足压砸伤也可能促使跖间神经瘤的产生。③局部的炎症、占位性病变也可形成跖间神经瘤。④某些职业或娱乐活动需要反复使用前足，包括跖趾关节反复背伸活动（如跳芭蕾舞或经常在崎岖路面行走），为导致跖间神经瘤的直接因素。

【临床表现】跖间神经瘤的特征表现是沿着一支或多支足部神经向足趾放射的突发性疼痛。在早期，患有这种神经瘤的患者仅主诉跖骨头部轻度疼痛或不适，最常见的部位为第 3、4 足趾间。有时呈烧灼感或针刺感，通常在穿某一型的鞋时，其症状比穿另一型的鞋时更为明显。随着病情的进展，感觉可变得更为特殊，常有向足趾放射的烧灼感。严重者在走路时为减轻疼痛，往往需要脱鞋行走，或夜间有痛醒史。查体可见患病趾总神经相邻侧足趾皮肤感觉减退，甚至皮肤干燥不出汗；跖骨间隙有压痛，尤其是前足横向挤压时压痛更易引出，即横足挤压征。

【检查】X 线检查对软组织病变分辨率不高。B 超检查目前已成为一种快速、价廉、可信度高的诊断方法，其诊断敏感性为95% ~ 98%，有报道甚至称敏感性可高达 100%。MRI 在诊断跖间神经瘤上更具优势；由于神经瘤在 T_1WI 中与肌肉组织密度相同或密度略高，在 T_2WI 中与邻近脂肪组织密度相同或略低，故跖间神经瘤在 T_1WI 显示较为清晰，而在 T_2WI 中多数难以显影（图 8-52）。

【诊断】根据临床症状、B 超和 MRI 检查结果可诊断。

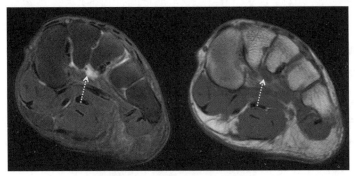

图 8-52　MRI 平扫检查图像

注：患者，女，43 岁，右足第 2、3 跖间神经瘤（白虚线箭头）。

六十一、跖骨头无菌性坏死

跖骨头无菌性坏死是 1914 年 Freiberg 发现并命名，又称跖骨头软骨炎、缺血性骨坏死或称 Freiberg 病。本病好发于 10 ～ 20 岁青少年女性，常侵犯第 2 跖骨头远端，偶有第 3、4 跖骨头受侵犯，可能与第 2 跖骨较长、活动性小，又是持重中心及女性穿鞋较紧等有关。大约 10% 患者可发生于双侧。

【病因】①解剖学和生物学方面：由于跖骨头的骨化中心在 3 ～ 16 岁时出现，并有骨骺动脉进入，两者间有骺板相隔，在骨骺未闭合前骺板很脆弱。跖骨头软骨面仅通过关节囊韧带供血，关节软骨下骨内终末血管在接近软骨下骨时与软骨面成垂直方向且无侧支循环。如受压劳损等导致松脆的骺板损伤，经韧带进入跖骨头的血管栓塞中断血运而发生缺血性坏死。②踇外翻：也是引发跖骨头骨软骨炎的重要因素之一，其机制在于正常前足负重主要在第 1 跖骨头，其下两个籽骨起缓冲应力和保护跖骨头的作用。踇外翻时横弓塌陷负重从第一跖骨头移向邻近跖骨头，且第 2、3 跖骨头下无籽骨使其应力负荷过大，发生软骨下不全骨折，引起跖骨头缺血坏死。③累积劳损：第 2 跖骨最长，且基底部最固定，活动最小，易致应力集中，反复慢性损伤，骨骺血管受损而致第 2 跖骨骨骺缺血坏死。本病女性发病率较高，女性由于足部肌肉力量较弱，足弓较低，特别是横弓稍低而较为松弛，又喜欢穿高跟鞋，使第 2 跖骨过多负重。④长期或大剂量使用糖皮质激素：长期或大剂量使用糖皮质激素是否会导致本病尚有争议。

【临床表现】临床上均有跖趾关节局部疼痛、肿胀，行走时疼痛，跳跃受限，特别是下楼时明显，休息后减轻，行走时加重，或者跖趾关节无力。

【检查】依靠 X 线检查（图 8-53）：X 线表现为跖骨头增宽，外形不规则并变扁平，跖趾关节间隙增宽，关节内可见游离骨赘，跖骨干骨皮质增厚，在有条件的地方可以做 CT 及 MRI 检查。

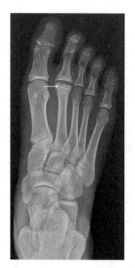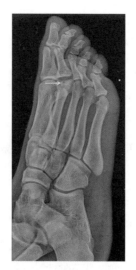

正位　　　　　　　　　　　　　侧位

图 8-53　X 线检查图像

注：患者，男，27 岁，右足第 2 跖骨头骨软骨炎。右足第 2 跖骨头关节面塌陷，骨密度不均匀增高，第 2 跖趾关节缘骨质增生，关节对应关系未见明显异常（白箭头）。

【诊断】跖骨头骨软骨炎的早期诊断较为困难，由于受 X 线片正常假象所迷惑以致延误诊断，最后导致跖骨头坏死不可逆转。因此对单一或对称性跖趾关节疼痛患者，尤其有以下病史者更应当高度警惕：①跗外翻畸形；②创伤；③长期大剂量使用糖皮质激素等。这些患者如果 X 线片显示阴性，必要时就应做 MRI 检查。

六十二、跗外翻

跗外翻是指跗趾和向外偏斜超过正常生理角度的一种足部畸形，是前足最常见的病变之一。一般认为跗趾向外偏斜＞ 15°就是跗外翻畸形。跗外翻后，第 1 跖骨头内侧骨赘形成，和鞋面摩擦，形成滑囊炎，称为跗囊炎。在第 1 跖骨头背侧突出并伴有滑囊炎者，又称为背侧跗囊炎。由于跗外翻后常常伴有足的其他部位的病变，如锤状趾、跖骨痛、小趾滑囊炎等，因此，又有人称跗外翻为跗外翻复合体或跗外翻综合征。

【病因】跗外翻作为足部的常见疾病，其发病机制还不十分明确，对跗外翻的研究一直是国内外足踝外科界的热点课题之一。对于跗外翻的认识和研究主要集中在对其病因和足部生物力学的研究上，并为此设计了百余种手术方法进行治疗。大多数学者认为与以下几个方面有关。

1. 鞋的方面　穿过紧鞋和尖头鞋对姆外翻发病的影响已被广泛认同。

2. 遗传因素　姆外翻的发病率在不同人种中存在差异。

3. 第 1 跖骨及其关节　该方面的研究认为，第 1 跖骨过度内旋、第 1 跖骨的形态和第 1 跖趾关节的不稳定与姆外翻的发生有一定的关系。

4. 足部软组织　该方面的研究认为，足部的肌肉被包裹在复杂的骨筋膜室内，可能是某些存在于足部的生物力学异常，发生局部的骨筋膜室综合征，导致肌肉的慢性缺血性损害，足内肌异常导致局部肌肉间的平衡被破坏在姆外翻的发病中起着重要作用。

5. 前足应力分析　在姆外翻患足中，由于第 1 跖骨的内翻、抬升及旋前，造成前足内侧负重面积减少，姆趾由于不正常的旋前导致局部肌腱排列异常，姆趾的屈曲力量减弱，表现为步态周期中后期中央跖骨头负重比例增加，姆趾负重减少，前足生物力学紊乱，遂出现胼胝和跖痛。

6. 足横弓与姆外翻　在姆外翻足中，由于第 1 跖骨的内翻、抬升、旋前，及第 1 跖趾关节的脱位，前足增宽，足横弓较正常足明显塌陷，且在行走过程中足横弓塌陷的时间明显提前，使中央跖骨头过早过度负重，前足力学紊乱，出现胼胝与跖痛。

【临床表现】临床症状是姆趾向外侧倾斜，第 1 跖骨内翻，姆趾跖趾关节内侧及跖骨头下疼痛，行走时疼痛加重。

【检查】X 线检查是姆外翻畸形最重要的诊断和评价依据（图 8-54）。

【诊断】负重位 X 线片示姆趾外翻角（hallux abductor valgus angle，HAVA）＞ 15°，和（或）第 1、2 跖骨间角（the inter metatarsal angle between the first and second metatarsals，IMA1-2）＞ 9°即诊断为姆外翻。

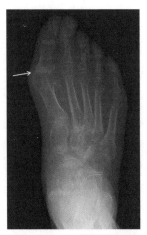

图 8-54　X 线检查图像

注：患者，女，53 岁，右足跗外翻（白箭头）。

第十一节　其他原因或原因未明的关节病

一、大骨节病

大骨节病是一种以软骨坏死为主要病变的地方性、畸形性骨关节病。本病常为多发性、对称性软骨内成骨型骨骺受累，导致软骨内成骨障碍、管状骨变短或继发变形性骨关节病。

本病起病和进展多较缓慢，呈急性或亚急性过程者仅占 3% 左右。轻型患者或在疾病早期常无明显症状，有时可感觉疲乏及四肢运动不灵活，特别是在早晨起床后。本病的前驱期可伴关节酸痛和感觉异常。体检可发现指、腕、肘、膝、踝关节有触痛和不定时的捻发样摩擦音，手指末节轻度向掌侧弯曲，尤多见于示指。当病情进一步发展，患者疲乏和关节疼痛加重，小腿和前臂疼痛，尤以工作和行走后明显。四肢关节运动更不灵活。体检可见手指关节或膝、踝关节稍增粗，特别是示指、中指、环指的第一指间关节。指、腕、肘、膝、踝关节有轻度伸展和屈曲困难，肘关节不能完全伸展。四肢关节内有明显而恒定的捻发样摩擦音。手、前臂及小腿肌肉轻度萎缩。此时身高尚如常人，可胜任一般的体力劳动。患者并可有轻度扁平足，此为本病的第 I 度。至第 II 度时，患者体力进一步减退，行走不便，只能胜任轻便劳动。指、腕、肘、膝、踝关节活动困难伴显著疼痛，尤以膝、踝关节症状明显。该阶段患者常有一定程度的短指畸形，手指屈曲困难。肘关节痉挛性屈曲而成明显的角度，前臂向前后旋转有显著障碍。四肢肌肉明显萎缩。关节常因关节内小体形成而发生突然剧痛。扁平足较重。病情发展至第Ⅲ度时，患者活动困难，行走时呈现典型的鸭步，有极明显的短指畸形；身材矮小，可呈身高仅 1 m 左右的矮人畸形，双手关节畸形而不能握拳。肘关节屈曲极为明显，四肢肌肉极度萎缩，有明显的腰椎代偿性前弯。劳动力极度减退，甚至完全丧失，智力发育均正常。

本病血液常规检查一般正常。患者血清钙与碱性磷酸酶水平升高，血清无机磷水平升高。本病早期即可发现明显的 X 线改变，表现为掌指骨的骨骺线不完整，凹凸不平，呈波浪状或锯齿状，此病征对早期诊断很有意义。晚期骨端破坏、变形及肿大。罹患的关节腔变窄，关节面不整齐，骨密度增高，并有骨唇突起。干骺和骨骺愈合，骨的长径短于正常。如患者来自地方病病区，关节呈慢性对称性增粗，身材矮小，并有短指畸形，则不难确定诊断。大骨节病须与类风湿性关节炎鉴别。后者的发病年龄较晚，80% 发病于 35 ~ 50 岁，全身症状较明显，关节肿胀、畸形及骨性强直，常有梭形指，血沉增快，X 线检查有特征性改变（图 8-55），无短指畸形。本病也须与呆小症区别，但患者的智力发育正常，也无呆小症的头大、脸宽、唇厚、舌大和流涎等特征。

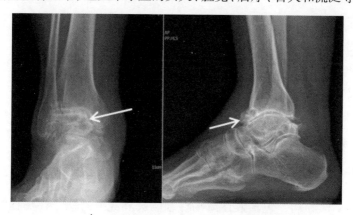

A   B

图 8-55 右踝大骨节病 X 线检查图像

注：患者，男，54 岁。右踝关节缘骨密度增高、唇状突起，关节间隙变窄（白箭头）。

二、肥大性骨关节病

肥大性骨关节病是一种由于骨周围软组织增厚，广泛性骨膜新骨形成而导致的综合征，是胸部或其他系统慢性疾病使组织缺氧和局部血循环量增加而继发的骨关节改变。临床以杵状指（趾）、广泛性骨膜新骨形成和关节疼痛、积液为主要表现，分原发性和继发性两种。原发性肥大性肺性骨关节病有家族史，为常染色体显性遗传，多于青春期发病，主要表现为杵状指（趾）、厚皮骨膜病，骨关节疼痛。继发性肥大性骨关节病以肥大性肺性骨关节病最常见。

其特点是胸部或其他脏器患病的同时伴有四肢骨关节疼痛，并发生骨膜下骨质增生。对称性骨膜炎、关节炎和杵状指（趾）为本综合征的主要表现，由于有的患者四肢疼痛症状的出现早于胸部症状，故早期在临床上有不少病例被误诊为风湿或类风湿性关节炎。本病原发灶虽极为广泛，但绝大多数继发于胸部疾病。其中以恶性肿瘤居多，其次为炎症，少部分可由支气管扩张、膈下脓肿等引起。

肥大性肺性骨关节病的诊断根据是：①逐渐出现的杵状指（趾），四肢大关节（如膝、踝、腕）疼痛、肿胀与运动受限；②典型的 X 线征为长骨慢性进行性和对称性骨膜增生，如花边样或葱头样多层，此改变以胫、腓、尺、桡骨较常见；③肺部病灶（常见者为支气管癌）的存在。本病与类风湿性关节炎的鉴别要点是杵状指（趾）与 X 线特殊改变（包括肺部肿瘤与长骨骨膜增生）。

原发性肥大性骨关节病亦称家族性厚皮性骨膜病，临床上罕见，国内仅有少数病例报告，与肥大性肺性骨关节病不同，后者的特点为：①无阳性家族史；②很少有皮肤病变；③关节疼痛常是唯一的症状；④原发病总是发现在肺、心、肝等器官。

三、肠病性关节炎

炎症性肠病，包括慢性溃疡性结肠炎和克罗恩病，在病程中，部分并发周围关节和脊柱的炎症性病变，约 20% 病例有外周关节炎，10% ~ 15% 患者有中轴关节炎。在消化科，这属于炎症性肠病的肠道外表现之一。而在风湿科，则称为肠病性关节炎，属于血清阴性脊柱关节病范围中的一种病。

受累的周围关节主要是大关节，特别是髋、踝和膝关节，呈非对称性。起病大多隐匿，呈轻微关节痛或僵硬感，也可出现红、肿、热、痛的急性关节炎症状，大多数患者同时有明显的肠道症状，可表现为阵发性肠绞痛、血便或腹泻等。但关节症状一般与肠道病变的严重程度并不平行。克罗恩病可出现杵状指，而骨膜炎罕见。大多数病例肠道症状先于关节表现或同时出现，但关节症状也可能先于肠道症状出现。

以脊椎炎为突出表现者，可有与强直性脊柱炎相似的临床表现，如腰背部钝痛或僵硬感，弯腰和伸展脊椎困难，也有明显的夜间疼痛加重和晨僵现象。肠病性关节炎的放射学也可显示骶髂关节损害，也与 HLA-B27 有一定的关系，有时肠病性关节炎与强直性脊柱炎没有明确的界限，因为同属于血清阴性脊柱关节病。区别在于前者同时有炎症性肠病，而后者没有。以外周关节受累为主者，须与类风湿性关节炎鉴别，主要区别点在于：肠病性关节炎的外周关节损害多为非对称性的；以大关节为主，少数侵犯手、足小关节者往往是不对称性的少数 1～2 个指（趾）关节；有明显的肿痛，容易变形；多伴有脊柱症状；类风湿因子阴性。

四、胆道感染

胆道感染引起关节症状者也有报告，有的患者以发热、多发性关节肿痛与运动障碍就诊，颇似风湿性疾病。隐匿性胆道感染的患者无胆绞痛，而有关节症状时也可误诊为"风湿病"，但消化不良症状与胆囊压痛点压痛提示胆道感染的诊断，有怀疑者应做十二指肠引流术与胆囊造影检查。

五、骨、关节淀粉样变性

淀粉样变性是少见的疾病，而骨、关节淀粉样变性更为少见，国内仅有个案报告。该病是多种原因引起的一组临床症候群，其特点为淀粉样物质在组织中沉积，可以沉积在局部或全身，病程可呈良性或恶性，在很多情况下，淀粉样物质的积聚常是潜在疾病的部分表现，有关疾病可能是自身免疫性疾病、炎症、遗传病或肿瘤，其症状取决于原有疾病及淀粉样物质沉积的部位和沉积量。淀粉样变性可分为原发性和继发性两类。原发性淀粉样变性是浆细胞病的一种，多侵犯血管壁、结缔组织、胃肠道平滑肌、神经末梢、心肌及肝、肾等实质器官，常引起胃肠出血及心肾衰竭而致死。继发性淀粉样变性较原发性淀粉样变性多见，继发于慢性病，如类风湿性关节炎、结核病、慢性化脓性疾病等，多侵犯肝、脾、肾。

骨关节淀粉样变性多侵犯肩、肘、髋关节及关节附近的骨质。骨质有广泛性溶骨性破坏，主要在关节附近。罹患的关节肿胀，触之软而有弹性，肤色正常，皮肤温度正常，压痛不明显。

诊断主要根据活检，以往采取皮肤、肌肉、齿龈、直肠和骨髓等处组织经刚果红染色鉴定，近年来进行活检的部位已有扩大，采用皮下脂肪穿刺吸引活检可获得更高的阳性率，肝、肾活检对诊断帮助较大，但易并发出血，必须谨慎。实验室检查可发现贫血与血浆蛋白减少。刚果红试验阳性（第 1 h 潴留量达 90%），但阴性不能除外本病。

病案举例 18

患者，男，75 岁，因"腰背部疼痛 5 月"入院。患者于 5 月前无诱因下出现腰背部疼痛不适，无发热，无下肢疼痛症状，发病初期疼痛症状较轻，未予以重视。2 月前疼痛症状加重，VAS 评分为 2 ~ 4 分，患者自行口服美洛昔康片镇痛，疼痛无缓解。1 月前于我院门诊行 CT 检查示：腰椎退行性改变，L_1 椎体轻度压缩性改变。骨密度检查：腰椎 T 值为 −2.7。予以依降钙素、骨化三醇胶囊、碳酸钙片、阿仑膦酸钠治疗 1 月，效果欠佳，VAS 评分为 4 分，遂收治入四川省骨科医院。查体：腰背部无皮疹，L_1 ~ L_5 椎体棘突压痛阳性，双下肢直腿抬高试验阴性。入院后完善相关检查，复查骨密度：腰椎 T 值为 −2.9。血液常规：血红蛋白为 102 g/L。凝血、肝肾功能正常。糖类抗原、CEA、

PSA 及 AFP 等肿瘤指标正常。仍考虑骨质疏松症，予以"唑来膦酸注射剂 5 mg，静脉滴注一次"及"依托考昔片 30 mg，1 次 / 天"治疗 1 周后，疼痛症状不仅无缓解反而加重，VAS 评分为 6 分。进一步行腰椎 MRI 平扫检查示：腰椎椎体多发斑片状影。考虑骨髓瘤可能。进一步检查发现：免疫固定电泳 M 蛋白 λ 阳性，血清及尿 κ、λ 轻链阳性，尿本周蛋白阴性，24 h 尿蛋白总量 7.24 g。将患者转至外院血液科，行骨髓穿刺：浆细胞占 60.3%，为异型细胞。诊断为多发性骨髓瘤。

第九章

四肢痛、乏力

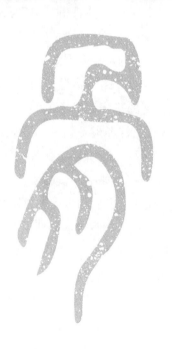

四肢痛作为一种常见的临床症状，其病因众多，四肢的皮肤、皮下脂肪组织、肌肉、骨、关节、血管、淋巴管、神经、筋膜、韧带、肌腱、腱鞘、滑囊等病变（如炎症、肿胀、肌肉缺血等使痛觉感受器受刺激）均可引起。

【病因】导致四肢痛的常见疾病有下列几类。

1.骨病与骨伤　急性血源性化脓性骨髓炎由于髓腔内压力急剧上升，可发生持续而剧烈的疼痛。同样机制也发生于恶性骨肿瘤和转移性骨肿瘤。良性骨肿瘤一般无疼痛表现，但若压迫神经、皮肤，或发生恶变，则同样会有疼痛。

新鲜骨折因外骨膜被刺激，疼痛严重，在伤肢未经固定，断端发生移动时，疼痛尤甚。但病理性骨折的疼痛则较轻。由长期、持续、轻微伤力所引起的疲劳骨折或隐性骨折，患者仅诉局部疼痛，常不能与损伤联系。在儿童和少年，全身骨骺也都可发生慢性损伤，称骨软骨病或骨骺炎，也是四肢痛的常见病因。

2.神经系统病变　由于机体的感觉神经纤维和自主神经受到病变刺激，往往发生不同程度的疼痛，最常见的有周围神经炎、外伤和受压，其次为脊髓病变所致的神经根受刺激。①神经干的压迫、刺激等，如臂丛神经血管受压综合征、腕管综合征等；②神经干的炎症、肿瘤等；③神经根的压迫和炎症，如椎间盘突出症、脊柱结核、脊椎或脊髓肿瘤等；④交感神经损伤、炎症和疾病等，如灼痛、创伤后骨萎缩、雷诺病、红斑性肢痛症等；⑤内脏或近端部位的感应痛。

3.周围血管、淋巴管病变　由于四肢动脉管腔狭窄、阻塞，皮肤或皮下组织血管收缩和舒张的功能紊乱，均可导致肢体血液循环不佳而产生缺血性疼痛，如血栓闭塞性脉管炎、闭塞性动脉硬化症、雷诺病、动脉栓塞和红斑性肢痛症等。此外，血栓性静脉炎、静脉曲张也可导致肢体疼痛。

4.关节及关节周围组织病变　这是四肢痛的最常见病因。关节周围结构有纤维关节囊、滑囊、肌肉、肌腱、腱鞘、筋膜等结构，都由结缔组织组成，既可在结缔组织疾病中受累，又易发生慢性损伤，两者同时存在的机会也多。常见的疾病有狭窄性腱鞘炎、韧带的慢性或陈旧性扭伤、慢性滑囊炎、腱鞘囊肿、肩关节的粘连性关节囊炎、腕管或跖管综合征、肱骨外上髁炎等。这些结构轻微损伤时极易发生疼痛，如治疗不当，常经年累月不愈。

5. 四肢肌肉病变　引起肌肉疼痛的原因主要是肌肉痉挛如手足搐搦症；肌肉缺氧时，中间代谢产物如乳酸及丙酮酸积聚也可产生肌肉疼痛。

6. 皮肤疾病　凡引起皮肤损害或末梢神经炎症及压迫、缺血的疾病，如带状疱疹、结节性红斑、鸡眼、胼胝、嵌甲等都可以引起肢体局部痛。

【病史采集】对疼痛患者应详细询问：疼痛的部位、性质、程度、放射与否；是持续性或反复发作性，发作时间，间歇长短；发生的诱因、时间，急剧或缓慢；影响疼痛加重与减轻的因素。疼痛的部位与放射的方向。疼痛的部位与病变部位有关，对诊断有重要意义，应认真询问清楚，如患者说不清时，可嘱其用手明确指出。疼痛的性质多种多样，可为刺痛、刀割样痛、烧灼样痛、胀痛、钝痛或隐痛、搏动性痛等。不同疾病引起疼痛的性质也各异，持续性或反复发作性等。疼痛的伴随症状也不同，严重的疼痛可伴有面色苍白、出汗、呕吐、精神紧张、脉搏加快等。询问诱因与缓解疼痛的因素，常有助于疼痛性疾病的诊断。如疼痛在全身运动数分钟之后出现，在休息后消失者，提示病因多为缺血性或神经性因素。动脉粥样硬化或血栓闭塞性脉管炎可引起间歇性跛行，使患者时走时歇。疼痛因咳嗽、打喷嚏和牵拉肢体而出现或加剧者，提示起源于脊神经根受刺激。疼痛在皮肤受到刺激时加剧或改变者，起源于外周感觉通路或中枢神经系统的病变。

【查体】检查时要求患者先准确指出痛点或痛区，或做致痛动作，然后进行检查。检查方法和顺序，就运动系统而言，为望诊、扪诊、动诊、量诊和其他特殊检查。四肢骨骼除桡骨近端和股骨上端外，均可扪及，因此扪诊极为重要，否则将失去骨疾病的重要体征。关节活动的动力来自神经和肌肉，滑动依赖于关节软骨，稳定主要靠韧带，因此检查关节的主动和被动活动实质上同时检查了神经、肌肉、关节软骨和韧带的状况。肌肉的萎缩程度、肌力的大小、关节活动范围等的准确测量都对诊断疾病的程度和观察病情发展极为重要。周围神经检查须包括感觉、运动、反射及交感神经4个方面。有的肢体疼痛并无神经体征，而是近端病变或内脏疾病的感应痛，如髋关节疾病可表现为膝部疼痛；心脏、膈胸膜和膈下疾病可引起肩痛等。交感神经检查必须包括指（趾）甲、皮肤、汗腺、皮下组织、肌肉和骨的营养改变。一般凡有桡、足背和胫后动脉无脉或脉搏微弱者，表示患肢的动脉血流不畅或被阻断，但须配合其他体征，才可下此结论，因为少数正常人因解剖变异而在常规扪诊部位扪不到动脉搏动。脉搏也可为水肿或肥厚的软组织所遮盖。骨筋膜室综合征患者的远端脉搏即使正常也并不说明近端血液循环是正常的，因为该病是肌肉的微循环出现障碍，其病理尚未达到阻断大动脉、静脉血流的程度。

【检查】实验室与影像学检查对四肢痛原因的分析具有重要价值，有时甚至起到决定性的作用，但其结果不能孤立地看待，要注意与临床表现相结合。实验室检查方面，除血、尿常规外，应根据诊断思路尽可能地完善相关检查，如考虑可能存在自身免疫性疾病时应进行全面的免疫血清学检查，对中枢神经系统病变还应考虑做脑脊液检查。脊柱、上肢、下肢、骨关节病做X线和MRI等影像学检查，对确定诊断往往有较大帮助。

【诊断思路】在分析四肢痛的病因时，首先须区别是血管性或非血管性病变所引起。通过详细的病史询问，一般可以初步确定是血管性或非血管性；应了解四肢痛的部位，是单侧或双侧、上肢或下肢，起病因素、有何伴随症状等。血管性病变的四肢痛多有皮肤颜色、温度的改变，疼痛发作与运动、休息、体位、药物、外界温度和湿度有密切关系。典型的雷诺病，双手受寒冷刺激时，则发生动脉痉挛性痛和皮肤颜色变白；红斑性肢痛症，双足遇热或下垂时，往往引起疼痛加剧，抬高患肢或局部冷敷则疼痛缓解。如突然发生肢体剧烈疼痛、感觉异常、运动消失、肢体皮肤苍白，常提示急性动脉栓塞。当出现间歇性跛行时，则提示下肢动脉供血不足，需要注意血栓闭塞性脉管炎和闭塞性动脉硬化症等情况。间歇性跛行伴有静止痛，说明血管功能严重损害；若仅有剧烈的静止痛而不伴有间歇性跛行，则四肢痛可能为非血管性病变所致，还需要进一步鉴别是由其他何种原因（如神经、肌肉、骨或关节病变）所致。神经系统病变引起的四肢痛，其疼痛多沿罹患神经分布或放射，常同时伴有其他神经系统症状。如腰神经根第 4、5 和骶神经根第 1、2、3 部位病变引起的下肢痛，是从腰部向臀部、大腿后侧及小腿后外侧和踝部放射。肌肉病变引起的四肢痛，主要表现为受累肌肉有自发性酸痛或剧痛，局部有触痛和压痛，可伴肌肉萎缩和肌力减退。肌肉痉挛性疼痛可在夜间突然发作，常表现为小腿剧痛，持续数分钟，经肌肉按摩及活动后可缓解。关节和骨病变引起的疼痛，部位明确固定，疼痛呈持续性，按压病变处疼痛加剧，伴关节肿胀和功能障碍。

第一节　周围神经疾病

脊神经根炎为多种原因所致的脊神经根的炎性或变性病变的总称。病变可侵及颈、胸、腰、骶任一节段的脊神经根，临床上以颈、胸神经根和腰、骶神经根最常受累，可引起肩背痛及腰腿痛。脊神经根炎的病因繁多，硬膜内、外段脊神经根炎的病因亦不尽相同。硬膜内段脊神经根炎常由感染、中毒、营养代谢障碍等引起；硬膜外段脊神经根炎常因局部受凉、受潮、肌肉及横突外伤和炎症等引起。硬膜内段脊神经根炎病变常较广泛，且多为双侧性；硬膜外段脊神经根炎病变常较局限，多为单侧性。

引起四肢痛的脊神经根炎及相关疾病如下文所述。

一、颈、胸神经根炎

本病发病年龄往往较轻，常由病毒感染所致，发病前多有上呼吸道感染史。颈、胸神经根炎起病以急性和亚急性多见，常表现为单侧或双侧肩臂部的疼痛、麻木、无力，疼痛常沿上肢外侧或内侧远端放射，咳嗽、用力及排便时加重。上述症状常在受寒、劳累后明显，温热和休息后减轻，检查可发现在受累神经根支配区域内的感觉过敏（早期）、减退或消失（后期）；肱二头肌和肱三头肌腱反射减弱或消失；上肢肌肉可有轻度萎缩；相应的颈、胸椎旁可有压痛。此外，可有皮肤温度及颜色的改变、营养和汗腺分泌障碍等自主神经症状。

颈、胸神经根炎与颈椎病、肩手综合征等易互相混淆。神经根型颈椎病可出现颈部、肩部和单侧上肢疼痛，颈部僵硬、活动受限，常有明确的压痛点伴放射性疼痛，同时伴有上肢的感觉和运动功能障碍。脊髓型颈椎病也可出现与神经根型相似的上肢症状，但多无颈部疼痛和感觉障碍。肩手综合征则包括各种原因所致的上肢神经营养障碍。

本病还须与纤维肌痛综合征、肩关节周围炎、脊髓病变（尤其是肿瘤、蛛网膜炎）早期引起的神经根刺激症状和颈椎结核等相鉴别。纤维肌痛综合征有睡眠障碍和特异的压痛点，无感觉障碍。肩关节周围炎主要表现为肩关节外展旋转障碍与疼痛，神经系统检查无异常。脊髓病变早期引起的神经根刺激症状，常局限于 1 ~ 2 个神经根的损害，必要时可做脑脊液检查与脊髓 MRI 检查，以明确诊断。颈椎间盘脱出则有明确的外伤史，起病急，疼痛剧烈，X 线检查有助于诊断。颈椎结核的发病年龄较轻，可根据放射学检查所见而与本病鉴别。

附　颈椎病

颈椎病以男性罹患较多，发病常在 40 岁以上，最常累及负重最大的 C_5、C_6，其次为 C_4、C_7。通常主诉为缓慢出现的单侧颈部和肩部疼痛，可向同侧上、下臂与手指放射，往往在夜间较剧。疼痛向上臂外侧放射者，提示为 C_5 神经根受累；疼痛向上臂外侧和前臂桡侧放射者，提示为 C_6 ~ C_7 神经根受累；疼痛放射至前臂内侧和环指、小指者，提示为 C_8 神经根受累。但颈椎病时往往累及多神经根。体检常于颈椎棘突或椎旁有压痛，头顶加压试验及颈神经根紧张试验（患侧肩下压，头向对侧推移）阳性，即患侧颈、肩及上肢发生疼痛。检查者用双手将患者头部向上牵引则疼痛减轻或消失。颈椎增生性变可经颈椎正、侧位 X 线检查而确定。

国内颈椎病专题座谈会曾制定颈椎病诊断标准，对颈椎病的定义为：颈椎椎间盘组织退行性改变及其继发病理改变累及其周围组织结构（神经根、脊髓、椎动脉、交感神经等），出现相应的临床表现者称为颈椎病。一般原则如下。

（1）临床表现与影像学所见相符合者，可以确诊。

（2）具有典型颈椎病的临床表现，而影像学所见正常者，应注意除外其他疾病后方可诊断为颈椎病。

（3）仅有影像学表现异常，而无颈椎病临床症状者，不应诊断为颈椎病。各型颈椎病的诊断标准如下。

1. 颈型 ①主诉头、颈、肩疼痛等感觉异常，并伴有相应的压痛点；②X线片上颈椎显示曲度改变或椎间关节不稳等表现；③除外颈部其他疾病（落枕、肩周炎、纤维肌痛综合征、神经衰弱及其他非椎间盘退行性改变所致的肩颈部疼痛）。

2. 神经根型 ①具有较典型的根性症状（麻木、疼痛），且范围与颈脊神经所支配的区域相一致；②压颈试验或臂丛牵拉试验阳性；③影像学所见与临床表现相符合；④痛点封闭无显效（诊断明确者可不做此试验）；⑤除外颈椎外病变（胸廓出口综合征、肱骨外上髁炎、腕管综合征、肘管综合征、肩周炎、肱二头肌腱炎等）所致以上肢疼痛为主的疾病。

3. 脊髓型 ①临床上出现颈脊髓损害的表现；②X线片上显示椎体后缘骨质增生、椎管狭窄，影像学证实存在脊髓压迫；③除外肌萎缩性脊髓侧索硬化症、脊髓肿瘤、脊髓损伤、继发性粘连性蛛网膜炎、多发性末梢神经炎。

4. 椎动脉型 此型颈椎病的诊断问题尚待研究。①曾有猝倒发作，并伴有颈性眩晕；②旋颈试验阳性；③X线片显示节段性不稳定或颈椎关节骨质增生；④多伴有交感神经症状；⑤除外耳源性、眼病性眩晕以及椎动脉Ⅰ、Ⅲ段受压引起的基底动脉供血不足。

5. 交感神经型 临床表现为头晕、眼花、耳鸣、手麻、心动过速、心前区疼痛等一系列交感神经症状。X线片有失稳或退行性改变，椎动脉造影阴性。

患者也可表现为混合型的症状。

二、腰、骶神经根炎

腰、骶神经根炎常由于腰骶椎病变、劳损或感染所致，其疼痛在腰、骶和臀部并放射至下肢。临床表现主要为下背部痛和腰部僵直感，局部有明显压痛，直腿抬高试验（Laségue 征）和 Wasserman 征（患者俯卧，检查者抬起其伸直的患腿使股神经受牵拉时，沿患腿前面股神经分布区域发生疼痛）均呈阳性，腰骶部及下肢活动受限制或呈保护性姿势；病变加重时，于腰骶部出现节段性感觉障碍、下肢无力、肌肉萎缩、腱反射减退。本病常需要与单纯性骨关节病变、腰肌劳损及椎管内腰骶部病变（如马尾、圆锥肿瘤）所致的神经根刺激症状以及脊柱关节病相关的腰骶部和下肢疼痛相鉴别。X 线检查易与单纯性骨关节病变区别。腰肌劳损主要表现为腰肌僵硬感和压痛，无神经系统体征。椎管内腰骶部病变引起神经根激惹症状，则往往通过脑脊液检查才能鉴别。此外，腰骶神经根炎如病变范围局限于 $L_4 \sim L_5$ 和 $S_1 \sim S_3$，其临床表现与根性坐骨神经痛相同，临床上很难区别。通过 X 线、MRI 等影像学和 HLA-B27 等检查一般也不难与脊柱关节病（如强直性脊柱炎）鉴别。图 9-1 为某患者磁共振水成像（MRH）图像。

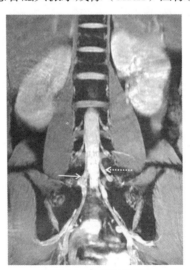

图 9-1 MRH 图像

注：患者，女，49 岁，右下肢疼痛 2^+ 月。L_5 右侧神经根炎（白实线箭头），L_5 左侧神经根未见明显异常（白虚线箭头）

三、吉兰－巴雷综合征

吉兰－巴雷综合征（GBS）系一类免疫介导的急性炎性周围神经病，其中最常见的为急性炎性脱髓鞘性多发性神经病（AIDP）。四肢痛是本综合征早期的一个突出表现。患者于早期除常有不同程度的上呼吸道感染症状外，主要是四肢自发性痛，检查时患者甚至不能忍受。由于其周围神经受损害，故常伴随四肢无力、麻木、感觉减退或消失、腱反射减弱等，此外，患者也常有脑神经损害。临床特点：①任何年龄、任何季节均可发病。②前驱事件：在发病前 4 周内常见有上呼吸道感染和腹泻，包括巨细胞病毒、肺炎支原体、寨卡病毒或其他病原体感染，疫苗接种，手术，移植，等。③病程特点：急性起病，单相病程，大部分的患者病情在 2 周内达到高峰，几乎所有的患者病情均在 4 周内达到高峰。④主要症状和体征：弛缓性肢体肌肉无力是 AIDP 的核心症状。多数患者肌无力从下肢向上肢发展，数日内逐渐加重，少数患者病初呈非对称性；肌张力正常或降低，腱反射减低或消失，而且经常在肌力仍保留较好的情况下，腱反射已明显减低或消失，无病理反射。部分患者有不同程度的脑神经运动功能障碍，以面部或延髓部肌肉无力常见，且可能作为首发症状就诊；少数有张口困难、伸舌不充分和力弱以及眼外肌麻痹。严重者出现颈肌和呼吸肌无力，导致呼吸困难。部分患者有四肢远端感觉障碍、下肢疼痛或酸痛、神经干压痛和牵拉痛。部分患者有自主神经功能障碍。少数患者可出现复发。诊断标准：①常有前驱感染史，呈急性起病，进行性加重，多在 4 周内达高峰；②对称性肢体和延髓支配肌肉、面部肌肉无力，重者有呼吸肌无力，四肢腱反射减低或消失；③可伴有感觉异常和自主神经功能障碍；④脑脊液出现蛋白－细胞分离现象；⑤电生理检查提示运动神经传导远端潜伏期延长、传导速度减慢、F 波异常、传导阻滞、异常波形离散等周围神经脱髓鞘改变；⑥病程有自限性。

第二节　中枢神经疾病

一、脊髓压迫症

　　脊髓压迫症是由脊髓内、外的占位性结构压迫脊髓和脊神经根及其血供所引起的半切或横贯性脊髓病变，临床表现为病变节段以下的运动、感觉和自主神经功能障碍。按发病急慢可分为急性脊髓压迫症和慢性脊髓压迫症；按发病部位可分为椎管内脊髓外的硬膜外、硬膜下，以及椎管内脊髓内压迫症。以椎管内肿瘤最为多见（图 9-2）。

　　脊髓肿瘤初期可压迫脊神经后根，产生剧烈的阵发性疼痛，如刀割样或针刺样。最初可为相应节段的一侧，继后发展至对侧。当肿瘤位于颈下胸上段时，根性痛可放射到肩部或上肢；当肿瘤位于马尾或圆锥时，可引起骶部、臀或大腿疼痛。患者常有束带样感。病情发展往往出现脊髓受压症状，即病灶以下的运动、感觉障碍和大小便功能紊乱。如早期表现为脊髓半侧损害者，则肿瘤的可能性较大。

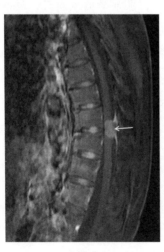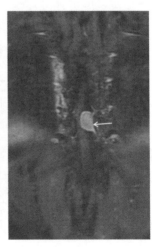

矢状位　　　　　　　　　冠状位

图 9-2　MRI 检查图像

注：患者，女，71 岁，胸椎椎管内脊膜瘤，T_1WI-FS 增强序列显像示瘤体明显强化，邻近脊髓明显受压向右侧推移。

根据病史和病情发展的规律，可以初步明确脊髓压迫症。但是应注意鉴别非压迫性脊髓病。急性脊髓炎因起病急，无蛛网膜下腔阻塞，脑脊液中蛋白质浓度增高不显著；脊髓空洞症易与脊髓内占位性病变混淆，但脊髓空洞症表现为特征性的节段性分离性感觉障碍，椎管无阻塞、脑脊液检查正常，脊髓 MRI 可明确诊断。硬脊膜外脓肿、转移癌等均可由脊髓 MRI 鉴别。

二、脊髓炎

脊髓炎系指由于病毒、细菌、螺旋体、立克次体、寄生虫、原虫、支原体等生物源性感染或由感染所诱导的脊髓灰质和（或）白质的炎性病变。临床特征为病损以下的肢体瘫痪、感觉缺失和以膀胱、直肠功能障碍为主的自主神经功能损害。

本病可见于任何年龄，以青壮年最常见，且以农村为多。四季均可发病，以春初和秋末居多。两性均可患病，男性略多。多数患者在神经症状出现之前有肠道或上呼吸道感染等所致发热史，而在神经症状出现时不伴发热。神经症状的出现较急，常在无任何症状下突然出现单侧或双侧下肢无力，并逐步向上发展，伴或不伴上肢无力，严重者可出现呼吸肌无力。在出现肢体无力的同时，常合并二便困难和感觉异常。该病的整个发展过程因人而异，从数天至数周不等。在神经症状的发生和演变过程中，一般不伴神经根痛，少数患者可能诉腰背疼痛或出现神经根性疼痛。急性脊髓炎以胸段为多见（约占75%），颈段次之（占13%），腰骶段最少（占12%）。脊髓损伤以灰质和白质受累为主，亦可累及邻近的脊膜和神经根，并出现相应的症状。

根据患者的前驱感染史、急性起病的脊髓横贯性损伤症状，并除外其他原因所致的急性脊髓病变后，通常诊断急性脊髓炎不难。诊断时应注意以下两点。①是否为脊髓炎：必须与周期性麻痹、急性感染性多发性神经根炎以及功能性瘫痪相鉴别。周期性麻痹者不伴传导束型感觉障碍和膀胱、直肠功能障碍，但有血清钾水平降低，可予以鉴别；急性感染性多发性神经根炎不伴持久性膀胱、直肠功能障碍,没有传导束型感觉障碍,但伴有末梢型感觉障碍和在第 2 ~ 3 周出现的脑脊液蛋白 – 细胞分离等特征,可予以鉴别;功能性瘫痪者的体征波动、多变,无肯定感觉障碍、运动障碍及自主神经功能障碍等。②何种脊髓炎:根据病前有无感染,伴随症状和体征,脑脊液检查的特征以及脊髓 MRI 检查结果予以鉴别。髓内有脊髓病变者可能为视神经脊髓炎,并除外髓内肿瘤,化脓性、结核性或其他生物源性脊髓炎等。

三、脊髓空洞症

脊髓空洞症是缓慢进展性的脊髓的变性疾病,因多种原因导致脊髓中央管附近区域发生病变,产生脊髓内空洞形成和胶质细胞增生的病理特征,临床表现为节段性分离性感觉障碍、节段性肌肉萎缩和传导束性运动、感觉障碍及局部营养障碍。病变累及延髓称为延髓空洞症。临床上,此类症状和体征也可由一些其他神经系统疾病引起,如脊髓内肿瘤、外伤性脊髓病、放射性脊髓病、梗死(脊髓软化)、脊髓内出血;另外,小部分由脊髓外肿瘤、蛛网膜炎和颈脊髓坏死性脊髓炎所引起,称症状或继发性脊髓空洞症。图 9-3 为某患者 MRI 检查图像。

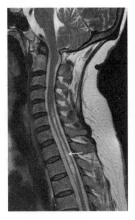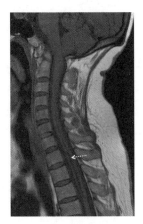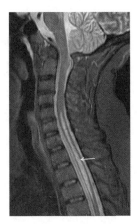

矢状位 T_2WI　　　　矢状位 T_1WI　　　　矢状位 T_2FS 增强序列

图 9-3　MRI 检查图像

注:患者,女,65 岁,阿诺德 – 基亚里畸形伴脊髓空洞症。C_4 ~ T_3 层面脊髓中央见纵行条带状长 T_1(白虚线箭头)长 T_2(白实线箭头)压脂高信号灶。

比较常见的是感觉异常或感觉过敏，其次是非根性节段性疼痛，即出现上肢、肩部和上胸部麻木、疼痛、寒冷、蚁行等感觉。常以节段性分离性感觉障碍为特点，痛、温觉减退或消失，触觉及深感觉存在，后期可累及脊髓丘脑束和后索，即出现对侧病变平面以下痛觉和温觉缺失的传导束型感觉障碍及深感觉障碍。患者往往抱怨发现对水温的感觉不一样，甚至会烫伤而不自知。疼痛的发生，有专家认为是病变损害后角的感觉神经元所致。

第三节　动脉疾病

一、血栓闭塞性脉管炎

血栓闭塞性脉管炎也称 Buerger 病，是一种节段分布的血管炎症，病变主要累及四肢远段的中、小动静脉，病理上主要表现为特征性的炎性细胞浸润性血栓形成和机化，而少有血管壁的受累。

本病多见于亚洲 40～45 岁的中年男性，既往有长期吸烟史，出现肢体远端缺血表现，包括皮肤颜色苍白、皮温下降、感觉异常、乏力、营养障碍、间歇性跛行甚至静止痛，以及足或趾的溃疡或坏疽等。当内膜形成炎症合并血栓可出现间歇性跛行、静止痛，尤以夜间为重，患者屈膝抱足而坐，患足下垂可以缓解疼痛，患肢怕冷、皮温凉，尤以趾（指）端最明显。发病早期出现病变肢体末梢循环的破坏，表现为皮肤青紫色，40% 患者可出现血栓性浅静脉炎，多位于足背及小腿浅静脉，少见于大腿，1～3 周可恢复，恢复后残留色素沉着痕迹。查体可发现患肢远端动脉扪诊搏动减弱或消失。

Shionoya 提出临床诊断标准：①吸烟史；② 50 岁以前发病；③腘动脉以下血管受累多见，上肢受累少；④常有游走性静脉炎；⑤缺乏动脉粥样硬化的危险因素（吸烟除外）。只有当这五个条件全部满足后，其临床诊断才可靠，但须与雷诺病鉴别。典型的雷诺病大多发生于女性，主要是双手末端发作性苍白→发绀→潮红，呈对称性，发作后双手恢复正常，极少发生肢体坏死，肢体动脉搏动正常。

二、闭塞性动脉硬化症

本病常侵及下肢，主要是由于下肢血液供应不足，产生肌肉和神经营养障碍，表现为下肢疼痛、间歇性跛行、休息时痛，可出现患肢雷诺现象；严重时可引起足趾溃疡与坏疽。间歇性跛行是本病典型的临床症状之一，根据病变部位不同出现跛行的早晚各异，表现为活动之后出现血供不足，从而产生肌肉疼痛、痉挛或疲乏无力。必须停止活动或行走、休息 1 ~ 5 min 才能缓解，再继续行走相同的距离又出现疼痛。从开始行走到出现疼痛的时间称为跛行时间，其行程距离称跛行距离。间歇性跛行的距离一般为 300 m 左右，行走的速度相同则跛行的距离也相同。静止痛是指病变晚期在休息状态下也发生疼痛。最初在足趾发生难以忍受的疼痛，其后可发展至足底及踝部。疼痛分布的范围各异，一般在患肢末端，不是特殊的神经分布区。特别是夜间于患者平卧 10 ~ 20 min 发生，常通过下垂足部及行走缓解疼痛，再次平卧入睡时因流体力学关系且动脉压降低，缺血症状更为剧烈，严重影响患者睡眠和日常生活。血管造影显示动脉弯曲、扩张或钙化，有动脉狭窄或闭塞，呈节段性分布。

三、大动脉炎

大动脉炎（TA）是指主动脉及其主要分支的慢性进行性非特异性炎性疾病。病变多见于主动脉弓及其分支，其次为降主动脉、腹主动脉和肾动脉。主动脉的二级分支，如肺动脉、冠状动脉也可受累。受累的血管可为全层动脉炎。本病多发于年轻女性，30 岁以前发病者约占 90%，40 岁以后较少发病。大多数患者表现为上肢缺血（如桡动脉搏动减弱或消失、血压低或测不出）或脑缺血症状。部分病例病变累及下肢，主要侵犯中、小动脉，如足背动脉、胫后动脉、腘动脉，可出现下肢酸麻、无力、间歇性跛行；体检股动脉、腘动脉和足背动脉搏动均可消失。多数患者有系统性炎症表现，血沉增快，C 反应蛋白水平升高，约 1/5 的患者有发热和体重减轻。诊断采用 1990 年美国风湿病学会的分类标准：①发病年龄 ≤ 40 岁：40 岁前出现症状或体征。②肢体间歇性运动障碍：活动时 1 个或多个肢体出现逐渐加重的乏力和肌肉不适，尤以上肢明显。③肱动脉搏动减弱：单侧或双侧肱动脉搏动减弱。④血压差 > 10 mmHg：双侧上肢收缩压差 > 10 mmHg。⑤锁骨下动脉或腹主动脉杂音：单侧或双侧锁骨下动脉或腹主动脉闻及杂音。⑥血管造影异常：主动脉一级分支或上下肢近端的大动脉狭窄或闭塞，病变常为局灶或节段性，且不是由动脉硬化、纤维肌发育不良或类似原因引起。符合上述 6 项中的 3 项者可诊断本病。此诊断标准的敏感性和特异性分别是 90.5% 和 97.8%。

四、动脉栓塞

动脉栓塞是指栓子自外界进入动脉，被血流推向远侧，阻塞动脉；或栓子自心脏或近侧动脉壁脱落，阻塞动脉血流而导致肢体或内脏器官缺血以致坏死的一种病理过程。周围动脉栓塞时，患肢出现疼痛、苍白、远处动脉搏动消失、手足厥逆、麻木和运动障碍。造成动脉栓塞的原因很多，如空气、脂肪、肿瘤等，但最主要的原因是血栓。最常见的血栓来源是心脏病，心脏原发病为风湿性心脏病、动脉粥样硬化性心脏病、心肌梗死、亚急性细菌性心内膜炎等。

动脉栓塞的肢体常具有特征性的所谓"5p"征：疼痛、无脉、苍白、感觉异常和运动障碍。疼痛是肢体动脉栓塞的最常见表现，发生突然而剧烈，并不断加重。疼痛部位开始在栓塞处，以后渐向远处延伸。动脉搏动消失或减弱发生在栓塞部位的远端动脉。栓塞部位的动脉有压痛。皮肤苍白是急性动脉栓塞的早期症状。肢体皮肤呈蜡样苍白，也可出现散在青紫色斑块。皮下出现细蓝色线条，皮肤逆冷，肢体远端尤为明显，皮肤温度可降低 3 ~ 5℃。感觉异常发生在急性动脉栓塞的早期。感觉异常和减退区域常呈袜套样或手套样分布。运动障碍是肢体严重缺血的晚期表现。肌肉触诊表现依次为压痛、僵硬、压痛不明显、肌肉坏死。凡有器质性心脏病、动脉粥样硬化，尤其是有心房纤颤或有动脉栓塞史的患者，如突然出现肢体疼痛伴急性动脉缺血表现和相应动脉搏动消失，也即具有"5p"征者，急性动脉栓塞的诊断基本成立。图 9-4 为某患者影像学图像。

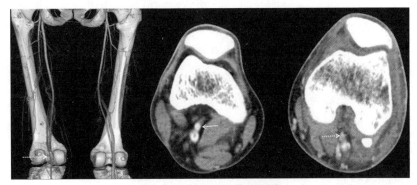

图 9-4 某患者影像学图像

注：患者，男，44岁，左侧胫动脉栓塞（白虚线箭头），右侧胫动脉（白实线箭头）未见确切栓塞征象。

五、糖尿病下肢动脉病变

糖尿病下肢动脉病变通常是指下肢动脉粥样硬化性病变（lower extremity arterial disease，LEAD），是糖尿病的常见并发症，往往同时合并有微血管病变以及糖尿病周围神经病变，是糖尿病足溃疡感染和截肢的重要病因。中国2型糖尿病 LEAD 筛查研究结果显示，我国50岁以上2型糖尿病患者中 LEAD 的总患病率为21.2%，且患病率随着年龄、糖尿病病程增加而升高。糖尿病患者下肢血管病变与非糖尿病患者相比，病变范围更广泛，病变程度更严重，治疗效果更差。下肢缺血可以引起下肢间歇性跛行或静止痛，如同时合并有周围神经病变导致的感觉减退或消失，血管病变虽严重反而无疼痛。下肢动脉彩色多普勒超声检查无创、方便，敏感性与重复性较好，故而作为首选检查，动脉 CTA 或 MRA 检查客观，可作为术前评估检查，动脉造影为诊断金标准，同时应注意检查评估糖尿病周围神经病变及微血管病变。西洛他唑、沙格雷酯、己酮可可碱、前列腺素等血管扩张药物可改善下肢症状，而对于内科治疗无效、严重间歇性跛行影响生活质量、皮肤出现溃疡或坏疽的 LEAD 患者建议行血运重建术，以维持功能状态和独立生活能力。图9-5为糖尿病足影像学图像。

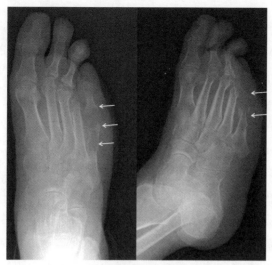

图 9-5　糖尿病足影像学图像

注：患者，男，42 岁，糖尿病足。右足第 4 趾骨缺失，第 5 跖骨中远端及近节趾骨骨质破坏、不连续，周围软组织肿胀、积气（白箭头）。

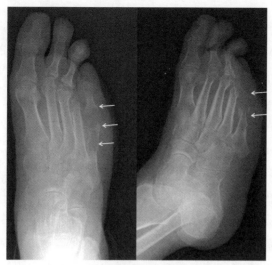

第四节　静脉疾病

一、良性血栓性浅静脉炎

本病常见，多由于肢体外伤致血管壁受损害、静脉曲张、局部化脓性感染、静脉注射高渗葡萄糖溶液或其他刺激性药物等引起。临床表现主要为肢体疼痛，其疼痛弥漫而明显，触诊常可发现患肢有一条索状物，有明显的压痛，常伴不同程度的患肢水肿。本病也有轻微的全身症状，如发热、全身不适及心率加快。实验室检查显示白细胞计数增高或正常，慢性经过者出现中度感染性贫血，血沉中度至高度增快。

良性血栓性浅静脉炎一般不必依赖特殊检查即易于诊断，但其与静脉血栓形成的鉴别往往不易。一般来说，静脉血栓形成时无发热，临床症状不明显或缺如，与良性血栓性浅静脉炎不同。

二、下肢静脉曲张

下肢静脉曲张是一种由多种不同病因引起的共同临床表现，以大隐静脉曲张最多见，既是一种临床表现，也是一种疾病。本病在一定程度上影响患者的生活质量，后期会使部分患者丧失部分劳动能力，消耗大量医疗资源。国外文献报道大隐静脉曲张患病率高达25%，国内文献报道其成年人患病率为10%左右，男女患病率接近，女性略高。本病早期表现为肢体酸胀不适、浅静脉迂曲成团，随着病情的进展可出现皮肤瘙痒、色素沉着、脱屑、脂质硬化甚至溃疡，以及出血及血栓性浅静脉炎。询问患者下肢静脉曲张的相关病史，尤其须了解有无可导致继发性下肢静脉曲张的原发病史。早期下肢静脉曲张引起的症状相对较轻，主要表现为患肢酸胀、不适和胀痛等；后期症状则主要由各类并发症引起，如足靴区的皮肤改变、溃疡形成，良性血栓性浅静脉炎引起的沿静脉走行的疼痛，或曲张静脉破裂出血等。下肢静脉曲张的体征主要表现为下肢浅静脉的蚓状突起、扩张和迂曲，以及并发症相关的足靴区皮肤改变、溃疡形成等。对相关体征的仔细检查可有助于对疾病病情的准确评估。血管超声检查可以同时明确下肢深、浅静脉功能，判断有无反流或血栓形成。该检查安全无创、简便快捷、准确率高。操作时还可增加屏气试验（瓦尔萨尔瓦试验）、挤压试验等，以进一步明确大隐静脉是否存在反流。其检查结果准确、可靠，同时可以为手术提供直接引导和辅助，是目前诊断下肢静脉曲张首选的辅助检查方法。图9-6为某患者左膝关节MRI平扫检查图像。

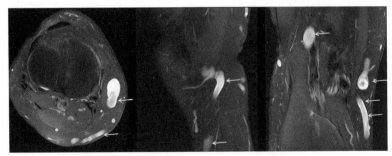

图9-6 某患者左膝关节MRI平扫检查图像

注：患者，男，75岁，压脂序列示皮下静脉曲张（白箭头）。

第五节 毛细血管瘤

血管球瘤是一种少见的良性小型血管瘤，很少发生恶变，血管球是正常组织结构，直径约 1 mm，位于真皮网状层下，好发于手指、足趾、甲床下，亦可见于肢端的皮肤或皮下组织内，全身其他各处如肌肉、阴茎、躯干、鼻腔，以及内脏器官如胃、鼻腔、气管等也可发生。多为单发，多发者罕见。中青年人多发，女性略多于男性。单发性血管球瘤常发生于指（趾）部，女性多见，典型病例生长于甲床部，临床上典型"三联征"为：自发性间歇性剧痛、难以忍受的触痛和对疼痛的冷敏感性。瘤体较小，直径一般为 1～2 cm，很少有超过 3 cm 者，甲下或皮下可见蓝色、紫红色米粒状斑点，异常敏感，轻微摩擦或笔尖压迫即可引起剧烈疼痛，并向整个肢体放射，持续十余分钟至数小时。患者终日以手保护，以防止疼痛发作，如果将患肢浸入冷水或热水中，可使疼痛缓解，疼痛发作时，有些患者还可伴有同侧交感神经血管运动紊乱症状，如患肢出汗、发凉及同侧霍纳综合征等。甲下血管球瘤病程较长者，末节指骨还可见瘤体旁骨质缺失。本病如及时诊断，经手术切除，效果极好。

第六节 急性淋巴管炎

急性淋巴管炎多数是通过局部创口或溃疡感染所致，细菌经组织淋巴间隙进入淋巴管，引起淋巴管及周围的急性炎症。急性淋巴管炎如继续扩展至局部淋巴结，可引起急性淋巴结炎。多数是由于金黄色葡萄球菌和溶血性链球菌引起，可能来源于口咽炎症，足部真菌感染，皮肤损伤以及前述的各种皮肤、皮下化脓性感染。急性淋巴管炎是四肢痛常见的原因，常由于皮肤损伤或足癣抓伤后继发链球菌感染所引起。患者早期突然出现全身感染症状，如畏寒、高热、头痛、全身不适等，自局部病灶沿淋巴管通路有一条不规则的红线，向肢体近端蔓延至所属的淋巴结（如腋窝、腹股沟淋巴结），该淋巴结肿大并有压痛。

本病一般易于诊断。以血循毒类为主的蛇毒中毒，也常在毒蛇咬伤的患肢出现急性淋巴管炎与局部疼痛。

第七节　自主神经功能失调所致的血管疾病

一、雷诺病

雷诺病是一种遇冷或情绪紧张后，以阵发性肢端小动脉强烈收缩引起肢端缺血改变为特征的疾病，又称肢端血管痉挛症。雷诺病女性患者多见，男女比例为 1∶10，发病年龄多在 20～40 岁。

雷诺病的特点是对称性肢端小动脉阵发性痉挛，出现苍白、发绀、潮红 3 个阶段的皮肤变化。发作时肢端冰冷，常伴有感觉异常，如麻木、针刺感。在发作间歇期，手指（趾）可有疼痛和酸麻烧灼感。小部分病例长时间反复发作后出现营养障碍，如皮肤萎缩、指甲改变等，个别病例于肢端并发溃疡，疼痛剧烈。

根据寒冷或情绪波动后临床出现阵发性肢端皮肤苍白、发绀及潮红，伴刺痛和麻木感，并在温暖后恢复正常的特点即可诊断。雷诺病的诊断依据：①肢端皮肤在发作时有间歇性颜色变化；②好发于女性，年龄一般在 20～40 岁；③一般为双手受累，呈对称性；④寒冷刺激可诱发症状发作；⑤少数晚期病例可有指动脉闭塞，和（或）有手指皮肤硬化、指端浅在性溃疡或坏疽；⑥排除雷诺现象和其他类似疾病。雷诺病须与血栓闭塞性脉管炎、闭塞性动脉硬化症鉴别，见表 9–1。

表 9–1　雷诺病、血栓闭塞性脉管炎与闭塞性动脉硬化症的鉴别

鉴别点	雷诺病	血栓闭塞性脉管炎	闭塞性动脉硬化症
发病人群	20～40 岁	20～40 岁，尤其是有吸烟史者	50 岁以上，糖尿病患者发病年龄可较早
性别	女性为主	绝大多数是男性	两性都有，但男性较多见
病理特点	大多数血管无变化	动、静脉均受累，全动脉炎，引起血栓形成	动脉内膜变性，不侵犯静脉

鉴别点	雷诺病	血栓闭塞性脉管炎	闭塞性动脉硬化症
好发部位	仅手指及足趾动脉，手指较多见	下肢较上肢多见	主要发生于下肢大血管
对寒冷的变态反应	常有	无	无
游走性血栓性静脉炎	无	占40%的病例	无
寒冷或情绪激动诱发动脉痉挛症状	有，为本病的主要诊断依据	少数病例可有	无
全身动脉硬化	无	无	常伴有
X线检查	动脉未见钙化现象	动脉未见钙化现象	动脉可有钙化现象

二、红斑性肢痛症

红斑性肢痛症是一种原因不明的以肢端远端皮肤阵发性温度升高、潮红、肿胀，并产生剧烈灼热痛为特征的一种自主神经系统疾病。环境温度升高可诱发或加剧疼痛；温度降低可使疼痛缓解。任何年龄均可起病，但以青壮年多见。

本病的主要症状是患者的肢端（有时只有一个或两个趾或指）阵发性血管扩张、发红、皮肤温度升高、疼痛剧烈。起病可急可缓，进展缓慢。多从双侧肢端起病，以双足多见，少数患者可仅见于单侧，表现为足趾、足底、手指和手掌发红、动脉搏动增强，患处皮肤阵发性温度升高、潮红、肿胀和难以忍受的烧灼样疼痛。疼痛为阵发性，可持续数分钟、数小时或数日，以夜间明显且发作次数较多。受热、环境温度升高、行动、肢端下垂、对患肢的抚摸或长时间站立均可导致临床发作或症状加剧。患肢暴露于冷空气或浸泡于冷水中，静卧休息或者将患肢抬高时，可使疼痛减轻或缓解。因此患者喜欢在温度较低的环境里，不愿穿袜或戴手套，而且不愿将四肢放于被内，并且惧怕医生检查。体检可见患处皮肤潮红，压之红色可暂时消失，皮肤温度升高，血管扩张，轻度肿胀，足背动脉与胫后动脉搏动正常。在发作间期，患处皮肤温度多低于对侧。反复发作者可见皮肤与指甲变厚、肌肉萎缩、感觉减退。极少数严重患者可因营养障碍而出现溃疡或坏疽。

诊断要点：①肢端阵发性红、肿、热、痛四大症状；②无局部感染炎症；③受热后疼痛加剧，冷敷后疼痛减轻；④排除血栓闭塞性脉管炎、糖尿病性周围神经病及雷诺病等。还需要与冻疮、真性红细胞增多症、脊髓痨及中毒性末梢神经炎等相鉴别。红斑性肢痛症有时是红细胞增多症、血小板增多症等疾病的首发症状，所以对于每个首发病例，应排除继发性红斑性肢痛症相关疾病。

第八节　骨质疏松症

具体内容见第八章第六节中骨质疏松症相关内容。

第九节　四肢肌肉疾病

一、手足搐搦症

手足搐搦症是一种代谢失调所致的综合征，以腕和踝关节剧烈屈曲、肌肉痉挛和疼痛为特征，常伴有麻木、感觉异常，可伴喉痉挛、惊厥。病因主要为细胞外液中钙离子的浓度降低，神经肌肉兴奋性增高。血镁过低、血钠过高亦可引起手足搐搦症。发作时可出现上臂内收，肘屈曲，腕及指屈曲，呈握拳状，或指间关节伸直、大拇指内收，在下肢双足呈内翻尖足位，膝关节及髋关节屈曲。严重者全身骨骼肌与平滑肌均可呈痉挛状态，可发生喉、气管、胃肠、膀胱、膈甚至心肌痉挛。手足搐搦症除应鉴别其原发病外，还应与各种原因（如产伤、脑炎、脑膜炎、婴儿痉挛症、癫痫、低血糖、高热等）所致的惊厥、各种原因（如呼吸道梗阻）所致的喉痉挛鉴别。发生手足搐搦症时，首先要控制惊厥、喉痉挛等症状（如苯巴比妥钠肌内注射，水合氯醛灌肠）并补充钙剂（如葡萄糖酸钙静脉注射、氯化钙口服）；针对原发病，给予维生素D、甲状旁腺激素等。

二、炎性肌病

炎性肌病主要包括多发性肌炎和皮肌炎。多发性肌炎的典型症状是对称性的近端肢体无力（肩胛带肌、骨盆带肌受累所致），肌肉酸痛并有压痛，严重者出现肌萎缩，小部分患者亦可有远端肢体无力和肌肉酸痛，多无感觉障碍，可伴有发热和吞咽困难。多发性肌炎患者如出现 Gottron 征、眼睑和胸上部等处的紫红色皮症、技工手等特征性皮疹时则应诊断为皮肌炎。实验室检查可用于疾病的诊断及治疗效果的监测。一般检查中可见白细胞计数升高、血沉增快、血肌酐浓度下降等。血清肌酶谱中肌酸激酶（CK）、醛缩酶、乳酸脱氢酶等浓度均可升高，其中以 CK 最敏感，其升高程度在各类型的炎性肌病中有所不同，这些肌酶可以用于疾病进展的监测，虽然敏感性高，但特异性不强。影像学检查：肌电图可早期发现肌源性病变，约 90% 的炎性肌病患者可出现肌电图异常。MRI 检查作为无创性检查，在评估肌肉组织水肿、炎症、脂肪浸润、萎缩方面有重要作用。肌肉活检是炎性肌病诊断和鉴别的金标准。

三、风湿性多肌痛

风湿性多肌痛（polymyalgia rheumatica，PMR）为一种和其他诊断明确的风湿性疾病、感染以及肿瘤无关的疼痛性疾病，常见于老年人，伴有血沉增快。本病是一种以四肢近端和躯干疼痛为特征的综合征，主要表现为肩胛带肌、骨盆带肌、颈部等部位中 2 个或 2 个以上部位的疼痛及僵硬，持续 30 min 或更长时间，不少于 1 个月时间，症状有时和多发性肌炎非常相似，但血清肌酶正常，多见于 50 岁以上患者，血沉增快，小剂量糖皮质激素治疗反应迅速、有效。PMR 的诊断主要依靠临床表现，诊断标准有 6 条：①发病年龄＞50 岁；②颈、肩胛带及骨盆带部位至少 2 处肌肉疼痛和晨僵时间 ≥ 1 周；③血沉增快和（或）C 反应蛋白水平升高；④小剂量激素（泼尼松 ≤ 15 mg/d）有效；⑤无肌力减退或肌萎缩及肌肉红、肿、热；⑥排除其他类似 PMR 表现的病变如类风湿性关节炎、肌炎肿瘤和感染等。如符合以上 6 条可确诊为 PMR。

第十节　其他原因

一、肌萎缩侧索硬化

　　肌萎缩侧索硬化（amyotrophic lateral sclerosis，ALS）是运动神经元病中最常见的类型，一般以中老年人发病多见，以进行性加重的骨骼肌无力、萎缩、肌束颤动、延髓麻痹和锥体束征为主要临床表现，生存期通常为 3 ~ 5 年。肌萎缩侧索硬化的病因至今不明。20% 的病例可能与遗传及基因缺陷有关。另外有部分环境因素，如重金属中毒等，都可能造成运动神经元损害。临床诊断过程中，确定上、下运动神经元受累范围是诊断的关键步骤，根据患者所出现症状、体征的解剖部位，通常将受累范围分为脑干、颈段、胸段和腰骶段 4 个区域。根据情况可选择适当的辅助检查以排除其他疾病，如神经电生理、影像学以及实验室检查等。在同一区域同时存在上、下运动神经元受累的体征，是诊断 ALS 的要点。①下运动神经元受累体征主要包括肌肉无力、萎缩和肌束颤动。通常检查舌肌、面肌、咽喉肌、颈肌、四肢不同肌群、背肌和胸腹肌。②上运动神经元受累体征主要包括肌张力增高、腱反射亢进阵挛、病理征阳性等。通常检查吸吮反射，咽反射，下颌反射，掌颏反射，四肢腱反射、肌张力，霍夫曼征，下肢病理征，腹壁反射，以及有无强哭、强笑等假性延髓麻痹表现。③临床查体是发现上运动神经元受累的主要方法。在出现明显肌肉萎缩无力的区域，如果腱反射不减低或活跃，即使没有病理征，也可以提示锥体束受损。④对患者进行随诊，动态观察体征的变化，也可以反映出疾病的进行性发展过程。ALS 诊断的基本条件如下：①病情进行性发展：通过病史、查体或神经电生理检查，证实临床症状或体征在一个区域内呈进行性发展，或从一个区域发展到其他区域。②临床、神经电生理或病理检查证实有下运动神经元受累的证据。③临床查体有上运动神经元受累的证据。④排除其他疾病。ALS 的诊断分级标准如下：①临床确诊 ALS：通过临床或神经电生理检查，证实在 4 个区域中至少有 3 个区域存在上、下运动神经元同时受累的证据。②临床拟诊 ALS：通过临床或神经电生理检查，证实在 4 个区域中至少有 2 个区域存在上、下运动神经元同时受累的证据。③临床可能 ALS：通过临床或神经电生理检查，证实仅有 1 个区域存在上、下运动神经元同时受累的证据，或者在 2 个或 2 个以上区域仅有上运动神经元受累的证据。

二、肌营养不良症

肌营养不良症是一组与遗传有关的肌纤维变性和坏死疾病，主要临床特征为进行性肌肉无力和萎缩。临床上根据受累肌群可分为 7 种类型。

1. 假肥大型（Duchenne 型和 Becker 型） Duchenne 型又称进行性假肥大性肌营养不良（DMD），病情较重，通常在幼儿期起病，表现为学步困难、易跌倒、跌倒后不易爬起。臀中肌受累而致骨盆左右上下摇动，跟腱挛缩而足跟不能着地，腰大肌受累而腹部前凸，头后仰，呈 "鸭步"。从平卧位起来，务必先翻身，然后呈跪姿，两手撑起，并靠两手撑着自己身体而逐步从小腿、大腿上移，然后挺起身，称为 Gowers 现象。继骨盆带肌受累之后，逐步出现肩胛带肌萎缩、无力，双臂上举不能，肩胛骨可呈翼状耸起，称翼状肩。多数患者有腓肠肌肥大，病初肥大肌肌力可相对较强。病程逐步发展，少数儿童由于本身生长发育的影响，可能出现病程相对稳定或好转。多数患儿到 10 岁已丧失行走能力，依靠轮椅或坐卧不起，出现脊柱和肢体畸形。晚期四肢挛缩，活动完全不能。常因伴发肺部感染、压疮等于 20 岁之前夭折。约 20% 的患者有不同程度的智力减退。多数患者可有心肌损害，早期可无症状，晚期可出现心力衰竭。Becker 型相对良性，常于 12 岁左右起病，受累肌群的分布、假肥大和心电图异常与 Duchenne 型相似，但程度较轻。部分患者即使在晚年也没有明显症状，预期寿命略低于正常人。

2.Emery-Dreifuss 型 以早期肘、踝、颈部关节挛缩，肱 - 腓肌群无力和萎缩，心肌病三联征为主要特点，心脏疾病多于 30 岁左右明显。

3. 面肩肱型 主要临床表现为眼睑闭合无力，皱额、鼓腮、吹哨和露齿不能或无力，重者呈面具状脸。嘴唇肥厚而微翘。颈部胸锁乳突肌明显萎缩或变细，两臂平举起时可见颈肌悬吊肩胛而呈特殊的蝠翼状。肩胛带肌明显萎缩；胸大肌萎缩内陷，锁骨水平支撑，肩胛部呈现"衣架肩"。两上臂肌肉萎缩而呈竹棒状，但前臂无明显萎缩，远端肌力正常。两下肢受累较轻，可有轻度腓肠肌肥大。本病发展缓慢，常有顿挫或停止发展。

4. 肢带型　可于儿童、青春期或成年后起病，两性发病机会相等。临床上以肩胛带肌和骨盆带肌不同程度的无力或萎缩为特点。

5. 眼咽肌型　少见，30 岁左右起病，主要表现为上睑下垂和眼外肌无力，早期可不对称，最终发展至双侧上睑下垂和眼球固定，部分患者出现头面部、咽喉部、颈部和肢体近端无力、萎缩。晚期出现消瘦，吸入性肺炎是其严重并发症，但患者的寿命较少受到影响。

6. 远端型　以进行性远端肌无力、萎缩为主要表现，进展缓慢，不影响寿命。多数患者可合并心脏异常。

7. 先天型　婴幼儿起病，临床上表现各异，多以肌无力、肌张力低下和关节挛缩等为主要表现。

患者血清 CK、谷丙转氨酶、谷草转氨酶和乳酸脱氢酶等均可明显增高。肌肉萎缩明显的晚期患者肌酶水平可能正常，儿童和早期的 DMD 患者 CK 增高最为明显，可达数千单位甚至一万单位以上。各型肌营养不良症的肌电图改变均为运动单位电位降低、时程缩短和多相波等肌源性肌电图改变，偶可见到纤颤电位和正尖波等神经源性肌电图改变。病理可见不同程度的肌纤维变性和坏死；面肩肱型和肢带型可见单核细胞浸润，易与肌炎相混淆；眼咽肌型可见典型边缘空泡和核包涵体；远端型亦可见典型包涵体。免疫组化可通过标记的特异性抗体确认部分肌细胞膜缺乏的骨架蛋白。根据起病隐匿、受累骨骼肌萎缩、无力的特殊分布和典型体征，临床可拟诊断此类疾病。实验室检查可协助诊断。

三、重症肌无力

重症肌无力（MG）是一种由抗乙酰胆碱受体（AChR）抗体介导、细胞免疫依赖、补体参与，累及神经肌肉接头突触后膜，引起神经肌肉接头传递障碍，出现骨骼肌收缩无力的获得性自身免疫性疾病。

MG 在各个年龄阶段均可发病。在 40 岁之前，女性发病率高于男性；40 ~ 50 岁男女发病率相当；在 50 岁之后，男性发病率略高于女性。患者全身骨骼肌均可受累。但在发病早期可单独出现眼外肌、咽喉肌或肢体肌肉无力；脑神经支配的肌肉较脊神经支配的肌肉更易受累。经常从一组肌群无力开始，逐渐累及其他肌群，直到全身肌无力。部分患者短期内出现全身肌肉收缩无力，甚至发生肌无力危象。骨骼肌无力表现为波动性和易疲劳性，晨轻暮重，活动后加重、休息后可减轻。眼外肌无力所致对称或非对称性上睑下垂和（或）双眼复视是 MG 最常见的首发症状，见于 80% 以上的患者；还可出现交替性上睑下垂、双侧上睑下垂、眼球活动障碍等。瞳孔大小正常，对光反射正常。面肌受累可致鼓腮漏气、眼睑闭合不全、鼻唇沟变浅、苦笑或呈肌病面容。咀嚼肌受累可致咀嚼困难。咽喉肌受累出现构音障碍、吞咽困难、鼻音、饮水呛咳及声音嘶哑等。颈肌受累，以屈肌为著，出现头颈活动障碍、抬头困难或不能。肢体各组肌群均可出现肌无力症状，以近端为著。呼吸肌无力可致呼吸困难、无力，部分患者可出现肌无力危象，须行人工辅助呼吸。80% 以上的成年患者血清抗 AChR 抗体阳性。抗体阳性与临床症状的严重性不成比例。部分抗体阴性患者中可测到抗肌肉特异性受体酪氨酸激酶（MuSK）抗体和抗突触前膜（PrsM）抗体。伴胸腺瘤患者可测到肌联蛋白（Titin）抗体、兰尼碱（Raynodin）抗体。胸腺 CT 检查常可见到胸腺增生或胸腺瘤。合并甲状腺功能亢进者可有 T_3、T_4 增高。70% 的患者肌电图低频重复刺激（3 Hz/s）后，可见复合肌肉动作电位（CMAP）衰减，衰减 10% 以上者为阳性，单纤维肌电图检查更为敏感，表现为颤抖（Jitter）增宽和阻滞。

根据典型的受累骨骼肌肉的极易疲劳性和经休息后部分或大部分恢复的临床特点，一般可以做出临床诊断。对于临床怀疑者可做疲劳试验，即令患者做受累骨骼肌群的重复或持续收缩动作，如持续上视（提上睑肌）、重复闭眼睁眼（眼轮匝肌）、咀嚼（咀嚼肌）、举臂（三角肌）等，连续数十次或持续数十秒钟后即可见到被测肌肉肌无力明显加重，即疲劳试验阳性。亦可做药物试验，方法为：记录患者肌无力程度后，肌内注射新斯的明 0.5 ~ 1 mg（同时加用阿托品 0.5 mg 以减轻新斯的明的副作用），等待 30 ~ 40 min 比较肌内注射前后肌力的改变，有明显改善者为阳性，可支持诊断，但部分运动神经元疾病亦可检出阳性。若仍不能确诊，可做重复电刺激或单纤维肌电图。诊断依据如下。①临床表现：某些特定的横纹肌群肌无力呈斑片状分布，表现出波动性和易疲劳性；肌无力症状晨轻暮重，持续活动后加重，休息后缓解、好转。通常以眼外肌受累最常见。②药理学表现：新斯的明试验阳性。③活性氮（RNS）检查低频刺激波幅递减超过 10%；单纤维肌电图检查测定出颤抖增宽，伴或不伴有阻滞。④抗体：多数全身型 MG 患者血中可检测到抗 AChR 抗体，或在极少部分 MG 患者中可检测到抗 MuSK 抗体、抗低密度脂蛋白受体相关蛋白 4（LRP4）抗体。在具有 MG 典型临床特征的基础上，具备药理学特征和（或）神经电生理学特征，临床上则可诊断为 MG。有条件的单位可检测患者血清抗 AChR 抗体等，有助于进一步明确诊断。须除外其他疾病。

四、低血钾性周期性麻痹

低血钾性周期性麻痹为一组与钾离子代谢有关的肌肉疾病，临床上以反复发作的弛缓性瘫痪伴血清钾降低为主要特点。常有家族史，为常染色体显性遗传病。以 20 ~ 40 岁男性最为好发。受冷、过度疲劳、饱餐、酗酒以及月经前期等均为本病发生的诱因。常于清晨起床时发现肢体无力，不能活动，伴肌肉酸痛。无力以下肢为重，极少累及脑神经支配的肌肉和呼吸肌。偶有眼睑下垂、复视和呼吸肌麻痹而危及生命的情况发生。肌无力或瘫痪持续数小时至数日后逐步恢复，最后累及的肌肉最先恢复。伴发于甲状腺功能亢进症的周期性麻痹，发作较频繁，每次发作仅为数小时。发作间歇期完全正常，间歇期为数周至数年，甚至终身仅发作 1 次。神经系统检查可见瘫痪肢体近端较重，肌张力降低，跟腱反射降低或消失。发作时，患者血清钾离子浓度降低，严重者可低至 2 mmol/L 以下。血清钾离子浓度的高低与肌肉瘫痪程度不成比例。心电图检查可见典型的低钾性心电图改变，如 U 波出现等。瘫痪时，电刺激瘫痪肌肉无动作电位发生，膜电位低于正常。肌肉活检可见肌纤维中空泡形成，严重者伴肌纤维坏死、溶解和变性。根据典型发作史、家族史和神经系统检查所见和血清钾降低、心电图中的低钾性改变等，一般诊断并不困难。

五、高血钾性周期性麻痹

高血钾性周期性麻痹为常染色体显性遗传病。本病常于婴儿和儿童期起病，有3种变异类型：①伴肌强直；②不伴肌强直；③伴副肌强直，临床发作基本相似。多在日间运动后休息20～30 min发作。肌无力从小腿、大腿以及后背开始，渐发展到手、前臂和肩。只有在较严重时才累及颈部和脑神经支配肌肉，极少影响呼吸肌。发作常持续15～60 min，偶有持续1天以上者，稍事活动可加快恢复。发作时腱反射减弱或消失，一些反复发作的患者可遗留永久肌无力。发作期间血清钾离子浓度升高，可为5～6 mmol/L，血清钠离子浓度可降低。心电图显示T波高耸。随着尿中钾离子的排出增加，血清钾离子浓度下降，发作也逐渐停止。发作期间血清钾离子浓度正常。肌电图可发现肌强直，运动和寒冷均可诱发肌强直。

六、横纹肌溶解症

横纹肌溶解症是由多种原因引起的广泛横纹肌细胞坏死。肌细胞内容物外漏至细胞外液及血液循环中，可导致急性肾衰竭、电解质紊乱等一系列并发症。

本病可分为遗传性和获得性两大类。获得性包括以下7种。①中毒：包括酒精中毒、药物毒性反应（图9-7），如麻醉药、他汀类、解热镇痛药等。②过度运动。③直接肌肉损伤：如挤压综合征、冻伤等。④缺血性损害：如弥散性血管内凝血、镰状细胞贫血等。⑤代谢性疾病：如糖尿病酮症、低钾血症等。⑥自身免疫性疾病：如多发性肌炎、皮肌炎等。⑦各种感染。各种病因的致病机制虽有不同，但最终后果均为肌细胞膜损伤和（或）细胞能量代谢障碍，并导致细胞外钙离子和钠离子内流及细胞内容物外漏，细胞内钙依赖性蛋白酶及磷脂酶被激活，导致肌原纤维、细胞骨架及细胞膜蛋白破坏。横纹肌溶解症由于病因不同临床表现各异，大致可归纳为3类：①伴肌红蛋白尿的肌肉病变；②全身性症状；③继发于各器官系统受累的并发症。肌肉受累可表现为剧烈肌痛、肌肿胀及肌无力，通常以大腿、小腿后部、后背以及上肢肌明显，受累肢体的任何活动均可使疼痛加剧。也可累及胸肌、腹肌、咀嚼肌，严重者四肢瘫痪，个别影响呼吸肌须行机械通气。其他脑神经支配肌肉较少受累。肌肉病变一般有自限性，数天或数周可恢复。此外还表现为发热、全身无力、恶心和呕吐，尿素血症可致代谢性脑病等全身性症状表现。本病最主要的并发症为急性肾功能不全。血清 CK 可高达正常值的 2 000 倍或更高，尿中肌红蛋白＞1.0 g/L 时尿呈红褐色。临床上发现患者血清 CK 增高和肌红蛋白尿时就应高度怀疑本病，应详尽采集有关病史、用药史等以利于病因诊断。家族聚集性及运动与饥饿诱发的多为遗传性代谢疾病，如肉毒碱棕榈酰转移酶（CPT）缺乏症和麦卡德尔（McArdle）肌病等。

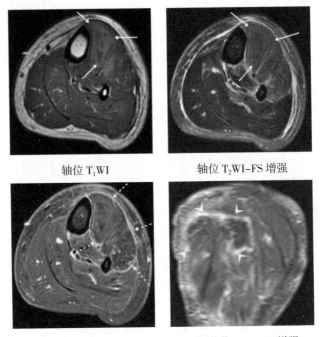

轴位 T_1WI　　　　　　　　轴位 T_2WI-FS 增强

轴位 T_1WI-FS 增强　　　　冠状位 T_1WI-FS 增强

图 9-7

注：患者，女，46 岁，药物中毒后引起的左小腿横纹肌溶解症，前间室肌肉肿胀、信号不均，肌内血肿形成（白实细线箭头），病灶周边强化（白虚线细箭头）、中心无强化，边缘清晰呈锯齿状（粗箭头）。

资料来源：KIM J H，KIM Y J，KOH S H，et al. Rhabdomydysis revisited: Detailed and alysis of magnetic resonance imaging findings and their correlation with peripheral neuropathy[J]. Medicine（Baltimore），2018，97（33）：e11848.

病案举例 19

患者，女，83岁，因"反复多关节游走性疼痛半年"就诊。患者半年前无明显诱因出现肘、肩、腰、髋、膝等部位游走性疼痛，夜间明显，阴雨天气加重，伴下肢乏力，时有抽筋。发病后至某医院就诊，行腰椎及骨盆、双膝X线检查，考虑退行性骨关节炎，给予针灸、中频治疗、中药塌渍及口服消炎、镇痛药，疼痛无明显缓解。患者有高血压病史、糖尿病病史，服用相关药物后血压、血糖控制稳定。9年前患者因右侧股骨骨折行手术治疗。45岁因子宫肌瘤行"子宫全切术"。查体：心、肺、腹（−）。胸椎稍后凸，各椎体无明显叩、压痛，$L_2 \sim L_4$ 椎旁肌紧张，髋、膝关节无明显异常体征。辅助检查：血液常规、血液生化、甲状旁腺激素、肿瘤标志物无明显异常。骨代谢标记物：骨钙素 7.17 ng/ml，总Ⅰ型胶原氨基端延长肽 63.11 ng/ml，β−胶原特殊序列 0.587 ng/ml，25−羟基维生素D 25.80 ng/ml。双能X射线吸收法（DXA）骨密度提示：L_1、L_2、L_3、L_4、$L_1 \sim L_4$ 椎间盘、股骨颈、全髋骨密度值（g/cm²）分别为 0.592、0.541、0.555、0.666、0.591、0.590、0.628，对应的T值分别是 −3.7、−4.7、−5.0、−4.0、−4.4、−2.8、−2.7。考虑诊断：①严重骨质疏松症；②高血压病1级，很高危；③2型糖尿病；④维生素D不足。给予鲑降钙素肌内注射，钙尔奇及维生素 D_3 口服，唑来膦酸钠注射液静脉滴注配合局部理疗。随访3个月，患者多关节游走性疼痛症状明显缓解。

第十章
中医常见症状鉴别

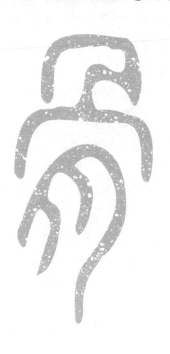

第一节 躯干症状

一、头痛

（一）概念

头痛是指以头部疼痛为特征的一类疾病，是临床常见的一种自觉症状，可单独出现，也可见于多种疾病的过程中。《黄帝内经》中指出外邪入侵、脏腑功能失调，以及六经病皆可导致头痛，这奠定了头痛论治的理论基础。本症与类中风不同，类中风多见于45岁以上人群，伴眩晕反复发作，头痛突然加重时，常兼半身肢体活动不灵活、"舌蹇语塞"。与真头痛有别，真头痛多呈剧烈头痛，常呈持续性头痛，阵发加重，甚至呕吐如喷，肢厥，抽搐。

（二）常见证候鉴别

1. 风寒头痛　头痛时作，痛连项背，恶寒畏风，遇风加重，口不渴，苔薄白，脉浮。

治法：疏散风寒。

方药：川芎茶调散。

针灸选穴：百会、太阳、风池、合谷、风门等穴。毫针刺用泻法，留针。温针灸3～5壮。

2. 风热头痛　头胀痛，甚至头痛如裂，发热或恶风，面红目赤，口渴欲饮水，便秘，小便黄，舌质红，苔黄，脉浮数。

治法：疏风清热。

方药：芎芷石膏汤。

针灸选穴：百会、太阳、风池、合谷、曲池等穴。毫针刺用泻法，留针。

3. 风湿头痛　头痛如裹，肢体困重，纳呆胸闷，小便不利，苔白腻，脉濡。

治法：祛风胜湿。

方药：羌活胜湿汤加减。

针灸选穴：百会、太阳、风池、合谷、头维、阴陵泉等穴。

4.肝阳头痛 头痛目眩，心烦易怒，夜眠不宁，或兼胁痛，面红口苦，苔薄黄，脉弦有力。

治法：平肝潜阳。

方药：天麻钩藤饮加减。

针灸选穴：百会、风池、太溪、太冲、阳陵泉等穴。毫针刺用泻法，留针。

5.肾虚头痛 头痛且空，兼有眩晕，腰痛酸软，神疲乏力，遗精带下，耳鸣少寐，舌质红，少苔，脉细无力。

治法：养阴补肾。

方药：大补元煎加减。

院内制剂：益尔力口服液。

针灸选穴：百会、肾俞、悬钟、太溪等穴。毫针刺用补法，留针。

6.血虚头痛 头痛而晕，心悸不宁，神疲乏力，面色苍白，舌质淡，苔薄白，脉细弱。

治法：养血为主。

方药：加味四物汤。

院内制剂：血藤当归胶囊。

针灸选穴：百会、心俞、脾俞、足三里、三阴交等穴。毫针刺用补法，留针。

7.痰浊头痛 头痛昏蒙，胸脘满闷，恶心，呕吐，痰涎，苔白腻，脉滑或脉弦。

治法：化痰降浊。

方药：半夏白术天麻汤加减。

针灸选穴：头维、太阳、中脘、丰隆、阴陵泉等穴。毫针刺用泻法，留针。

8.瘀血头痛 头痛经久不愈，痛处固定不移，痛如锥刺，或有头部外伤史，舌质紫，苔薄白，脉细或脉涩。

治法：活血化瘀。

方药：通窍活血汤加减。

针灸选穴：阿是穴，合谷、血海、三阴交等穴。毫针刺用泻法，留针。

二、眩晕

（一）概念

眩晕是以头晕、眼花为主症的一类病证。眩指眼花，晕指头晕，两者常同时并见，故合称为眩晕。轻者闭目即止，重者如坐车舟，旋转不定，不能站立，或伴恶心、呕吐、汗出、面色苍白等症状，甚至突然昏倒。本症与中风相有别，中风以突然昏倒，不省人事，伴有口眼歪斜、半身不遂、失语为特征；或不经昏倒而仅仅以口眼歪斜、半身不遂为特征。眩晕多为中风先兆，严重者虽然也可有突然晕倒，但无半身不遂、不省人事、口眼歪斜及言语不清等表现。此外，与厥证不同，厥证以突然昏倒、不省人事，或伴有手足厥逆为特点，发作后患者一般在短时间内逐渐苏醒，醒后无偏瘫、失语、口眼歪斜等后遗症，严重者也可一厥不复而死亡。气血不足之厥证发作前往往有头晕眼花的表现，与眩晕相似，眩晕者虽可晕倒，但一般无昏迷及不省人事的表现。

（二）常见证候鉴别

1.肝阳上亢　眩晕耳鸣，头胀且痛，因疲劳或恼怒而诱发、加重，面目时有潮红，急躁易怒，少寐多梦，口苦，舌质红，苔黄，脉弦。

治法：平肝潜阳，滋养肝肾。

方药：天麻钩藤饮加减。

针灸选穴：百会、风池、头维、太阳、行间、太冲、太溪等穴。毫针刺用泻法，留针。

2.气血亏虚　眩晕动则加重，劳累可诱发，面色苍白，唇甲不华，发色不泽，心悸少寐，神疲懒言，饮食减少，舌质淡，脉细弱。

治法：补养气血，健运脾胃。

方药：归脾汤为主方。

院内制剂：血藤当归胶囊。

针灸选穴：百会、风池、头维、太阳、气海、血海、足三里等穴。毫针刺用补法，留针。

3.肾精不足　眩晕而见精神萎靡，少寐多梦，健忘，腰膝酸软，遗精耳鸣。偏于阴虚者，五心烦热，舌质红，脉弦细数。偏于阳虚者，四肢不温暖，形寒肢冷，舌质淡，脉沉细无力。

治法：偏阴虚者，补肾滋阴；偏阳虚者，补肾助阳。

方药：补肾滋阴宜用左归丸；补肾助阳宜用右归丸。

针灸选穴：百会、风池、头维、太阳、肝俞、肾俞、太溪等穴。毫针刺用补法，留针。

4.痰浊中阻　眩晕而兼头重如裹，胸闷恶心，少食多寐，苔白腻，脉濡滑。

治法：燥湿祛痰，健脾和胃。

方药：半夏白术天麻汤加减。

针灸选穴：百会、风池、头维、太阳、内关、中脘、丰隆等穴。毫针刺用泻法，留针。

5.瘀血阻窍　眩晕头痛，兼见健忘、失眠、心悸、精神不振，耳鸣耳聋，面唇紫暗，舌有瘀点或瘀斑，脉弦涩或细涩。

治法：祛瘀生新，通窍活络。

方药：通窍活血汤。

针灸选穴：合谷、太冲、百会、膈俞、膻中、太阳等穴。毫针刺用泻法，留针。

（三）眩晕的手法治疗

患者取端坐位，颈部自然放松，使用郑氏伤科按摩手法的摸法、揉法、捏法、拿法、搓法放松颈部肌肉 5 ~ 10 min，让患者头部水平旋转至极限角度，最大屈曲，达到有固定感，医生以肘部托患者下颌，轻轻向上拔伸 3 ~ 5 s，应用捏法、拿法等手法再次将颈肩部肌肉放松，每次 15 min，每日 1 次。

三、晕厥

（一）概念

晕厥是一种危急重症，是以突然发生的一时性昏倒、不省人事为主要临床表现的一种病证。有的患者可伴有四肢逆冷或四肢不温。临床上，晕厥轻症患者可在短时间内苏醒，苏醒后除感疲乏、口干、头晕外，无失语、瘫痪、口眼歪斜等后遗症。重症患者昏迷不醒而死亡。本病与中风不同，中风以口眼歪斜、言语不清、半身不遂，甚至突然昏仆、不省人事为特征。虽然晕厥与中风均可出现突然昏仆，但本证无口眼歪斜、半身不遂等后遗症。

（二）常见证候鉴别

1. 气厥

（1）实证：突然昏仆，手足厥逆，口噤拳握，呼吸气粗，多由精神刺激诱发。舌苔薄白，脉或沉弦。

治法：顺气，降逆，开郁。

方药：五磨饮子加减。

针灸选穴：人中、内关、中冲、足三里、太冲、阳陵泉等穴。毫针刺用泻法，留针。

（2）虚证：眩晕昏仆，面色苍白，呼吸微弱，汗出肢冷，舌质淡，脉沉细，患者素体虚弱，多由惊恐或过度疲劳、饥饿、受寒而诱发。

治法：补气回阳。

方药：四味回阳饮。

针灸选穴：人中、内关、中冲、足三里、太冲、阳陵泉、神阙、关元、气海等穴。毫针刺用补法，留针。

2. 血厥

（1）实证：每因情绪激动、恼怒烦劳诱发。突然昏倒，不省人事，牙关紧闭，面赤唇青。舌质红，脉弦或沉细。

治法：平肝息风，理气通瘀。

方药：羚羊钩藤汤、通瘀煎加减。

针灸选穴：人中、内关、中冲、足三里、太冲、阳陵泉、血海、合谷、三阴交等穴。毫针刺用泻法，留针。

（2）虚证：突然晕厥，面色苍白，口唇无华，四肢震颤，自汗肤冷，目陷口张，呼吸微弱。舌质淡，脉芤或细数无力。常发生于创伤、吐衄、便血之后，或妇女暴崩之后，或大汗吐下之后。

治法：补气养血。

方药：先用独参汤，继用人参养营汤。

院内制剂：血藤当归胶囊。

针灸选穴：人中、内关、中冲、足三里、太冲、阳陵泉、神阙、关元、气海等穴。毫针刺用补法，留针。

3.痰厥　突然晕厥，喉有痰声，呕吐涎沫，胸膈满闷，呼吸气粗。舌苔白腻，脉沉滑。或患者形体肥胖，平素恣食肥甘，常有咳喘、唾痰涎史。

治法：行气豁痰。

方药：导痰汤加味。

针灸选穴：人中、内关、中冲、足三里、太冲、阳陵泉、合谷、丰隆、中脘等穴。毫针刺用泻法，留针。

4.食厥　暴饮暴食之后，突然晕厥，气息窒塞，脘腹胀满，苔厚腻，脉滑实。

治法：和中消导。

方药：若在进食后不久发病，严重者可先予洗胃，患者若能配合也可予盐汤等方法探吐以祛实邪，再以神术散合保和丸加减。

针灸选穴：人中、内关、中冲、足三里、太冲、阳陵泉、中脘、下脘、天枢等穴。毫针刺用泻法，留针。

四、昏迷

（一）概念

昏迷是由多种病症引起心脑受邪，窍络不通，神明被蒙，以神志不清为特征的危急重症。它不是一种独立的疾病，是多种急、慢性疾病危重阶段常见的症状之一。本病与晕厥不相同，两者都可以有突然晕倒、昏仆的症状，但晕厥为短暂的意识丧失，醒后一般无后遗症。而昏迷为急危重症，一般无法自行转醒，严重者发生死亡。

（二）常见证候鉴别

1. 邪毒内闭　昏迷、高热或身热不扬，烦躁，或见谵语，二便秘结，舌质红或绛，苔厚或腻或黄或白，脉沉实有力。

治法：清热化痰，开闭醒神。

方药：菖蒲郁金汤加减。

针灸选穴：十二井穴，百会、水沟、涌泉、神阙、承浆、关元、四神聪等穴。毫针刺用泻法，留针。

2. 虚证

（1）亡阴证：昏迷，皮肤干皱，口唇干燥无华，面色苍白，或面红身热，目陷睛迷，自汗肤冷，气息微弱，舌质淡或绛，少苔，脉或细或结代。

治法：救阴敛阳，固脱醒神。

方药：冯氏全真一气汤。

针灸选穴：十二井穴，百会、水沟、关元、四神聪等穴，着重补涌泉穴、关元穴、悬钟穴。毫针刺用补法，留针。

（2）亡阳证：昏聩不语，面色苍白，口唇青紫，呼吸微弱，冷汗淋漓，手足厥逆，二便失禁，唇舌淡润，脉微细欲绝。

治法：回阳固脱。

方药：陶氏回阳救逆汤。

针灸选穴：十二井穴，百会、水沟、承浆、四神聪等穴，重灸神阙穴，温针关元穴，用烧山火针涌泉、足三里穴。毫针刺用补法，留针。

3. 内闭外脱证　昏迷，口开目合，手足厥逆，鼻鼾息微，或声高气促，面色苍白，舌苔厚腻，脉微欲绝。

治法：开窍通闭，回阳固脱。

方药：回阳救逆汤加减。

针灸选穴：十二井穴，百会、水沟、涌泉、神阙、承浆、关元、四神聪等穴。毫针刺用平补平泻法，留针。

五、面部痛

（一）概念

面部痛是以面部器官、肌肉等疼痛为主症的一种病证。面部痛与头痛不同，两者疼痛部位均在头面部，均可出现眩晕、头昏等头面部症状，但头痛常出现在前额、侧头、后脑、巅顶等部位，面部痛主要出现在眼、面、齿等部位。

（二）常见证候鉴别

1. 目痛

（1）肝火上炎：目赤、目胀、目痛，或伴有目眩，口渴欲饮水，或心烦急躁，或易怒，或大便干结。舌质红，苔黄，脉弦或数。

治法：清肝明目。

方药：清肝明目饮加减。

针灸选穴：合谷、太冲、风池、睛明、太阳等穴。毫针刺用泻法，留针。

（2）风痰上扰：目赤、目胀、目痛，口干口渴，舌质红，苔黄，脉浮或数或弦。

治法：疏风清热，降泄郁热。

方药：泻心桑菊饮。

针灸选穴：合谷、风池、睛明、太阳、丰隆、中脘等穴。毫针刺用泻法，留针。

（3）阴虚火旺：目胀、目痛，或视物模糊，或易怒，或盗汗，五心烦热，口干咽燥，舌质红，少苔，脉细或数。

治法：滋阴降火明目。

方药：大补五子汤。

针灸选穴：合谷、风池、睛明、太阳、太冲、太溪、行间等穴。毫针刺用补法，留针。

（4）热毒瘀血：目赤目痛，痛如针刺，或夜间加重，或热痛，流泪，视力下降，口干或口苦，或心烦急躁，舌质红或边紫或瘀斑，苔黄，脉细或数或涩。

治法：清解热毒，活血明目。

方药：桂苓明目汤。

针灸选穴：合谷、风池、睛明、太阳、血海、膈俞等穴。毫针刺用泻法，留针。

2. 面痛

（1）风寒侵袭：面颊疼如刀割，时作时止，颜面发紫，面色苍白，畏寒畏风，舌苔薄白，脉浮紧。

治法：疏风散寒止痛。

方药：川芎茶调散。

针灸选穴：攒竹、四白、下关、地仓、合谷、列缺等穴。毫针刺用泻法，留针。

（2）风热搏击：颜面胀痛如裂，灼热，伴恶风发热，口干渴，脉浮数。

治法：疏风清热止痛。

方药：芎芷石膏汤。

针灸选穴：攒竹、四白、下关、地仓、合谷、曲池、尺泽等穴。毫针刺用泻法，留针。

（3）痰火上攻：面部阵阵灼热胀痛，兼见头晕重痛，胸脘闷满，恶心呕秽，咳吐顽痰，苔白厚腻，脉滑数。

治法：化痰泻心，通络止痛。

方药：顺气导痰汤。

针灸选穴：攒竹、四白、下关、地仓、合谷、中脘、丰隆等穴。毫针刺用泻法，留针。

（4）阳明胃火：面痛如刺如燎，痛苦难忍，兼见消谷善饥，口臭嘈杂，烦渴，便结溲黄，舌质红绛，苔黄少津，脉洪大。

治法：清胃泻火，祛风止痛。

方药：清胃泻火汤加减。

针灸选穴：攒竹、四白、下关、地仓、合谷、内庭等穴。毫针刺用泻法，留针。

（5）肝经实火：面颊疼痛如钻刀割，伴有头晕目眩，耳鸣耳聋，烦躁易怒，口苦咽干，舌质红，苔黄，脉弦数。

治法：清泻肝火，祛风止痛。

方药：龙胆泻肝汤。

针灸选穴：攒竹、四白、下关、地仓、合谷、行间、太冲等穴。毫针刺用泻法，留针。

（6）气血瘀阻：颜面阵阵刺痛或胀痛，舌质紫暗，脉弦涩。

治法：行气散瘀，通络止痛。

方药：血府逐瘀汤。

针灸选穴：攒竹、四白、下关、地仓、合谷、太冲、膈俞等穴。毫针刺用泻法，留针。

（7）阴虚阳亢：面疼阵阵，兼见两颧潮红，五心烦热，口咽干燥，失眠健忘，腰膝酸软，舌质红，少苔，脉弦细。

治法：滋阴潜阳，息风止痛。

方药：镇肝息风汤。

针灸选穴：攒竹、四白、下关、地仓、合谷、三阴交等穴。毫针刺用补法，留针。

3. 齿痛

（1）风火牙痛：牙齿疼痛，呈阵发性，遇风发作，得冷痛减，受热加重，牙龈红肿，发热，恶寒，口渴。舌质红，苔白，脉浮数。

治法：疏风清热，解毒消肿。

方药：薄荷连翘散加减。

针灸选穴：合谷、下关、颊车、内庭、风池、外关等穴。毫针刺用泻法，留针。

（2）胃火牙痛：牙龈红肿而痛，或出脓渗血，肿连腮颊，口唇红，喜冷食，舌质红紫，苔黄或白厚，脉数。

治法：清泻胃火，凉血止痛。

方药：清胃散加味。

针灸选穴：合谷、下关、颊车、内庭、二间等穴。毫针刺用泻法，留针。

（3）虚火牙痛：牙齿隐隐作痛，牙龈微红微肿，久则牙龈萎缩，牙齿浮动、无力，午后疼痛加剧，兼见腰膝酸软，头晕眼花，口干不欲饮水，舌质红嫩，苔少，脉细数。

治法：滋阴补肾，降火止痛。

方药：知柏地黄汤化裁或七宝美髯丹化裁。

针灸选穴：合谷、下关、颊车、内庭、行间、太溪、照海、悬钟等穴。毫针刺用补法，留针。

六、项痹

（一）概念

项痹，中医病证名，正虚劳损，筋脉失养，或风寒湿热等邪气闭阻经络，影响气血运行，以项部经常疼痛麻木，连及头、肩、上肢，并可伴有眩晕等为主要表现的疾病。根据该病的临床表现特点，可知其与西医颈椎病关系密切。本病与肩痹有别，肩痹以肩关节疼痛、屈伸活动不利为主症。与落枕不同，落枕是因睡时头颈姿势不当所致，起床后感项强作痛，病程短而易愈。

（二）常见证候鉴别

1.风寒湿痹阻　颈项强痛，或伴肩、上肢窜痛麻木，以痛为主，头有沉重感，颈部僵硬，活动不利。兼症：恶寒畏风。舌质淡红，舌苔薄白，脉弦紧。

治法：疏风散寒，祛湿通络。

方药：桂枝加葛根汤合羌活胜湿汤加减。

院内制剂：祛风活络丸、丁桂活络膏。

针灸选穴：天柱、风池、颈夹脊、阿是、肩井等穴。毫针刺用泻法，留针。

2.气滞血瘀　颈肩部、上肢刺痛，痛处固定。兼症：肢体麻木。舌质暗，脉弦。

治法：行气活血，化瘀通络。

方药：桂枝加葛根汤合身痛逐瘀汤加减。

院内制剂：七味三七口服液、郑氏舒活酊。配合活血散瘀洗药在腰部熏洗。

针灸选穴：颈夹脊、阿是、膈俞、血海等穴。毫针刺用泻法，留针。

3.痰湿阻络　颈部疼痛,头晕目眩,头重如裹。兼症:四肢麻木不仁,纳呆或肥胖。舌质暗红,苔厚腻,脉弦滑。

治法:健脾化湿,祛痰通络。

治疗:桂枝加葛根汤合半夏白术天麻汤加减。

院内制剂:风湿木瓜酒。

针灸选穴:颈夹脊、阿是、中脘、天枢、丰隆等穴。毫针刺用泻法,留针。

4.肝肾不足　颈部酸痛,眩晕头痛,病程日久。兼症:耳鸣耳聋,失眠多梦,肢体麻木,面红目赤。舌、脉象:舌质红,少津,脉弦。

治法:补益肝肾。

方药:桂枝加葛根汤,偏阳虚合右归丸加减,偏阴虚合左归丸加减。

院内制剂:牛杞地黄丸。

针灸选穴:颈夹脊、阿是、肝俞、肾俞等穴。毫针刺用补法,留针。

5.气血亏虚　颈部酸痛,头晕目眩。兼症:面色㿠白,心悸气短,四肢麻木,倦怠乏力;舌质淡,少苔,脉细弱。

治法:益气养血。

治疗:桂枝加葛根汤合补中益气汤加减。

院内制剂:益尔力口服液、血藤当归胶囊。

针灸选穴:颈夹脊、阿是、血海、三阴交等穴。毫针刺用补法,留针。

（三）项痹的手法治疗

项痹多使用郑氏伤科按摩手法的摸法、捏法、拿法、搓法、压法通经脉行气血止痛。手法首先采用郑氏摸法、捏法、拿法作用于项部和肩背部,以促进局部经脉畅通,搓法作用于项背部,以助气血运行,通络止痛,采用郑氏手法点压局部阿是穴,以对症止痛,最后以摸法舒缓经脉整理结束,每次 15 min,每日 1 次。

七、胸痛

（一）概念

胸痛是以胸部疼痛为表现的一种自觉症状,为内科心、肺、肝疾病的常见症状。其基本病机是病邪壅阻心胸血脉，气血不通而疼痛，一般为实证，病邪有寒、热、痰、瘀，但也有本虚标实证。临床时应分析疼痛的性质、牵连部位及伴随的症状等。本病与肺痈不同，肺痈之胸痛常伴发热咳嗽，咳则痛甚，常咳吐脓血痰，为肺热络伤所致。也与肺痨有别，肺痨胸部呈隐痛，伴咳嗽无力，多为肺气虚弱，余邪未尽的肺热病后期。此外，胸痛伴心悸，病在心；心胸猝然大痛，持续不解，面青肢冷，脉微细者，为心脉闭阻不通，特称真心痛，以示危证。

（二）常见证候鉴别

1.心血瘀滞　胸部刺痛，固定不移，入夜更甚，时或心悸不宁，舌质紫暗，脉象沉涩。

治法：活血化瘀，通络止痛。

方药：丹参饮加减。

院内制剂：七味三七口服液、郑氏舒活酊。

针灸选穴：可选取膻中、巨阙、膈俞、阴郄等穴。毫针刺用泻法，留针。

2.胸阳痹阻　胸痛彻背，感寒痛甚，胸闷气短，心悸，甚则喘息不能平卧，面色苍白，自汗，手足厥逆，舌苔白，脉沉细。

治法：通阳宣痹，散寒化浊。

方药：乌头赤石脂丸加减。

院内制剂：术桂胶囊。

针灸选穴：可选取心俞、厥阴俞、内关、通里、肾俞（灸）、肺俞等穴。毫针刺用泻法，留针，兼灸。

3.痰浊痹阻　胸闷重，痛轻，遇阴天发作，可见口黏、恶心、纳呆，舌苔腻，脉象滑。

治法：温化寒饮。

方药：瓜蒌薤白半夏汤加减。

院内制剂：风湿木瓜酒。

针灸选穴：可选取巨阙、膻中、郄门、太渊、丰隆、孔最等穴。毫针刺用泻法，留针。

4.心阴不足　心痛时作，或灼痛，胸闷，心悸怔忡，心烦不寐，盗汗，舌质红，少津，苔薄或剥脱，脉细数。

治法：滋阴养血清热。

方药：天王补心丹加减。

针灸选穴：心俞、水道、脾俞、胃俞、肝俞等穴。毫针刺用补法，留针。

八、胁痛

（一）概念

胁痛是指以单侧或双侧胁肋部疼痛为主要表现的病证，是临床上比较多见的一种自觉症状。胁，指侧胸部，为腋以下至第 12 肋骨部的总称。本病与胃痛有别，虽然胁痛与胃痛皆可有肝郁的病机，但疼痛部位有别，胃痛在胃脘，兼有嗳气频发、嘈杂吞酸等胃失和降的症状。

（二）常见证候鉴别

1.肝气郁结　胁痛，走窜不定，情志抑郁，或暴怒，嗳气频作，舌苔薄，脉弦。

治法：疏肝理气。

方药：柴胡疏肝散加减。

院内制剂：制香片。

针灸选穴：肝俞、期门、日月、膻中、内关等穴。毫针刺用泻法，留针。

2.瘀血停滞　胁痛如刺，痛处不移，入夜尤甚，舌质紫暗，脉沉涩。

治法：祛瘀通络。

方药：旋覆花汤加减。

院内制剂：郑氏舒活酊。

针灸选穴：肝俞、膈俞、血海等穴。毫针刺用泻法，留针。

3.肝胆湿热　发热恶寒，胁痛口苦，胸闷，纳呆，恶心，呕吐，目黄，身黄，小便黄，舌苔黄腻，脉弦。

治法：清热利湿。

方药：龙胆泻肝汤加减。

院内制剂：风湿木瓜酒。

针灸选穴：太冲、行间、阴陵泉、中脘、大包、足三里等穴。毫针刺用泻法，留针。

4.肝阴不足　胁肋隐痛，痛绵绵不休，口干咽燥，心中烦热，头晕目眩，舌质红，少苔，脉弦细。

治法：养阴柔肝。

方药：一贯煎加减。

院内制剂：牛枸地黄丸。

针灸选穴：肝俞、肾俞、太溪、膏肓、太冲等穴。毫针刺用补法，留针。

九、背痛

（一）概念

背痛是指背部因某种原因引起疼痛的一种自觉症状，可引及肩、胸、心下、腰部。本症在《黄帝内经》之《素问·阴阳别论》中归属于"风厥"，在《金匮要略》中归属于"胸痹心痛"。本症与胸痹心痛有别，虽胸痹心痛也有背痛症状，但以胸痛为主，可见胸痛彻背，背痛彻胸。此外，心下为胃，胃痛可引及相应的背部疼痛，但没有胃部症状。

（二）常见证候鉴别

1.风寒湿痹阻　背痛板滞，牵扯颈项，项背强痛，难以转侧，恶寒、头痛、身重。舌苔薄白，脉浮。

治法：祛风除湿。

方药：羌活胜湿汤加减。

院内制剂：祛风活络丸、风湿活络膏。

针灸选穴：背俞、夹脊、委中、风池、风府等穴，行温针灸。毫针刺用泻法，留针。

2.气血凝滞　背部酸痛，入夜尤甚，活动后减轻，多见于老年人或久病体弱者。舌质紫暗，脉沉细或沉涩。

治法：益气养血活络。

方药：蠲痹汤加减。

院内制剂：制香片、郑氏舒活酊。

针灸选穴：背俞、夹脊、委中、脾俞、血海、三阴交等穴。毫针刺用泻法，留针。

3.瘀血内阻　背部僵硬疼痛，胸胁刺痛，心烦。舌质紫暗或有瘀点瘀斑，脉涩。

治法：活血化瘀，通络止痛。

方药：血府逐瘀汤加减。

院内制剂：七味三七口服液、郑氏舒活酊。

针灸选穴：背俞、夹脊、委中、血海、膈俞等穴。毫针刺用泻法，留针。

4.肾阳虚亏　脊背部冷痛，腰膝酸冷无力，畏寒怯冷，便溏溺清。舌质淡，脉沉迟。

治法：温肾壮阳。

方药：肾气丸加减。

院内制剂：消增强骨片。

针灸选穴：背俞、夹脊、委中、肾俞、气海、关元等穴。毫针刺用补法，留针，可加灸。

（三）背痛的手法治疗

使用郑氏伤科按摩手法的摸法、揉法、擦法、捏法、摇法等，通经活络，活血通脉。手法首先采用摸法、揉法作用于背部膀胱经及督脉以通经活络，分别采用捏法、拉法、摇法作用于阿是穴以活血养血、疏通经脉，有寒证或虚证患者可采用擦法以温经散寒、补养气血。最后予点压足三里、膻中穴整理结束，每次 15 min，每日 1 次。

十、背冷

（一）概念

背冷指背部自觉冷凉感，也称背恶寒、背寒冷、背怯冷，主要是指患者自觉背部凉冷或作胀。触其背部感凉冷如冰，却检查不出相应的病理变化，患者很痛苦。风寒束表背冷与阴盛阳虚背冷不同，前者为表证，后者为里证；前者病情轻，后者病情缠绵。

（二）常见证候鉴别

1. 风寒束表　背恶寒，发热，头身痛，苔薄白，脉浮紧。

治法：祛风散寒。

方药：荆防败毒散加减。

院内制剂：祛风活络丸。

灸法：督脉灸。

2. 阴盛阳虚　背冷喜暖，口淡不渴，面色苍白，手足逆冷，小便清长，大便稀溏，舌质淡，苔白而滑润，脉沉迟。

治法：温阳散寒。

方药：右归丸加减。

院内制剂：术桂胶囊。

灸法：督脉灸＋脐灸＋着重灸（肾俞、足三里、脾俞、胃俞、小肠俞、阳陵泉、神阙等穴）。

3. 痰饮内伏　背恶寒，冷如冰，咳嗽或喘，痰多稀薄色白，头目眩晕，不欲饮水或喜热饮而不多，腹胀纳少，全身倦怠乏力，或四肢浮肿，舌苔白薄，脉沉滑。

治法：温化寒饮。

方药：真武汤加减。

院内制剂：风湿木瓜酒。

灸法：督脉灸＋着重灸丰隆、水道、足三里等穴。

十一、背热

（一）概念

背热是指背部感觉发热的一种症状。《素问·气交变大论》云："岁火太过，炎暑流行，肺金受邪。民病疟……肩背热。"后世有称胸背热、项背热者。《医学入门》则称背热。临床上单现背热者颇为少见，此症常与身热、胸热并存，本条讨论以背热为主症。

（二）常见症候鉴别

1.肺火背热　背部发热，午后加重，喉干咳嗽，咳吐黄痰，胸背胀疼，大便秘结，面赤，舌质红，苔黄，脉数。肺居上焦，背为肺之分野，肺火炽盛，则背部发热。热邪郁于肺中，气机不利则胸背胀痛；肺失肃降则为咳嗽，热烧肺津则喉干痰黄，午后阳气盛，热势愈甚其症亦加重。肺与大肠相表里，肺热伤津则大便秘结。面赤，舌质红，苔黄脉数，皆热盛之象。其特点为背热而咳，胸背胀痛。

治法：清降肺火。

方药：泻白散加减。

针灸选穴：尺泽、鱼际、孔最、身柱、灵台、上星等穴。可与镇咳平喘化痰穴配伍，共同治疗咳喘气急等症，还可与利窍穴合用，共奏泄热利窍之功。毫针刺用泻法，留针。

2.阴虚背热　背有热感，晚间热增，腰背酸疼，手足心热，夜寐盗汗，舌质红，少苔，脉细数。阴虚背热以阴虚为主，背脊部为足太阳膀胱经所循之处，足少阴肾经与足太阳膀胱经为表里，肾阴不足，阴虚火旺，虚火循腰脊而引于背，故见腰脊背热。并兼腰背酸痛，手足心热，夜眠盗汗，舌质红，少苔，脉细数。

治法：滋阴清热。

方药：知柏地黄丸加减。

针灸选穴：尺泽、鱼际、孔最等穴。针法以泻法为主，配合肾俞、八髎、三阴交、复溜、涌泉等穴。毫针刺用补法，留针。

两者鉴别要点：两者虽皆有热象，但前者为虚，后者为实。肺火背热因邪犯肺，故胸背胀痛，背热兼咳；阴虚背热多因肾阴不足，常兼腰背酸痛，手足心热。

十二、腰脊痛

（一）概念

腰脊痛是指腰部感受外邪，或因劳伤，或由肾虚而引起气血运行失调，脉络绌急，腰府失养所致的以腰部单侧或双侧疼痛为主要症状的一类病证。《素问·脉要精微论》指出："腰者，肾之府，转摇不能，肾将惫矣。"说明了肾虚腰痛的特点。《素问·刺腰痛》认为腰痛主要属于足六经之病，并分别阐述了足三阳、足三阴及奇经八脉经络病变时发生腰痛的特征和相应的针灸治疗。《黄帝内经》在其他篇章还分别叙述了腰痛的性质、部位与范围，并提出病因以虚、寒、湿为主。

（二）常见证候鉴别

1.寒湿腰痛　腰部冷痛，重者转侧不利，逐渐加重，每遇阴雨天或腰部感寒后加剧，痛处喜温，得热则减，苔白腻而润，脉沉紧或沉迟。

治法：散寒除湿，温经通络。

方药：渗湿汤加减。

院内制剂：口服术桂胶囊，外用温经止痛散，配合祛风寒湿洗药在腰部熏洗。

针灸选穴：委中、肾俞、大肠俞、腰阳关、秩边等穴及阿是穴为主穴。寒湿腰痛加灸大椎、腰阳关温阳散寒。常规毫针刺法，用泻法或平补平泻法。

2.瘀血腰痛　痛处固定，或胀痛不适，或痛如锥刺，日轻夜重，或持续不解，活动不利，甚则不能转侧，痛处拒按，面晦唇暗，舌质隐青或有瘀斑，脉多弦涩或细数。病程迁延，常有外伤、劳损史。

治法：活血化瘀，理气止痛。

方药：身痛逐瘀汤加减。

院内制剂：早期口服玄胡伤痛片及七味三七口服液，病史较长者口服五灵二乌丸，外用丁桂活络膏、郑氏舒活酊，配合活血散瘀洗药在腰部熏洗。

针灸选穴：阿是、肾俞、委中、阳陵泉、腰痛、昆仑等穴为主穴，瘀血腰痛配腰夹脊、膈俞等穴。常规毫针刺法，用泻法或平补平泻法。

3.肾虚腰痛　腰痛以酸软为主，喜按喜揉，腿膝无力，遇劳则甚，卧则减轻，常反复发作。偏阳虚者，则少腹拘急，面色㿠白，手足不温，少气乏力，舌质淡，脉沉细；偏阴虚者，则心烦失眠，口燥咽干，面色潮红，手足心热，舌质红，少苔，脉弦细数。

治法：偏阳虚者，宜温补肾阳；偏阴虚者，宜滋补肾阴。

方药：偏阳虚者以右归丸为主方温养命门之火，偏阴虚者以左归丸为主方以滋补肾阴。

院内制剂：偏阳虚者口服消增强骨片、壮骨腰痛丸，外用温经止痛散、郑氏舒活酊。偏阴虚者口服消增强骨片、牛杞地黄丸，外用丁桂活络膏、郑氏舒活酊。伴骨质疏松症者可配合口服抗骨质疏松胶囊。

针灸选穴：阿是、肾俞、委中、阳陵泉、腰痛、昆仑等穴为主穴，肾阳虚者配大钟、气海、关元等穴，肾阴虚配太溪、照海等穴。肾虚腰痛用补法，阴虚者不灸。常规毫针刺法。

（三）腰脊痛的手法治疗

使用郑氏伤科按摩手法的揉法、捏法、搓法、推压法、按压法，理气散积，舒筋活血。手法重点作用于郑氏经验穴（十椎旁：第十胸椎棘突旁开一横指。髎间：第二骶椎棘突旁开 1 寸*。髂腰：髂后上棘后上缘，平第五腰椎棘突处）、秩边、肾俞、大肠俞、阳陵泉、委中等穴经穴按摩，手法操作遵循有力、均匀、柔和、持久、深透的基本要求，穴位压痛点用按压法，每次 15 min，每日 1 次。

十三、腰酸

（一）概念

腰部酸楚不适，绵绵不绝，且伴有腰部轻度疼痛，又称腰酸痛。但以酸楚不适感为主，故称腰酸。《张氏医通》卷五中张璐曰："腰痛尚有寒湿伤损之异，腰酸悉属房劳肾虚。" 腰酸与腰痛两者既有密切联系，又有明显的不同之处。若因一时劳累，偶感腰部酸楚不适，则非疾病症状。

（二）常见证候鉴别

1.肾虚腰酸　轻者腰部酸楚不适，绵绵不绝，遇劳累则症状加重，卧床休息后可稍有缓解，重者尚伴有酸困而痛，腰膝无力，肢酸膝冷，足跟疼痛等；甚者脱发，牙齿松动，阳痿，遗精，舌质淡，脉沉细。

治法：偏阳虚者，宜温补肾阳；偏阴虚者，宜滋补肾阴。

---

* 指同身寸。

方药：偏阳虚者以右归丸加减，偏阴虚者以左归丸加减。

院内制剂：偏阳虚者口服消增强骨片、壮骨腰痛丸，外用温经止痛散、郑氏舒活酊。偏阴虚者口服消增强骨片、牛杞地黄丸，外用丁桂活络膏、郑氏舒活酊。

针灸选穴：阿是、肾俞、委中、阳陵泉、腰痛、昆仑等穴为主穴，肾阳虚者配大钟、气海、关元等穴，肾阴虚配太溪、照海等穴。毫针刺用补法，留针。

2. 劳损腰酸 腰酸常常固定于腰部某一部位，腰部酸楚症状因劳累而加重，卧床休息后腰酸并不能明显缓解，晨起症状较重，轻度活动之后即感觉减轻；除腰酸症状之外，也可伴有轻度腰痛，但全身无异常表现。

治疗：补肾活血。

方药：身痛逐瘀汤加减。

院内制剂：口服玄胡伤痛片、壮骨腰痛丸，外用丁桂活络膏、郑氏舒活酊，配合活血散瘀洗药在腰部熏洗。

针灸选穴：肾俞、大肠俞、次髎、华佗夹脊、环跳、委中等穴为主穴，偏血瘀腰酸者，针刺用泻法，配膈俞、昆仑等穴刺络拔罐，劳损腰酸日久者，针刺用补法，配志室、命门等穴用灸法。

（三）腰酸的手法治疗

急性发作期，使用郑氏伤科按摩手法的摸法、揉法、捏法，舒筋通脉，活血止痛。在痛点周围按揉 1 ~ 2 min，以酸胀为度。然后可在环跳、委中、承山等穴强刺激，以患者可忍受为度。慢性缓解期，使用郑氏伤科按摩手法的摸法、揉法、擦法、捏法、拉法、摇法，通经活络，活血通脉，关键刺激部位为腰椎棘突旁、横突外缘、髂嵴上缘、髂腰三角等竖脊肌附着区域，臀中肌、臀大肌、梨状肌、阔筋膜张肌、下肢足少阳胆经路线、足太阳膀胱经路线。可配合腰部摇法、斜扳法。寒湿证，腰骶部松解手法刺激可适度加强，操作时间延长，加横擦肾俞、命门、八髎等穴；湿热证，配合点按阴陵泉、足三里、丰隆等穴；血瘀证，加强腰部及下肢部松解手法；肾虚证，慎用大幅度的腰椎扳法，配合点按肾俞、太溪等穴。每次 15 min，每日 1 次。

十四、腰冷重

（一）概念

腰部感觉沉重发凉，故称腰冷重。《金匮要略》记载"腰中冷，如坐水中""腹重如带五千钱"；《诸病源候论》谓"身重腰冷"。此症大多伴有轻度腰痛。

（二）常见证候鉴别

1.肾着腰冷重 患者感觉身体沉重，腰及腰以下部位发凉，甚者腰冷如冰，如坐冷水中。并伴有腰痛，下腹部常感沉重发胀，舌质淡或胖而有齿痕，舌苔白润或滑，脉沉细或缓。

治法：祛水湿、温中散寒。

方药：渗湿汤加减，或甘草干姜茯苓白术汤加减。

院内制剂：口服术桂胶囊，外用温经止痛散，配合祛风寒湿洗药在腰部熏洗。

针灸选穴：委中、肾俞、大肠俞、腰阳关、秩边等穴及阿是穴为主穴。加灸大椎、腰阳关等穴。毫针刺用泻法，留针。

2.阳虚腰冷重 腰凉，如有冷风吹入。伴有腰酸或轻度疼痛，肢凉，畏寒，膝软，足跟疼痛，脱发，牙齿松动，腹泻，尿清长；甚者阳痿，遗精，妇女月经不调。舌质淡，脉沉细，以尺部为著。

治法：温补肾阳。

方药：姜附汤加减，或右归丸加减。

院内制剂：口服术桂胶囊、壮骨腰痛丸，外用温经止痛散，配合祛风寒湿洗药在腰部熏洗。

针灸选穴：阿是、肾俞、委中、阳陵泉、腰痛、昆仑等穴为主穴，配大钟、气海、关元等穴用灸法。毫针刺用补法，留针。

3.风水腰冷重 腰冷重，腰脚浮肿，腰以上活动自如，腰以下屈伸不利。且四肢少力，一身尽重，或关节烦疼；不时汗出，或头汗出，恶风不欲去衣。舌质淡，苔白，脉浮。

治法：益气固表、行湿利水。

方药：防己黄芪汤加减。

院内制剂：口服术桂胶囊、牛杞地黄丸，外用温经止痛散，配合祛风寒湿洗药在腰部熏洗。

针灸选穴：哑门、劳宫、三阴交、涌泉、太溪、中脘、环跳、足三里、合谷等穴为主穴。针刺手法行补法或行温针。

（三）腰冷重的手法治疗

将双手的手掌相叠，从上至下按揉患者双侧的膀胱经。用前臂揉法按摩患者的双下肢，用肘揉法顺着其双侧膀胱经的走行按揉约 5 min，直至该部位有温热感。用肘尖推法自患者的胸段至下腰骶部连续推 20 次，自其夹脊穴横跨竖脊肌连续推 20 次。用掌根推法推患者的八髎穴，共推 5 min，使该部位的皮肤有明显的温热感。连续拍打患者的腰部至其下肢，每次拍 2 min。

十五、腰膝无力

（一）概念

腰膝无力即腰膝软弱无力，轻者称腰软、膝软，因两症往往同时发生，故又称为腰膝无力，重者称腰膝痿弱。腰软无力常伴有膝软无力，但膝软无力可单独发生。膝软无力是由各种外力损伤，伤及膝关节内的软骨，或膝关节劳损所致，故膝部软弱无力为典型症状表现之一，其病因、病机和治疗方法均与腰膝无力不同。腰膝无力尤其是腰软无力，经常与腰酸症状同时发生，称为腰膝酸软或腰酸膝软。《黄帝内经》中《灵枢·海论》《灵枢·决气》等篇所谓"胫酸"，《灵枢·五癃津液别》等篇所谓"腰背痛而胫酸"，《金匮要略》所谓"酸削"，实则均指腰膝酸软无力（或兼腰痛）。所不同的是腰酸属房劳肾虚（《张氏医通》），而腰膝无力除劳损肾虚外，寒湿、湿热等因亦可导致。

（二）常见证候鉴别

1.肝肾虚腰膝无力　腰膝部无力或兼有腰酸、腰痛、膝冷，悠悠戚戚，绵绵不绝，休息后略见减轻，稍遇劳累则加重。手足清冷，畏寒，喜暖，耳聋，耳鸣，小便清长或频数，大便溏或腹泻，脱发，牙齿松动；甚者遗精、阳痿。自觉困倦神疲，气短，劳动后更甚；舌质淡，脉沉细。

治法：温化寒湿、清化湿热。

方药：续断丸或滋阴补肾丸加减。

院内制剂：口服壮骨腰痛丸、益尔力口服液，外用温经止痛散。

针灸选穴：阿是、肾俞、委中、阳陵泉、昆仑等及腰痛穴为主穴，配大钟、气海、关元等穴，针刺用补法或温针，可配合灸法。

2.寒湿腰膝无力　腰膝软弱无力，兼有腰凉膝冷，或腰膝酸困沉重疼痛。遇阴雨冷湿则加重，得温暖即可减轻。舌象正常或苔白，脉沉细或缓。

治法：初期多为实证，治当除湿通痹；久病常兼肝肾两亏，气血不足，治宜益肝肾，补气血，强腰膝，祛寒湿。

方药：初期方用除湿蠲痹汤加减；久病方用独活寄生汤加减。

院内制剂：口服壮骨腰痛丸、祛风活络丸，外用温经止痛散，配合祛风寒湿洗药在腰部熏洗。

针灸选穴：委中、肾俞、大肠俞、腰阳关、秩边等穴及阿是穴为主穴。寒湿腰痛加灸大椎、腰阳关等穴温阳散寒。常规毫针刺法，用泻法或平补平泻法。

3.湿热腰膝无力　腰膝部无力，下肢痿弱，不耐久行久立。或兼膝足红肿作痛。小便短赤，大便秘结。舌苔黄或腻，脉弦或数。

治法：实证治当燥湿清热，虚证治当滋阴降火，强壮筋骨。

方药：实证用二妙丸、苍术散或拈痛汤加减，虚证用虎潜丸加减。

院内制剂：红肿作痛处外用二黄新伤止痛软膏。

针灸选穴：委中、肾俞、大肠俞、腰阳关、秩边等穴及阿是穴为主穴。配穴为丰隆、曲池、委阳穴。常规毫针刺法，用泻法或平补平泻法。

（三）腰膝无力的手法治疗

1.使用郑氏伤科按摩手法的揉、捏、搓、推压、按压手法，理气散积，舒筋活血。手法重点作用于郑氏经验穴（十椎旁、髎间、髂腰）、秩边、肾俞、大肠腧、阳陵泉、委中等穴，手法操作遵循有力、均匀、柔和、持久、深透的基本要求，穴位压痛点用按压法，每次15 min。

2.腰部斜扳法　患者取侧卧位，健侧下肢在下，位于上侧的下肢屈髋屈膝，位于下侧的下肢自然伸直，嘱患者腹部尽量贴近治疗床面。施术者以一肘或手抵住患者肩前部，使用另一肘或手抵于臀部。两肘或两手协调用力，先行数次腰部小幅度扭转活动。即按于肩部的肘或手同按于臀部的另一肘或手同时施用较小的力使肩部向前下方、臀部向后下方按压，压后即松，使腰部形成连续的小幅度扭转而放松。待腰部完全放松后，再使腰部扭转至有明显阻力位，略停片刻，然后施以"巧力寸劲"，做一个突发的、增大幅度的快速扳动，常可闻及"咔咔"的弹响声，手法完毕。

3. 患者取仰卧位，患侧下肢自然放松伸直，于腘窝部垫一个软枕。施术者立于患肢一侧，先采用拿法或揉法于膝部内、股四头肌、外侧及小腿下段，施术 3 ~ 4 遍，再用掌根从股骨内侧至踝部做按揉，反复 3 ~ 5 遍。然后在韧带附着点用舒筋法、指揉法、顺筋法进行操作，以通经活络，放松筋肉；用按揉法于血海、犊鼻、足三里、梁丘、鹤顶、阳陵泉等穴处施术，每穴治疗 1 min，以通经活血，祛瘀止痛。嘱患者屈膝，医者双手掌部扣握患侧膝部，反复旋转按揉 3 ~ 5 遍，医者用拇、示指紧扣髌骨边缘做上下挤推 3 ~ 5 遍，施术者双手配合旋转回绕膝关节，使其做内翻、外翻动作，增加关节间隙。嘱患者将体位改变为俯卧位，施术者用揉按法施术于患肢腘窝及下肢后侧 5 min，点按承山、委中等穴，弹拨腘肌以及腓肠肌，以一手掌根部轻压在腘窝部，另一手握住患肢踝部，使其做被动屈膝运动，以患者耐受为度，反复 1 遍，以滑利关节，恢复功能。

十六、腹痛

（一）概念

腹痛是指胃脘以下、耻骨毛际以上部位发生疼痛为主症的病证。腹中有肝、胆、脾、肾、大小肠、膀胱等脏腑，并为足三阴、足少阳、手足阳明、冲、任、带等经脉循行之处，外邪、饮食情志等病因，皆可导致相关脏腑功能失调，使气血瘀滞，脉络痹阻，不通则痛。本病的基本病机为脏腑气机阻滞，气血运行不畅，经脉痹阻，"不通则痛"，或脏腑经脉失养，不荣而痛。病理因素主要有寒凝、火郁、食积、气滞、血瘀等。病理性质不外寒、热、虚、实四端。

（二）常见证候鉴别

1.寒邪内阻腹痛　腹痛拘急，遇寒痛甚，得温痛减，口淡不渴，形寒肢冷；小便清长，大便清稀或秘结；舌质淡，苔白腻，脉沉紧。

治法：温中散寒，理气止痛。

方药：天台乌药散加减；大便秘结不通者，可用温脾汤加减。

2.湿热壅滞腹痛　腹痛拒按，烦渴引饮，大便秘结或溏滞不爽，潮热汗出；小便短黄；舌质红，苔黄燥或黄腻，脉滑数。

治法：理气血以止痛。

方药：芍药汤加减。

3.饮食积滞腹痛　脘腹胀满，疼痛拒按，嗳腐吞酸，恶食呕恶，痛而欲泻，泻后痛减；或大便秘结；舌苔厚腻，脉滑。

治法：消积导滞。

方药：木香槟榔丸、枳实导滞丸加减。

4.肝郁气滞腹痛　腹痛胀闷，痛无定处，痛引少腹，或兼痛窜两胁，时作时止；得嗳气或矢气则舒，遇忧思恼怒则剧；舌质红，苔薄白，脉弦。

治法：疏肝理气。

方药：柴胡疏肝散加减。

5.瘀血内停腹痛　腹痛较剧，痛如针刺，痛处固定，经久不愈；舌质紫暗，脉细涩。

治法：活血化瘀，和络止痛。

方药：桃核承气汤加减。

6.中虚脏寒腹痛　腹痛绵绵不绝，时作时止，喜温喜按，形寒肢冷，神疲乏力，气短懒言；胃纳不佳，面色无华，大便溏薄；舌质淡，苔薄白，脉沉细。

治法：温中补虚，缓急止痛。

方药：附子理中丸加减。

（三）腹痛的针灸治疗选穴

通调腑气，缓急止痛。取相应的募穴、下合穴为主。主穴为中脘、天枢、关元、足三里等穴；配穴为寒邪内阻配神阙穴，饮食积滞配下脘、梁门等穴，肝郁气滞配期门、太冲等穴，瘀血内停配阿是穴及膈俞等穴，中虚脏寒配脾俞、神阙等穴，脐周疼痛配上巨虚穴，脐下疼痛配下巨虚穴，少腹疼痛配曲泉穴。毫针常规刺。寒证可用艾灸法。腹痛发作时，足三里可持续行针 1 ～ 3 min，直到痛止或缓解。

第二节　四肢症状

一、四肢疼痛

（一）概念

四肢疼痛指四肢的肌肉、筋脉和关节等部位疼痛的症状。由于机体内正气不足，感受风、寒、湿、热之邪，闭阻经络，气血运行不畅所致，以四肢的关节、筋骨、肌肉发生酸痛、麻木、重着、屈伸不利，甚至关节肿大、灼热为主要临床表现。其调理的基本原则为祛风、散寒、除湿、清热以及疏经通络等，后期还应适当补益气血。属于中医学"痹证"的范畴。痹者，闭也，闭阻不通则痛。《黄帝内经》中《素问·痹论》："风寒湿三气杂至，合而为痹也。其风气胜者为行痹，寒气胜者为痛痹，湿气胜者为着痹也。"上肢与下肢乃手足六经循行所过，风寒湿最易侵袭。

（二）常见证候鉴别

1.肾虚疼痛　常见于老年人及体弱者，部位以足跟或胫膝酸痛为主，常伴有腰酸，绵绵不绝，腰膝无力，耳鸣，失眠多梦，劳累加重，牙齿松动，阳痿，遗精；舌质淡，脉沉细。

治法：滋肾填精通络。

方药：肾气丸加减。

院内制剂：可选牛杞地黄丸，壮骨腰痛丸，抗骨质疏松胶囊，消增强骨片、丸。

针灸选穴：复溜、阴谷、大钟、太溪、然谷、至阴、肾俞、照海、昆仑等穴。毫针刺用补法，留针。

2.气滞血瘀疼痛　疼痛可表现为胀痛、刺痛、窜痛、固定痛、掣痛，疼痛一般较为剧烈、持续不解、痛而拒按，或有肿块坚硬，局部青紫肿胀；舌质紫暗或有紫斑、紫点，脉弦或涩。

治法：行气活血通络。

方药：桃红四物汤加味。

院内制剂：可选制香片、七味三七口服液；外用二黄新伤止痛软膏、新伤消肿散，活血散瘀洗药。

针灸选穴：阿是、膈俞、血海、合谷、太冲、内关、伏兔、梁丘、犊鼻、下巨虚、地机等穴。毫针刺用泻法，留针。

3.风寒湿疼痛　肢体关节、肌肉疼痛，屈伸不利，可累及多个关节，疼痛呈游走性，初起可见恶风、发热等表证；舌质淡，苔薄白或薄腻，脉浮或浮缓。

治法：祛风散寒，除湿通络。

方药：防风汤或乌头汤。

院内制剂：可选用祛风活络丸、风湿木瓜酒、冷膝口服液；温经止痛散、祛风寒湿洗药、风湿活络膏等。

针灸选穴：阿是穴，局部经穴，阴陵泉、足三里、肾俞、腰阳关、膈俞、血海等穴。毫针刺用泻法，留针。

4.湿热阻络四肢疼痛　关节红肿，小便赤浊，四肢困重疼痛，可伴有肌肤红色结节；舌质红、苔黄腻，脉滑或濡数。

治法：清热燥湿。

方药：二妙散或当归拈痛汤。

院内制剂：可选二黄新伤止痛软膏。

针灸选穴：大椎、曲池、合谷、内庭、太冲、大敦、足三里、丰隆、委中等穴。毫针刺用泻法，留针。

5.血虚疼痛　可表现为酸痛、隐痛、空痛，绵绵不绝，面色淡白或萎黄，口唇、眼睑色淡，头晕眼花，失眠多梦，可伴有肢体麻木、爪甲色淡，女子可有月经量少色淡；舌质淡，苔白，脉细无力。

治法：补血活血通络。

方药：四物汤加味。

院内制剂：可选益尔力口服液、血藤当归胶囊等。

针灸选穴：脾俞、胃俞、心俞、气海、足三里、血海、关元、三阴交、章门等穴。毫针刺用补法，留针。

6. 热邪阻络四肢疼痛　四肢关节疼痛，局部皮色焮红、肿胀，兼有发热、口渴、烦躁；舌质红，苔黄燥，脉数。

治疗：清热生津，解表和营。

方药：桂枝白虎汤加减。

院内制剂：可选二黄新伤止痛软膏。

针灸选穴：阿是、大椎、曲池、合谷、委中、十宣、孔最、尺泽、内庭、陷谷、厉兑等穴。毫针刺用泻法，留针。

（三）四肢疼痛的手法治疗

使用郑氏伤科按摩手法的摸法、揉法、捏法，舒筋通脉，活血止痛。手法主要集中在关节周围的软组织，操作遵循有力、均匀、柔和、持久、深透的基本要求，穴位压痛点用点压法，每次 5 ~ 10 min，最后给予疼痛局部摸法放松，整理结束。

二、四肢麻木

（一）概念

四肢麻木指四肢皮肤发麻，或肌肤感觉减退甚至消失的症状。麻木亦称不仁，多见于头面、四肢等部位。《丹溪手镜》认为不仁"由气血虚少，邪气壅盛，正气不能通行而致也"。

（二）常见证候鉴别

1. 寒湿麻木　肌肤麻木不仁，肢体关节和肌肉酸楚、疼痛，或有肿胀，手足困重；舌质淡，苔白腻，脉濡缓。

治法：散寒除湿通络。

方药：防风汤或乌头汤加减。

院内制剂：可选祛风活络丸、术桂胶囊、风湿木瓜酒、温经止痛散、祛风寒湿洗药等。

针灸选穴：肾俞、腰阳关、命门、阴陵泉、足三里、气海、关元、神阙、丰隆等穴。毫针刺用泻法，留针。

2.气血虚麻木　起病缓慢，四肢麻木，肢体软弱无力逐渐加重，神疲肢倦，肌肉萎缩，少气懒言，纳呆便溏，面色萎黄无华，面浮；舌质淡，苔薄白，脉细弱。

治法：健脾益气生血。

方药：六君子汤加味。

院内制剂：可选益尔力口服液、补气益神胶囊。

针灸选穴：血海、足三里、关元、气海、脾俞、胃俞、血海、三阴交等穴。毫针刺用补法，留针。

3.气滞麻木　肢体酸麻沉重，活动或按摩后则舒，或伴有胸胁满闷，善太息等气滞之症；舌苔薄白，脉弦，多见于女性患者。

治法：疏肝解郁，通络养筋。

方药：逍遥散加减。

院内制剂：可选郑氏舒活酊、丁桂活络膏、制香片。

针灸选穴：肝俞、行间、侠溪、太冲、中脘、足三里、公孙、内关、期门，三阴交等穴。毫针刺用泻法，留针。

4.风邪入络　素有手足或单侧颜面麻木不仁，可突然发生口眼歪斜，语言不利，甚则流涎，或伴有恶寒发热；舌苔薄白，脉浮。

治法：以解表通络为主。

方药：牵正散加减。

院内制剂：可选祛风活络丸、风湿木瓜酒。

针灸选穴：风门、阳白、颧髎、颊车、地仓、翳风、合谷、手三里、阳陵泉等穴。毫针刺用泻法，留针。

5.脉络瘀阻麻木　久病体虚，手足麻木不仁，四肢痿弱，肌肉瘦削，四肢青筋显露，可伴有肌肉活动时隐痛不适；舌痿不能伸缩，舌质暗淡或有瘀点、瘀斑，脉细涩。

治法：活血化瘀。

方药：桃红四物汤加减。

院内制剂：可选血藤当归胶囊，活血散瘀洗药。

针灸选穴：内关、三阴交、尺泽、委中、足三里、血海、膈俞、肓膏、地机等穴。毫针刺用泻法，留针。

6.湿痰阻络　麻木不仁，或痛觉消失，四肢困重，首如裹，恶心、呕吐、舌体胖大；苔白腻，脉滑缓，多见于肥胖者。

治法：化痰利湿，通络养血。

方药：导痰汤加减。

院内制剂：可选祛风活络丸。

针灸选穴：中脘、丰隆、阴陵泉、偏厉、足三里、支正、内关、膻中等穴。毫针刺用泻法，留针。

（三）四肢麻木的手法治疗

使用郑氏伤科按摩手法的摸法、揉法、擦法、捏法、拉法、摇法，通经活络，活血通脉。手法首先采用摸法与患者建立信任度，采用揉法以通经活络，分别采用捏法、拉法、摇法以活血、养血、疏通经脉，有寒证或者虚证患者可采用擦法以温经散寒、补养气血。最后给予点压强壮穴足三里，整理结束。

三、四肢瘦削

（一）概念

四肢瘦削指四肢肌肉萎缩，筋脉弛缓，软弱无力，甚则痿废不用。《证治准绳》曰："痿者，手足痿软而无力，百节缓纵而不收也。"

（二）常见证候鉴别

1.脾胃虚弱　起病缓慢，肢体软弱无力逐渐加重，神疲肢倦，肌肉萎缩，少气懒言，纳呆便溏，面色萎黄无华，面浮；舌质淡，苔薄白，脉细弱。

治法：补中益气，健脾升清。

方药：补中益气汤加味。

院内制剂：可选益尔力口服液、补气益神胶囊等。

针灸选穴：脾俞、胃俞、足三里、关元、血海、三阴交、肝俞、肾俞、归来等。毫针刺用补法，留针。

2.肝肾亏损　起病缓慢，渐见肢体痿软无力，尤以下肢明显，腰膝酸软，不能久立，甚至步履全废，腿胫大肉渐脱，或伴有眩晕耳鸣，舌咽干燥，遗精或遗尿，或妇女月经不调；舌质红，少苔，脉细数。

治疗：补益肝肾。

方药：大补阴丸加减。

院内制剂：可选牛杞地黄丸，壮骨腰痛丸，消增强骨片、丸等。

针灸选穴：肝俞、肾俞、脾俞、三阴交、太溪、阴谷、复溜、至阴等穴。毫针刺用补法，留针。

3.脉络瘀阻　久病体虚，四肢痿弱，肌肉瘦削，手足麻木不仁，四肢青筋显露，可伴有肌肉活动时隐痛不适、舌痿不能伸缩；舌质暗淡或有瘀点、瘀斑，脉细涩。

治法：益气活血行瘀。

方药：黄芪桂枝五物汤。

院内制剂：可选郑氏舒活酊、丁桂活络膏、活血散瘀洗药等。

针灸选穴：内关、三阴交、尺泽、委中、足三里、气海、血海、膈俞、膏肓等穴。毫针刺用补法，留针。

四、四肢肿胀

（一）概念

四肢肿胀即单纯指四肢浮肿发胀，表现为四肢同时肿胀，或肿胀偏于一侧，或仅见上肢或下肢，或见于单一肢体。《医林绳墨》卷五："肢肿者，四肢作肿也。"盖四肢者，脾之脉络也。脾有所郁，则气血不调，以见四肢作肿。大率滞于血者，则痛肿难移；滞于气者，则俯仰不便。行血宜芎归汤加丹皮、白芷、秦艽、续断；行气宜二陈汤加厚朴、山楂、白术、黄芩。《证治要诀·肿》："治水流四肢肢肿者，用五皮饮加姜黄、木瓜。又脾虚者治宜健脾利水，用五苓散合五皮饮。"

（二）常见证候鉴别

1.脾虚水泛　四肢肿胀，双下肢为甚，按之没指，不易恢复，伴有胸闷、腹胀，身肿体倦，纳少泛恶，小便短少；舌苔白腻，脉沉缓。

治法：健脾化湿，通阳利水。

方药：五皮饮合胃苓汤加减。

院内制剂：可选益尔力口服液、补气益神胶囊等。

针灸选穴：脾俞、中脘，关元、胃俞、足三里、阴陵泉、地机、丰隆、三焦俞、水道等穴。毫针刺用补法，留针。

2.气滞血瘀　患肢肿胀，皮色紫暗，有固定性压痛，肢体青筋怒张；舌质暗或有瘀斑，苔白，脉弦。

治法：行气活血化瘀。

方药：桃红四物汤合芎归汤加减。

院内制剂：可选新伤消肿散、活血散瘀洗药、七味三七口服液、创伤消肿片。

针灸选穴：阿是、心俞、膈俞、合谷、太冲、内关、伏兔、阳陵泉、期门等穴。毫针刺用泻法，留针。

3.湿热郁阻　肢体关节局部灼热、红肿，得冷则舒，疼痛，活动不利，可有皮下结节或红斑，多兼有发热、恶风、汗出、口渴、烦闷不安、尿黄、便干；舌质红，苔黄腻或黄燥，脉滑数或浮数。

治疗：分利湿热。

方药：疏凿饮子加减。

院内制剂：可选芷香新伤膏、二黄新伤止痛软膏。

针灸选穴：大椎、合谷、太冲、丰隆、下脘、委中、三焦俞、膀胱俞等穴。毫针刺用泻法，留针。

4.脾肾阳虚　慢性起病，四肢肿胀，反复发作，劳作后或午后加重，脘腹纳少，面色不华，神倦乏力，尿少色清，大便或溏；舌质淡，舌体胖大，苔白，脉沉细或沉迟无力。

治法：温肾健脾利水。

方药：实脾饮合真武汤加减。

院内制剂：术桂胶囊。

针灸选穴：脾俞、肾俞、志室、腰阳关、关元、气海、中极、涌泉、足三里等穴。毫针刺用补法，留针。

（三）四肢肿胀的手法治疗

使用郑氏伤科按摩手法的摸法、揉法、捏法、拿法，活血通脉消肿。手法以向心性操作为主要原则，采用郑氏捏法、拿法以促进肿胀消除，揉法以助气血运行，最后给予摸法放松，整理结束。

五、四肢强直

（一）概念

四肢强直指手足拘急，手足筋肉挛急不舒，屈伸不利。如在手可表现为腕部屈曲，手指强直，拇指内收贴近掌心与小指相对；在足可表现为踝关节后弯，足趾挺直而倾向足心。

（二）常见证候鉴别

1.寒邪凝滞　肢痛拘挛，项背强急，恶寒，遇热缓，遇冷加重，肢体酸重，甚至口噤不能语；舌苔薄白或白腻，脉浮紧。

治法：祛风散寒。

方药：羌活胜湿汤合葛根汤加减。

院内制剂：祛风活络丸、风湿活络膏、祛风寒湿洗药、温经止痛散等。

针灸选穴：肾俞、腰阳关、风池、外关、百会、神阙、公孙、关元、阳陵泉等穴。毫针刺用泻法，留针。

2.温热致痉　发热，胸闷，心烦，急躁，口噤，四肢强急，甚则角弓反张，腹胀，便秘；舌苔黄腻，脉弦数。

治法：清热透络，增液柔筋。

方药：增液承气汤合羚麻白虎汤加减。

针灸选穴：大椎、委中、少商、阳陵泉、颊车、内庭、厉兑、足三里、行间等穴。毫针刺用泻法，留针。

3.气血亏虚　四肢麻木，搐搦或筋惕，项背强急，头目昏眩，自汗，神疲气短，或低热；舌质淡或舌质红，无苔，脉细数。

治法：养血止痉。

方药：八珍汤加减。

院内制剂：益尔力口服液、羚玉胶囊、补气益神胶囊。

针灸选穴：气海、关元、脾俞、胃俞、血海、命门、肝俞、风府、后溪等穴。毫针刺用补法，留针。

4.瘀血内阻　四肢疼痛如刺，四肢强直，形瘦神疲，局部瘀斑、瘀点；舌质紫暗，边有瘀斑，脉沉细而涩。

治法：益气化瘀，活络止痉。

方药：通窍活血汤加减。

院内制剂：活血散瘀洗药、七味三七口服液、玄胡伤痛片、创伤消肿片。

针灸选穴：后溪、阳陵泉、膈俞、血海、合谷、太冲、期门、支沟、阳辅等穴。毫针刺用泻法，留针。

六、四肢拘急

（一）概念

四肢拘急是指手足拘紧挛急、屈伸不利的症状。本症在《黄帝内经》中已有较多论述。如"拘急"（《素问·六元正纪大论》）、"筋挛"（《素问·示从容论》）、"䯒急挛"（《素问·厥论》）、"挛节"（《素问·逆调论》）。《伤寒论》中亦有"四肢拘急""两胫拘挛""脚挛急"等记载。拘急与强直、抽搐、震颤不同。强直为肌肉坚硬，伸直而不能屈曲；抽搐为四肢伸缩相引；震颤为四肢震动、颤抖，临床应加以区别。

（二）常见证候鉴别

1. 外感风寒四肢拘急　发热，恶风寒，项背强急，四肢拘急，有汗或无汗，头身痛；舌苔薄白，脉浮紧。

治法：祛风散寒，舒筋和络。

方药：葛根汤。

院内制剂：祛风活络丸、风湿活络膏、祛风寒湿洗药。

2. 寒湿蕴结四肢拘急　首如裹，四肢困重，脘闷纳呆，面虚浮而晦滞，手足逆冷，四肢拘急，或伴骨节，肌肉酸痛；舌质淡，舌体胖大，苔白腻，脉沉迟。

治法：温阳利湿。

方药：胃苓汤。

院内制剂：祛风活络丸、风湿活络膏、祛风寒湿洗药、温经止痛散、五灵二乌丸。

3.湿热浸淫四肢拘急　身热肢困，头重如裹，脘闷纳呆，泛恶欲呕，四肢拘急挛紧，手足心热，小便色黄；舌质红，舌体胖大，苔黄腻，脉滑数。

治法：清热燥湿。

方药：二妙散。

4.热盛阴亏四肢拘急　发热壮盛，颈项牵强，四肢拘急，甚则抽搐，小便短赤，便燥结，或昏狂、谵语、目上视，头动摇，唇红咽干；舌质红，苔黄燥，脉弦数。

治法：清温泄热。

方药：清宫汤。

5.亡阳液脱四肢拘急　呕吐，泻利，漏汗不止，恶寒，手足厥逆而拘急；舌质淡白，苔薄白，脉沉或微细。

治法：回阳救逆。

方药：四逆汤。

6.肝血亏虚四肢拘急　目视昏花，头晕耳鸣，肌肤麻木，筋惕肉瞤，四肢拘急，指甲淡白；舌质淡，脉弦细。

治法：补血养肝

方药：四物汤。

院内制剂：可选羚玉胶囊、血藤当归胶囊。

（三）针灸选穴

后溪、阳陵泉、膈俞、血海、合谷、太冲、期门、支沟、阳辅等穴。外感风寒四肢拘急、寒湿蕴结四肢拘急、湿热浸淫四肢拘急，毫针刺用泻法，留针。亡阳液脱四肢拘急、肝血亏虚四肢拘急，毫针刺用补法，留针。热盛阴亏四肢拘急，毫针刺用平补平泻法，留针。

七、四肢抽搐

（一）概念

四肢抽搐是指各种原因引起的四肢不随意抽动。抽即收也，引也；搐者牵动，抽缩也，故一切四肢不能自主控制的抽搐、牵动，或屈伸不已，均属于抽搐的范畴。早在《黄帝内经》一书中即有"瘈疭"的记载，瘈者，筋脉拘急，屈也；疭者，筋脉弛纵，伸也。故瘈乃手足一屈一伸的抽动，与一般不规则抽搐不同，但亦属抽搐的一种。《黄帝内经》尚有"痉强拘瘈""痫瘈筋挛""痫眩""肉瞤瘈"等有关抽搐的记载。《伤寒论》中亦有"惊痫""瘈"的记载。后世文献中，多种病证如"痫证""痉证"等均以抽搐为主症。震颤为四肢震动、颤抖，以肢端为明显；强直为四肢强硬，伸直不能屈曲，拘挛与拘急指四肢拘紧挛曲，不能伸直，三者均无抽动，故不属抽搐范畴。至于手舞足蹈一症，虽属抽搐的一种，但手足抽搐之形式似舞蹈，故另立条目讨论。

（二）常见证候鉴别

1. 风邪闭阻四肢抽搐　发热恶寒，四肢抽搐，项背强急，筋脉拘挛，肢体酸重或疼痛；舌苔白腻或微黄，脉弦紧或数。

治法：祛风通络、养血和营。

方药：大秦艽汤。

院内制剂：祛风活络丸、丁桂活络膏等。

2. 风痰挟瘀四肢抽搐　发作性抽搐，或口作六畜叫声，两目上视，口吐涎沫，四肢先强直痉挛，继之屈伸阵擘，二便失禁，神志不清，发作后亦如常人。舌苔白腻，脉弦滑。亦可先有外伤，以后抽搐，患者可兼见头部外伤瘢痕，舌具瘀血斑。

治法：祛瘀，息风。

方药：镇肝息风汤。

3. 阴虚阳亢生风四肢抽搐　视物不清，腰酸腿软，麻木拘急，耳鸣眩晕，五心烦热，颧红唇赤，肌肤热夜甚，激怒后四肢抽搐；舌质红，少苔，脉弦细数。

治法：滋阴潜阳。

方药：平肝息风汤。

4. 热极或湿热生风四肢抽搐　壮热口渴，面红气粗，四肢抽搐或瘈疭不已，颈项强急，角弓反张，两目上视，常伴有神昏谵语，尿黄便干，舌质红，苔黄，脉数实。如为湿热动风，则兼见热势缠绵，首重如裹；舌质红，舌体胖大，苔黄腻，脉滑数。

治法：清热利湿。

方药：天麻钩藤饮。

5.脾肾阳虚四肢抽搐。形寒肢冷，面白目清，四肢抽动不已，水肿，纳呆，便溏，腰酸腿软，口淡不渴，尿清长或尿少；舌质淡，舌体胖大，有齿痕，苔白腻，脉沉迟或沉缓。

治法：温阳固本。

方药：固真汤。

6.肝郁血虚四肢抽搐　多愁善感，多梦不寐，胸闷不舒，喜长太息，遇精神刺激则捶胸顿足，哭笑间作，或猝然仆倒，四肢抽搐，伴有手足舞动；舌质淡，脉弦细。

治法：养血疏肝。

方药：补肝汤。

院内制剂：可选血藤当归胶囊。

7.血虚生风四肢抽搐　体质素虚，面色苍白或萎黄，肢体麻木，手足徐徐抽动，筋惕肉瞤，口唇指甲淡白；舌质淡，苔白，脉弦细，其手抽搐似鸡爪状，俗呼鸡爪风者亦属之。

治法：养血息风。

方药：四物汤。

（三）针灸选穴

后溪、阳陵泉、膈俞、血海、合谷、太冲、期门、支沟、阳辅等穴。脾肾阳虚、肝郁血虚、血虚生风四肢抽搐，毫针刺用补法，留针。风邪闭阻、风痰挟瘀、阴虚阳亢生风、热极或湿热生风四肢抽搐，毫针刺用泻法，留针。

八、手足厥冷

（一）概念

手足厥冷，又称厥逆，是指四肢由手足冷至肘膝的症状。一般冷至腑、踝的称手足厥冷；冷至肘、膝的称手足厥逆。手足厥冷，在《黄帝内经》中称"寒厥""四厥"。厥逆有三种含义：一是指手足厥冷；二是指猝然昏倒，不省人事的厥证；三是指六经不和的证候。至《伤寒论》问世，始有手足厥冷症名。与手足厥冷同义的还有手足逆冷、手足厥逆、手足厥寒、四逆厥、厥冷、手足寒等。"凡厥者，阴阳气不相顺接，便为厥。厥者，手足逆冷者是也。"这是张仲景对于手足厥冷发生机制的概括。后世医家对于手足厥冷的认识都是根据《伤寒论》的论述而进行辩证的。手足厥冷轻者称手足清冷、手足不温。

（二）常见证候鉴别

1.阳气衰微手足厥冷　简称寒厥。手足厥冷，甚则厥逆，形寒蜷卧，面色苍白，精神萎靡，或下利清谷，或骨节疼痛；舌质淡，苔薄白而润，脉微细欲绝。

治法：逐阴回阳通脉。

方药：通脉四逆汤。

院内制剂：益尔力口服液、五灵二乌丸等。

2.热邪内郁手足厥冷　简称热厥。手足厥冷，无汗高热，面赤心烦，口渴引饮，神志不宁，大便秘结，小便短赤；舌质红绛，苔黄厚干燥，脉沉数或滑数。

治法：清热泻火。

方药：白虎汤。

3.阳气瘀阻手足厥冷　手足厥冷，兼见胸胁苦满、嗳气不舒，呕吐下痢，或腹痛，或咳，或悸，或小便不利；舌苔薄白，脉弦。

治法：疏郁通阳，宣达气机。

方药：四逆散。

院内制剂：五灵二乌丸。

4.血虚受寒手足厥冷　属寒厥中的一种。手足厥冷，四肢发凉，形寒身痛，皮色青白，或有脘腹冷痛；舌质淡红，苔薄白、滑润，脉沉细。

治法：温经回阳。

方药：当归四逆汤。

院内制剂：血藤当归胶囊。

5.痰浊内阻手足厥冷　简称痰厥。手足厥冷，胸脘满闷，喉间痰声辘辘，或呕吐痰涎，饥不欲食；舌苔白腻，脉沉滑有力或乍有紧时。

治法：行气解郁豁痰。

方药：导痰汤。

6.蛔虫窜扰手足厥冷　简称蛔厥。手足厥冷，上腹阵痛，呕吐清水或吐蛔，或有烦渴；舌质淡或暗，舌苔薄润，脉沉细或沉弦。

治法：温脏安蛔。

方药：乌梅丸。

（三）针灸选穴

后溪、阳陵泉、膈俞、血海、合谷、太冲、期门、支沟、阳辅等穴。热邪内郁手足厥冷加大椎穴，痰浊内阻手足厥冷加丰隆穴，蛔虫窜扰手足厥冷，毫针刺用泻法，留针；阳气衰微、阳气瘀阻、血虚受寒手足厥冷，毫针刺用补法，留针。

九、四肢痿废

（一）概念

肢体痿废是指四肢痿软无力。缓纵不收，甚或肌肉萎缩，出现功能障碍或功能丧失而言。《证治准绳》说："痿者，手足痿软而无力，百节缓纵而不收也。""因于湿，首如裹，湿热不攘，大筋緛短，小筋弛长，緛短为拘，弛长为痿。"《黄帝内经》中《素问·痿论》说："有渐于湿，以水为事，若有所留，居处相湿，肌肉濡渍，痹而不仁，发为肉痿。"或者由于过食肥甘厚味，嗜食辛辣，生湿化热，脾胃为后天之本，气血生化之源。先天禀赋不足，或后天饮食失调，或久病体虚，或久泻久痢，脾胃运化功能失常，气血生化无源，百骸皆失于濡养，宗筋弛缓，以至四肢痿废不用。由于久病体虚，肝肾之阴血耗伤，或纵欲无度，肝阴肾精枯涸，皆可致痿。在古代文献中，《黄帝内经》称痿躄。痿是指肢体痿弱不用，躄指下肢软弱无力，并提出皮痿、肉痿、筋痿、脉痿、骨痿和五脏痿等不同名称。《金匮要略·中风历节病脉证并治》名曰枯。后世医家则均称痿。痿废一症，包括在瘫痪之内，可发于上肢，亦可发于下肢，或上下肢同时发生。若一侧上下肢瘫痪则称偏瘫或半身不遂。

（二）常见证候鉴别

1.湿热郁蒸，筋脉痹阻　四肢痿废，兼见手足下垂，身热，胸脘痞闷；舌质红，舌体胖大，苔黄腻，脉滑数。

治法：清热除湿，通络。

方药：芩连温胆汤加减。

2.脾胃气虚　四肢痿废，可兼见气短神疲，面浮肢肿；舌质淡，体胖大，有齿痕，苔白腻，脉沉细。

治法：健脾益气。

方药：补中益气汤加减。

院内制剂：益尔力口服液。

3.肝肾亏损　四肢痿废，伴有腰脊酸软，头晕耳鸣；舌质红，少苔，脉细数。

治法：补益肝肾。

方药：大补阴丸加减。

院内制剂：牛杞地黄丸，壮骨腰痛丸，消增强骨片、丸。

4.瘀血阻滞　多由于跌打损伤或寒凝血脉，四肢枯萎不用；舌质青紫或有蓝色斑点，肌肤枯燥，甚至肌肤甲错，脉迟而涩。

治法：活血化瘀。

方药：桃红四物汤加减。

院内制剂：玄胡伤痛宁、七味三七口服液。

5.气虚血瘀　身形软弱，肢体渐觉不遂，或头重目眩、神昏健忘，或觉脑际紧缩作疼，甚或昏仆苏醒致成偏枯或全身痿废，脉象迟弱。

治法：补气，活血，通络。

方药：补阳还五汤。

院内制剂：益尔力口服液。

（三）针灸选穴

主穴：上肢为肩髃、曲池、手三里、合谷等穴；下肢为髀关、阳陵泉、足三里、三阴交等穴。

配穴：肺热津伤加尺泽穴；湿热浸淫加阴陵泉穴；脾胃气虚加脾俞等穴、胃俞等穴；肝肾亏虚加肝俞、肾俞等穴；瘀血阻滞加委中穴。

操作：肺热津伤、湿热浸淫者针用泻法；脾胃气虚者针用补法，可加针上加灸，或施隔姜灸；肝肾亏虚者用补法；瘀血阻滞者可在委中处刺络出血。

（四）四肢痿废的手法治疗

使用郑氏伤科按摩手法的摸法、揉法、捏法、拿法、推法、摇法、拉法，强筋壮骨，滑利关节，濡养气血。手法首先采用郑氏摸法、揉法、捏法、拿法作用于痿废的肢体，以促进气血运行，濡养筋脉，推法作用于足三里、手三里、合谷、肩三对 * 等穴位以通行气血，最后以摇法、拉法以滑利关节，整理结束。

十、肩痛

（一）概念

肩关节及其周围的肌肉筋骨疼痛称肩痛。肩后部疼痛往往连及胛背，称肩背痛；肩痛而影响上臂甚至手肘部位的，称肩臂痛。因其均以肩痛为主要临床表现，其他部位的疼痛是由于肩痛而引起，故可统称为肩痛。由于肩痛往往导致上肢不同程度的功能活动障碍，勉强活动上肢疼痛加剧。在中医古籍中，以肩部疼痛为主而功能活动正常影响较轻者，称肩痛（《针灸甲乙经》）、肩背痛（《黄帝内经》《针灸甲乙经》）、肩臂痛（《针灸甲乙经》）、肩前臑痛（《黄帝内经》）；若以功能活动障碍而上肢不能抬举为主要临床表现的则称为肩不举，见肩不举条。肩痛一症自《黄帝内经》始均归属于痹证范围，《针灸甲乙经》称肩背痹痛、肩背周痹，《针灸资生经》称为肩痛周痹、肩痹痛、肩痹。

（二）常见证候鉴别

1.风寒肩痛　为肩痛较轻者，病程较短，疼痛程度也轻，疼痛性质为钝痛或隐痛，不影响上肢的功能活动。疼痛的范围或局限于肩部，或影响肩后部而牵掣胛背，或在肩前部而影响上臂，往往项背或上臂有拘急感。肩部感觉发凉，得暖或抚摸则疼痛减轻。舌苔白，脉浮或正常。

治法：祛寒止痛。

方药：蠲痹汤。

＊肩三对为郑氏经外奇穴。

院内制剂：温经止痛散。

郑氏伤科按摩手法：郑氏十三法中的擦法、搓法。

2.痰湿肩痛　肩部及其周围筋肉疼痛剧烈，病程较长。肩关节功能活动虽然正常，但因疼痛剧烈而不敢活动，动则疼痛更甚，经久不愈可造成肩关节活动障碍。肩部感觉寒凉、畏冷，得暖虽疼痛可暂时减轻，逾时则疼痛、寒凉感觉仍旧。因疼痛剧烈，往往影响患者的睡眠、饮食及正常工作。常因疼痛剧烈而汗出。因病程较长，患者往往兼有气虚症状，如自汗、气短、不耐劳、易感冒等。舌质淡，苔白，脉弦或弦细。

治法：祛寒除湿。

方药：乌头汤。

郑氏伤科按摩手法：郑氏十三法中的揉法、擦法。

3.瘀血肩痛　若因闪扭所致，则有明显外伤史。若无闪扭外伤，肩痛剧烈，疼痛性质为刺痛，虽经温经散寒、祛风湿止痛等法治疗，但获效甚微，经久不愈的，亦为瘀血肩痛。闪扭瘀血肩痛可有轻度肿胀或无肿胀，其闪扭损伤局部压痛明显。久病瘀血肩痛则无肿胀，疼痛范围比较广泛，也无明显痛点。两者均可因疼痛而引起肩关节活动轻度障碍。

治法：活血祛瘀止痛。

方药：桃红四物汤。

院内制剂：玄胡伤痛宁、七味三七口服液。

郑氏伤科按摩手法：郑氏十三法中的摸法、推法、摇法。

（三）鉴别分析

1.风寒肩痛与痰湿肩痛　风寒肩痛为肩痛较轻者，可称为肩痹痛；而痰湿肩痛为肩痛较重者，且疼痛范围较风寒肩痛广泛，可称为肩痛周痹。两者的病因均为感受风寒湿邪，前者以感受风寒为主，而后者以感受寒湿为主。两者之病机各异，风寒肩痛因汗出当风，或夜卧不慎被风寒外袭，邪在肌肤，尚属表浅。但体虚之人，肌肤卫阳不固，常自汗出，易感受风寒之邪而患肩痛。《黄帝内经》中《素问·五脏生成篇》云："卧出而风吹之，血凝于肤者为痹。"《金匮要略·血痹虚劳病脉证并治》所谓"夫尊荣人，骨弱肌肤盛，重因疲劳汗出，卧不时动摇，加被微风，遂得之。"风寒之邪侵袭留肌肤，经络气血为之凝涩不通，发为痹痛。其疼痛较轻而兼有麻木感。若体虚卫阳不固之肩痹痛，可用黄芪桂枝五物汤加当归、姜黄、桑枝等；若因气血不足，感受风寒之邪较重而疼痛也较明显者，可用蠲痹汤。痰湿肩痛虽亦得之感受风寒湿邪，但以感受寒湿之邪为主，且寒湿之邪久滞筋肉之间，其疼痛症状明显且病程较长。常因久卧寒湿之处，或大汗之后浸渍冷水所得。《黄帝内经》中《灵枢·周痹》云："风寒湿气，客于外分肉之间，迫切而为沫，沫得寒则聚，聚则排分肉而分裂也，分裂则痛……"徐灵胎注云："《黄帝内经》中无痰字，沫即痰也。"沫即水湿，而称之为痰。迫切而为沫，即迫切而为痰，痰湿聚于分肉之间，"排分肉而分裂"，故疼痛剧烈，称为痰湿肩痛。《黄帝内经》称此为周痹，《针灸资生篇》谓肩痛周痹。痰湿久居分肉之间而不出，不但疼痛剧烈，而且气血亦虚，所以治疗以祛寒湿补气血为主，方用乌头汤加苍术、白术、茯苓、防己等。

2.瘀血肩痛与痰湿肩痛　闪扭瘀血肩痛有明显外伤史，起病突然，局部可有肿胀、压痛，疼痛性质也多为刺痛，影响上肢功能活动，治疗以活血祛瘀止痛为主，可用桃红四物汤加姜黄、乳香、没药、土鳖虫等。痰湿肩痛疼痛剧烈，病程较长，而无明显外伤史，局部也没有明显瘀肿。其久治不愈，也多兼有瘀血，表现为刺痛、经筋僵硬、肌肉萎缩等，舌苔、脉搏无明显变化。治疗除寒湿补气血之外，应配以祛瘀血之药，如乳香、没药等。

肩痛一症，历来医家均归属于痹证范围，或因之风寒，或因之痰湿，或因之闪扭瘀血，临床所见绝大多数为寒证，初得之多为实证，久病则为正虚而邪实，常兼有气血肝肾不足的表现。

（四）针灸选穴

阿是穴，肩髃、肩髎、臑俞、关元等穴，针灸并施，隔姜灸。

（五）肩痛的手法治疗

使用郑氏伤科按摩手法的摸法、揉法、捏法、拿法、搓法、拉法，活血通络止痛。手法首先采用郑氏摸法、揉法、捏法、拿法作用于患肩，以促进活血止痛，搓法作用于患肩以通经活络止痛，拉法以理筋通脉助肩痛缓解，最后以摸法舒缓肩关节，整理结束。

十一、肩不举

（一）概念

肩关节功能活动不利，上肢抬举障碍称肩不举。

《黄帝内经》中《灵枢·经脉》称肩不举，《针灸甲乙经》称肩不举、手臂不可上头，《金匮要略》称"但臂不遂"。临床上肩不举与肩痛二症往往同时并见。因肩痛而导致的肩关节功能活动障碍，上肢抬举困难，若治愈其肩痛，则往往肩不能抬举之症亦随之而愈。因肩不能抬举而引起肩痛者，肩关节活动功能障碍越严重，其疼痛的程度也越重，必待肩关节功能恢复正常后，肩痛才能随之消除。临床上很难区分。肩不举与肩痛同时存在者，称为"肩重不举，臂痛""肩痛不可举""肩重肘臂痛，不可举""肩痛不能自举""肩痛不可自带衣""肩痛欲折，臑如拔，手不能自上下"（《针灸甲乙经》）。

（二）常见证候鉴别

1. 痹痛肩不举　严重肩痹疼痛，经久不愈可致肩不举。此证肩痛症状先发生，肩痛日久不除，则并发肩不能抬举。肩部常感寒凉、喜暖、畏冷，得暖疼痛可减轻，过时则寒凉疼痛感仍旧。因病程较长，经筋僵硬，常常导致肌肉萎缩。舌质淡，苔白，脉弦或弦细。

治法：温经散寒，通络止痛。

方药：乌头汤加减。

院内制剂：温经散寒止痛散外用。

针灸选穴：阿是穴及肩髃、肩髎、臑俞、关元等穴，针灸并施，隔姜灸。

2. 肩凝肩不举　又称肩凝、漏肩风、冻结肩、老年肩。常常见于老年人，以更年期后妇女多见。多发于单侧，也有双侧同发者。患者常无明显原因，忽然感觉肩部疼痛、肩关节功能活动障碍。症状进展缓慢，可在数日或数月内，肩关节功能发生严重障碍，致上肢不能抬举，疼痛也随肩关节功能活动障碍的不断发展，而日益加重。疼痛白天尚可忍受，夜间剧烈，影响睡眠，甚则不能入睡。因痛则肩臂不敢抬举，肩关节越不敢活动，则活动时疼痛越剧烈，甚至"近之则痛剧"，故而形成恶性循环。疼痛常累及上臂、肘、手部位，日久不愈，甚则肩臂筋肉萎缩、僵硬，导致肩关节完全不能活动，梳头、穿脱衣均受障碍。可伴肩部发凉，手心自汗出。脉细，舌象无明显改变，兼气血不足者，则舌质淡白，兼瘀血者，舌质紫暗或有瘀斑。

治法：益气活血，通络止痛。

方药：蠲痹汤加减。

院内制剂：丁桂活络膏外用，若兼有气血不足则加益尔力口服液，若兼有瘀血则加制香片。

针灸选穴：阿是穴，肩髃、肩髎、臑俞、商丘等穴，针灸并施，或者用温针。

3.胸痹肩不举　此证为肩不举之较重者。常伴有胸痹证，时伴气短、胸闷、心悸、心前区痛甚至胸痛彻背，背痛彻胸，且伴有瘀血症状表现，胸痛性质为刺痛，舌质紫暗或有瘀斑，多发于老年人。肩痛同时，肩不能举，同侧手指因疼痛肿胀，屈伸困难，甚则疼痛剧烈，彻夜难眠，但肘关节多不受影响。若病久不愈，可见上肢肌肉萎缩，手指及指甲可呈蜡黄色，甚或强直呈屈曲状变形而不能屈伸。

治疗：宣痹通阳，活血化瘀。

方药：栝楼薤白半夏汤加减。

院内制剂：七味三七口服液。

针灸选穴：阿是穴，肩髃、肩髎、臑俞、足三里等穴，毫针平补平泻。

4.损伤肩不举　因闪扭损伤肩部筋肉，致肩关节功能活动障碍而不能抬举者，有明显受伤史，损伤局部可有肿胀，压痛明显。常起病急，病程短，随闪扭损伤的痊愈，肩部活动功能也随之而愈。但若为儿童，尤其是学龄前儿童，忽然患侧上肢不能抬举者，勉强被动抬举则痛不可忍。若欲使患儿病侧上肢抬举，患儿常会先向患侧倾斜躯体，再向健侧倾斜，欲借躯体的左右摆动，勉强将患肢"抬起"，但上肢活动范围仍然不能达到与肩平齐。细查可见肩部微肿，或伴轻微青紫瘀血，肱骨上端可有明显压痛，此为儿童肱骨上端无移位骨折的特有表现。

治法：活血化瘀，通络止痛。

方药：身痛逐瘀汤加减。

院内制剂：二黄新伤膏外用，针灸后 12 h 使用。

针灸选穴：阿是穴、肩髃、肩髎、臑俞等穴。毫针浅刺泻法。

（三）肩不举的手法治疗

肩不举患者在治疗早期不建议采用过多被动手法，肩不举患者大部分夜间疼痛剧烈，肩关节滑膜水肿较明显，建议患者以行主动功能训练为主，患者在热疗的辅助下进行肩关节主动训练，在肩关节外展前屈功能恢复一部分后，建议用手法干预。首先使用郑氏伤科按摩手法的摸法、揉法、捏法、拿法、搓法、拉法、摇法，舒筋通络滑利关节。手法首先采用郑氏摸法、揉法、捏法、拿法作用于患肩，以促进局部舒筋活络止痛，搓法作用于患侧上臂，以助滑利关节，采用郑氏伤科按摩手法点压郑氏经验穴肩三对，同时嘱患者外展前屈肩关节，恢复患者肩胛骨至正确位置，最后给予拉法、摇法松动关节，最后以摸法舒缓肩关节，整理结束。

十二、臂痛

（一）概念

臂痛是指整个上肢，即肩以下，腕以上（不包括掌、指）部位发生疼痛的症状。

本症早在《黄帝内经》中《灵枢·经脉》有"臑臂内前廉痛厥""肩臑肘臂外皆痛""肩前臑痛"等记载。历代医书多有阐述，但不离《灵枢·经脉》所论的手三阴、手三阳经脉循行部位所过之处的气血运行不畅，经气阻滞，脉络痹阻，而不通则痛之机理。臂痛也可见于某些内脏病变。如《素问·藏气法时论》曰："心病者……两臂内痛……"，此乃是心脉瘀阻而引起的肩臂部放射性疼痛。

（二）常见证候鉴别

1.风寒湿痹臂痛　臂部肌肤、筋脉、关节疼痛，或酸胀肿麻，迁延日久，可致肢体拘急。由于人体素质不同，感受风寒湿三气各有偏胜。

（1）风甚者：疼痛走窜，痛无定处，时上时下，有时兼有寒热，舌苔薄白，脉浮。

治法：祛风通络，散寒除湿。

方药：防风汤加减。

院内制剂：祛风活络丸。

针灸选穴：曲池、合谷、天井、外关、尺泽等穴。毫针刺泻法，针灸并施，或者用温针。

（2）寒胜者：疼痛较甚，痛有定处，局部肤冷，筋脉牵强，舌苔白，脉弦紧。

治法：散寒止痛，祛风除湿。

方药：乌头汤加减。

院内制剂：温经散寒止痛散外用，五灵二乌丸内服。

针灸选穴：曲池、合谷、天井、外关、尺泽等穴。毫针刺泻法，针灸并施，隔姜灸。

（3）湿胜者：疼痛重着，局部微肿，肌肤麻木，阴雨风冷可使其发作。舌苔白腻，脉濡缓。

治法：除湿通络，祛风散寒。

方药：薏苡仁汤加减。

院内制剂：风湿活络膏，避开针刺点敷贴。

针灸选穴：曲池、合谷、天井、外关、尺泽、足三里等穴。毫针刺泻法，留针。

（4）热胜者：疼痛焮热，局部红肿，关节活动障碍，兼有发热、口渴、舌苔黄，脉滑数。

治法：清热通络，疏风胜湿。

方药：白虎加桂枝汤加减。

院内制剂：二黄新伤膏外用，避开针刺部位使用。

2.气血不足臂痛　臂部酸痛麻木，以酸麻为主，肢体无力，肌肤不泽，并见头晕目眩，神疲乏力，纳谷少馨；舌质淡，苔薄白，脉细弱。

治法：补益气血，调理脾胃。

方药：八珍汤加减。

院内制剂：益尔力口服液。

针灸选穴：曲池、合谷、天井、外关、尺泽、足三里等穴。毫针刺补法，留针。

3.外伤血瘀臂痛　多因跌扑外伤所致，臂痛，局部肿胀，手不可近；舌苔薄，脉弦。若久病气虚，血行瘀滞，可见局部肌肤不仁，肌肉萎缩；舌苔薄腻，或边有瘀点，脉细弦或细涩。

治法：活血通络，祛瘀生新。

方药：桃红四物汤加减，若久病气虚加四君子汤。

院内制剂：玄胡伤痛片，若久病气虚加益尔力口服液。

针灸选穴：曲池、合谷、天井、外关、尺泽、足三里等穴。毫针刺泻法。

4.痰湿流经臂痛　臂痛肢重，肤胀微肿，并见形寒肢冷，眩晕泛恶，胸闷便溏，口不渴；舌质淡，舌体胖大，苔白腻，脉沉濡或濡缓。

治法：健脾化饮，祛痰和络。

方药：苓桂术甘汤合指迷茯苓丸加减。

院内制剂：术桂胶囊。

针灸选穴：曲池、合谷、天井、外关、尺泽、丰隆等穴。毫针刺泻法，留针。

（三）臂痛的手法治疗

臂痛多使用郑氏伤科按摩手法的摸法、捏法、拿法、搓法、压法、通经脉、行气血、止痛。手法首先采用郑氏摸法、捏法、拿法作用于上臂和前臂，以促进局部经脉畅通，搓法作用于上臂和前臂，以助气血运行，通络止痛，采用郑氏伤科按摩手法点压局部阿是穴，以对症止痛，最后以摸法舒缓经脉，整理结束。

十三、手指挛急

（一）概念

手指挛急，俗称鸡爪风，是指手指拘急挛曲难以伸直，而腕部以上活动自如者。

《黄帝内经》中虽无手指挛急之语，但类似的论述颇多，如"瘛"（《素问·玉机真脏论》），"挛急""筋急"（《灵枢·经脉》），

"拘急""拘强"（《素问·六元正纪大论》），"筋挛"（《灵枢·刺节真邪》）等；《诸病源候论》著有"五指筋挛不得屈伸候"专条；《证治准绳》有"挛"的证治专篇。手指挛急是特指手指筋脉的拘挛；若发于下肢筋脉之挛急不能屈伸者，则称为转筋、吊脚筋。若手足四肢筋脉均见挛曲难以屈伸者，则称抽筋。

（二）常见证候鉴别

1.血不养筋手指挛急　手指挛急兼有麻木感，面色少华。眩晕，皮肤不泽，神疲乏力。唇舌质淡，苔薄白，脉弦细无力。

治法：养血舒筋。

方药：四物汤加减。

院内制剂：血藤当归胶囊。

针灸选穴：阳池、合谷、外关、尺泽等穴。毫针刺补法，留针。

2.血燥筋伤手指挛急　手指挛急兼有灼热感，皮肤干燥，口唇皲裂，口渴欲饮，心烦，便秘；舌质红，津少，无苔或少苔，脉弦细数。

治法：润燥养血柔筋。

方药：养血地黄丸加减。

院内制剂：牛杞地黄丸。

针灸选穴：阳池、合谷、外关、尺泽等穴。毫针刺补法，留针。

3.寒湿伤筋手指挛急　手指挛急兼有酸楚疼痛，畏寒肢冷，遇阴雨天加剧；舌质暗红，苔薄白润，脉弦紧，或弦滑。

治法：散寒湿，舒筋脉。

方药：寒盛痛重的选用薏苡仁汤加减；湿盛肿甚的选用蠲痹汤加减。

院内制剂：术桂胶囊。

针灸选穴：阳池、合谷、外关、尺泽等穴。毫针刺泻法，针灸并施，或用温针。

十四、手颤

（一）概念

凡手震颤动摇，或单手独发，或双手并发者，即称手颤。

《黄帝内经》中《素问·至真要大论》云："诸风掉眩，皆属于肝。"

掉就是震颤、颤动、振动。《证治准绳》在诸风门内列有颤振专条；震颤作为一个病门，始见于《张氏医通》，包括头摇、手颤、身动摇等。本症与瘛疭同有动摇状，但瘛疭是指手足伸缩交替，抽动不已，而手颤仅有振动而无抽搐。此外，本症与手指挛急也不同。手指挛急指手指拘急挛曲难以伸直，活动受限，而本症则是动摇不已，难以停止，两者虽然都是手部疾病，但其症状动静迥别。

（二）常见证候鉴别

1.肝风手颤　手震颤不已，伴有头晕头痛，烦躁不眠，舌质红，少苔，脉弦数有力，或沉细数。

治法：平肝息风止颤。

方药：天麻钩藤汤加减。

针灸选穴：阳池、合谷、外关、行间等穴。毫针刺泻法。

2.风痰手颤　手颤兼有麻木，胸胁满闷，干呕恶心，口黏腻，时有烦怒；舌苔白腻，脉弦滑。

治法：除风化痰。

方药：导痰汤加减。

针灸选穴：丰隆、合谷、外关、手三里、阳陵泉等穴。毫针浅刺泻法。

3.风寒手颤　手颤兼有疼痛，恶风寒，颈项不舒，有汗或无汗；舌苔薄白，脉浮或弦紧。

治法：祛风通络，散寒止颤。

方药：防风汤加减。

院内制剂：祛风活络丸。

针灸选穴：曲池、合谷、天井、外关、尺泽等穴。毫针刺泻法，针灸并施，或者用温针。

4.脾虚风动手颤　手颤迟缓，握力减弱，四肢困倦，或伴有腹胀泄泻；舌体胖大，舌质淡，苔薄白，脉沉缓无力或弦缓。

治法：健脾培土定风。

方药：六君子汤加钩藤、当归、白芍、防风等。

针灸选穴：天枢、合谷、外关、足三里等穴。毫针刺补法。

5.血虚风动手颤　手颤发麻，面白无华，头眩，心悸，失眠；唇舌质淡白，苔薄白，脉细无力。

治法：养血息风，止颤。

方药：定振丸加减。

院内制剂：血藤当归胶囊。

针灸选穴：手三里、合谷、间使、足三里等穴。毫针浅刺补法。

6.阴虚风动手颤　手指颤动，神疲心悸，口咽发干，形体消瘦，舌质红绛，少苔或无苔，脉细数。

治法：滋阴息风止颤。

方药：二甲复脉汤加减。

针灸选穴：手三里、合谷、间使、三阴交等穴。毫针刺补法。

十五、股阴痛

（一）概念

股阴痛指大腿内侧发生疼痛的症状，可为单侧或双侧，由于经脉连属关系，常可罹及外阴。远溯《黄帝内经》即有股阴痛之记载，如《灵枢·经筋》曰："足太阴之筋……上循阴股，结于髀，聚于阴器。"又云："其病……阴股引髀而痛，阴器扭痛。"历代医案中常论及此症，临床上以股阴痛为主症的病例，并不少见。一旦患病，多极顽固，病程迁延，日久可兼见下肢肌肉痿软无力。双侧股阴痛涉及外阴者，其疼痛部位甚为特殊，形成马鞍形疼痛区。

（二）常见证候鉴别

1.湿热浸淫型股阴痛　股阴部切割样、灼热疼痛，常可痛及外阴，兼见面黄虚浮，身热不扬，四肢困重，妇女可见赤黄带下，亦可兼见痛处红肿或外阴渗出黄水，常伴肌肤不仁。如为双侧则形成马鞍形疼痛及麻木区；舌质红，舌体胖大，苔黄腻，脉滑数。日久可见下肢痿软，尿涩痛或淋漓。

治法：清热燥湿，舒筋活络。

方药：二妙散加减。

院内制剂：二黄新伤止痛软膏。

针灸选穴：曲池、合谷、内庭、太冲、阴陵泉、地机、丰隆、委中、三阴交等穴。毫针刺用泻法，留针。

2. 寒湿浸淫型股阴痛　股阴部抽掣或拘急冷痛，兼见首如裹，面色晦滞，颜面虚浮，四肢困重，手足苍白而冷，妇女可见带下清稀，可伴肌肤不仁，少数患者可于股内侧形成阴疽，亦可累及双侧，麻木疼痛，日久可见足跗肿，双下肢无力；舌质淡白或晦滞，舌体胖大，苔白厚腻，脉沉滑缓。

治法：温经通络祛湿。

方药：胃苓汤或除湿汤加减。

院内制剂：术桂胶囊、温经止痛散，祛风寒湿洗药。

针灸选穴：关元、肾俞、命门、气海、腰阳关、次髎、足三里、阴陵泉、丰隆、三阴交等穴。毫针刺用泻法，留针，加灸。

3. 气虚血瘀型股阴痛　面色苍白，口唇爪甲淡白，畏风自汗，少气懒言，精神疲惫，股阴刺痛，或伴有麻木，肌肤苍白，或可见肌肤暗红，粗糙，可伴尿失禁；舌质淡白，脉细涩。

治法：补气活血，化瘀通络。

方药：黄芪桂枝五物汤加减。

院内制剂：可选用七味三七口服液、益尔力口服液。

针灸选穴：阴陵泉、丰隆、委中、足三里、气海、关元、肾俞、命门等穴。毫针刺用补法，留针。

4. 肾阳虚衰型股阴痛　多见于股阴寒痛日久，腰膝酸软，足无力，股阴部抽掣冷痛，痛可连及阴囊，可伴遗尿或脱肛，重者下肢无力或肌肉萎缩，耳鸣失聪；舌质淡，尺脉弱。

治法：温阳通络。

方药：肾气丸加减。

院内制剂：可选用壮骨腰痛丸、消增强骨片。

针灸选穴：百会、腰阳关、命门、大椎、身柱、足三里、肝俞、肾俞、气海、关元等穴。毫针刺用补法，留针，加灸。

十六、腿肿痛

（一）概念

腿肿痛是指腿发生肿胀疼痛，可为单侧或双侧。临床上以腰腿痛为首发表现的疾病常见，如《素问·痹论》云："其热者，阳气多，阴气少，病气胜阳遭阴，故为痹热。"《灵枢·痈疽》云："发于股胫，名曰股胫疽。其状不甚变，而痛脓搏骨。"《备急千金方》云："以其无破，附骨成脓，故名附骨疽。"《医宗金鉴·外科心法要诀》云："产后闪挫，瘀血作肿者，瘀血久滞于经络，忽发则木硬不热微红。"《诸病源候论·丹毒病诸候》云："丹者，人身忽然焮赤，如丹涂之状，故谓之丹。或发于足，或发腹上，如手掌大，皆风热恶毒所为。重者，亦有疽之类，不急治，则痛不可堪，久乃坏烂。"

（二）常见证候鉴别

1. 风湿热痹型腿肿痛　肢体关节疼痛，屈伸不利，局部灼热红肿，得冷则舒，可见皮下结节或红斑，多兼有发热、恶风、汗出、口渴、烦闷不安、尿黄、便干等；舌质红，苔黄腻或黄燥，脉滑数或浮数。

治法：清热祛湿，祛风除痹。

方药：白虎加桂枝汤加减。

院内制剂：可选用二黄新伤软膏。

针灸选穴：大椎、曲池、合谷、内庭、太冲、大敦、足三里、阴陵泉、丰隆、下脘、委中等穴。毫针刺用泻法，留针。

2. 湿热下注型腿肿痛　发病较急，患肢粗肿、发热、发红、疼痛、活动受限；舌质红，苔黄腻，脉弦滑。

治法：清热利湿，消肿止痛。

方药：四妙勇安汤加减。

院内制剂：可选用二黄新伤止痛软膏。

针灸选穴：曲池、合谷、内庭、太冲、阴陵泉、地机、丰隆、委中等穴。毫针刺用泻法，留针。

3. 血脉瘀阻型腿肿痛　患肢肿胀，皮色紫暗，压痛固定，肢体青筋怒张；舌质紫暗或有瘀斑，苔白，脉弦。

治法：活血化瘀，通络止痛。

方药：活血通脉汤加减。

院内制剂：口服七味三七口服液、玄胡伤痛片；外用郑氏舒活酊、活血散瘀洗药等。

针灸选穴：后溪、阳陵泉、膈俞、血海、合谷、太冲、期门、支沟、阳辅等穴。毫针刺用泻法，留针。

4.气虚湿阻型腿肿痛　患肢肿胀日久，朝轻暮重，活动后加重，抬高患肢休息后减轻，青筋迂曲，或伴小腿色素沉着、瘀积性皮炎，或伴湿疹，或形成溃疡，倦怠乏力；舌质淡，有齿痕，苔薄白，脉沉。

治法：健脾益气，祛湿通络。

方药：参苓白术散加减。

院内制剂：可选用益尔力口服液、祛风活络丸、补气益神胶囊。

针灸选穴：气海、关元、神阙、天枢、阴陵泉、足三里、水分、脾俞、胃俞等穴。毫针刺用补法，留针。

5.湿热瘀阻型腿肿痛　患肢疼痛明显，不能活动，局部肿胀明显，皮色不变，按之灼热，有明显的骨压痛和患肢纵轴叩击痛，伴寒战、高热；舌质红，苔黄腻，脉数。

治法：清利湿热，化瘀通络。

方药：仙方活命饮加减。

院内制剂：可选用二黄新伤止痛软膏。

针灸选穴：血海、膈俞、地机、阴陵泉、丰隆、水分、天枢、合谷、三阴交、曲池、内庭等穴。毫针刺用泻法，留针。

6.热毒炽盛型腿肿痛　发病1～2周，高热持续不退，患肢肿胀明显，疼痛剧烈，皮肤焮红灼热，波动感明显；舌质红，苔黄，脉洪数。

治法：清热解毒，消肿止痛。

方药：黄连解毒汤合仙方活命饮加减。

院内制剂：可选用二黄新伤止痛软膏。

针灸选穴：十宣、大椎、委中、曲池、内庭、合谷、阴陵泉、行间等穴。毫针刺用泻法，留针。

7.阴虚火炽型腿肿痛　多见于消渴病患者，患肢肿势平塌，根脚散漫，皮色紫滞，脓腐难化，脓水稀少或带血水，疼痛明显；伴发热烦躁，口唇干燥，纳差，小便短赤，大便燥结；舌质红，苔黄燥，脉细弦数。

治法：滋阴生津，清热托毒。

方药：竹叶黄芪汤加减。

院内制剂：可选用牛杞地黄丸。

针灸选穴：胃脘下俞、肺俞、肾俞、三阴交、太溪、复溜、太冲、风市、阳陵泉、解溪等穴。毫针刺平补平泻法，留针。

8.暑湿交阻型腿肿痛　多发于夏秋之间，局部漫肿疼痛，初期恶寒发热，头昏，胸闷，恶心，呕吐，周身骨节酸痛；舌苔白腻，脉滑数。

治法：清暑解毒化湿。

方药：清暑汤加减。

院内制剂：可选用二黄新伤止痛软膏。

针灸选穴：委中、天枢、大肠俞、阴陵泉、关元、气海、足三里、中脘、风池、合谷等穴。毫针刺用泻法，留针。

十七、膝肿痛

（一）概念

膝肿痛指膝部发生肿胀疼痛，伴有屈伸不利、股胫肌肉消瘦，形如鹤膝或紫暗漫肿疼痛。如《景岳全书》云："凡肘膝肿痛，臂细小者，名为鹤膝风，以其象鹤膝之形而名之也。"《格致余论·痛风论》云："痛风者，大率因血受热已自沸腾，其后或涉冷水，或立湿地……寒凉外搏，热血得寒，汗浊凝滞，所以作痛，夜则痛甚，行于阳也。"

（二）常见证候鉴别

1.湿热阻滞型膝肿痛　膝部肿痛，局部扪之有热感，面色黄并浮有油垢，小便色黄，大便先干后溏；舌质嫩红，苔黄腻，脉滑数或濡数。

治法：清热祛湿，消肿止痛。

方药：四妙散合宣痹汤加减。

院内制剂：可选用二黄新伤止痛软膏。

针灸选穴：阿是穴及大椎、曲池、鹤顶、犊鼻、梁丘、血海、阴陵泉、地机、三阴交、阳陵泉、委中等穴。毫针刺用泻法，留针。

2.气血两虚型膝肿痛　膝部肿痛，肢体酸软无力，头晕，心悸，气短；舌质淡，苔白，脉沉细。

治法：补气血，温经脉，散风湿。

方药：大防风汤加减。

院内制剂：可选用血藤当归胶囊、益尔力口服液、补气益神胶囊。

针灸选穴：腰阳关、命门、肝俞、肾俞、足三里、血海、三阴交、太溪、阳陵泉、风府、风池等穴。毫针刺用补法，留针。

3.痰瘀阻滞型膝肿痛　膝关节肿胀，甚则关节周围漫肿，局部酸麻疼痛，或硬结不红；伴面浮足肿，目眩，胸脘痞闷；舌体胖大，舌质暗，苔白腻，脉缓或弦滑。

治法：活血化瘀，化痰通络。

方药：身痛逐瘀汤加减。

院内制剂：可选用芪藻软坚软膏，活血散瘀洗药。

针灸选穴：鹤顶、内外膝眼、阳陵泉、血海、梁丘、伏兔、委中、承山、丰隆等穴。毫针刺用泻法，留针。

4.肝肾虚损型膝肿痛　膝部肿痛，腰酸痛，下肢肌肉消瘦，步履艰难，头晕神疲；舌体瘦或胖大，舌质淡或暗，苔薄白，脉沉细无力。

治法：补肝肾，填精髓，散寒湿。

方药：三气饮加减。

院内制剂：可选用消增强骨片、牛杞地黄丸。

针灸选穴：肾俞、肝俞、血海、膈俞、三阴交、太溪、足三里、太冲等穴。毫针刺用补法，留针。

5.寒湿阻滞型膝肿痛　两膝肿大，疼痛较剧，难以行走，形寒肢冷，面色白中略带青；舌质紫暗，苔白滑，脉沉紧或沉迟。

治法：散寒温经，除湿活血。

方药：阳和汤加减。

院内制剂：可选用术桂胶囊、冷膝口服液、风湿木瓜酒、祛风活络丸、风湿活络膏、温经止痛散、祛风寒湿洗药。

针灸选穴：阿是穴及鹤顶、犊鼻、三阴交、阳陵泉、委中、丰隆、委中、曲池等穴。毫针刺用泻法，留针。

6.热毒蕴结型膝肿痛　膝关节红肿、灼痛，势如虎咬，屈伸困难，伴有身热心烦，口渴，小便短赤，大便干结；舌质红，苔黄偏干，脉滑数。

治法：清热解毒，消肿止痛。

方药：五味消毒饮合活络效灵丹或仙方活命饮加减。

院内制剂：可选用创伤消肿片、二黄新伤止痛软膏、芷香新伤膏、新伤消肿散。

针灸选穴：阿是穴及大椎、曲池、鹤顶、犊鼻、梁丘、血海、阴陵泉、地机、阳陵泉、委中、十宣等穴。毫针刺用泻法，留针。

7.湿毒蕴结型膝肿痛　膝关节漫肿沉痛，兼有头沉身重，肢体困胀，脘腹满闷，时有呕恶，大便不实；舌质淡红或暗淡，苔白腻而润，脉沉缓或弦滑。

治法：利湿祛风，活血解毒。

方药：薏苡仁汤加减。

院内制剂：可选用二黄新伤止痛软膏、芷香新伤膏、新伤消肿散。

针灸选穴：阿是穴及大椎、曲池、鹤顶、犊鼻、梁丘、血海、阴陵泉、地机、阳陵泉、委中、丰隆等穴。毫针刺用泻法，留针。

十八、胫酸

（一）概念

胫酸是指小腿酸软无力，最早见于《灵枢》，认为是"髓海不足"所引起，肾主骨生髓，通于脑，肾虚则髓海不足，不能充养于骨，故可致胫骨酸软无力。《素问·刺热》有"骨行酸"症，骨行与胫同义。

肾气虚胫酸与肾阴虚胫酸，均为肾虚胫酸。多缘房劳过度，或年老精血衰竭，或久病体虚，耗伤肾气阴而致。盖肾主骨，骨生髓，精髓不能充养胫骨，故胫发酸困。湿热下注胫酸多由感受水湿之邪所致。《素问·太阴阳明论》云："伤于湿者，下先受之。"湿浊入皮困肉，不得发越，化热伤气耗阴，使精髓难以充丰，故见胫酸。

（二）常见证候鉴别

1. 肾气虚型胫酸　两胫发酸，局部有风吹样凉感，腰膝软而无力，伴面色黧黑，气短，小便频数，溺有余沥，或伴有阳痿；舌质淡红，苔薄白，脉沉无力。

治法：益气补肾。

方药：大菟丝子丸加减。

院内制剂：可选用补气益神胶囊、益尔力口服液，软筋化坚洗药。

针灸选穴：百会、腰阳关、命门、大椎、身柱、足三里、肝俞、肾俞、气海、关元等穴。毫针刺用补法，留针。

2. 肾阴虚型胫酸　两胫发酸，且有灼热感，五心烦热，头晕耳鸣，伴面色潮红，口咽发干，夜梦遗精；舌质红，少苔，脉细数。

治法：滋阴清热，补肾壮骨。

方药：知柏地黄丸加减。

院内制剂：可选用消增强骨片、牛杞地黄丸。

针灸选穴：肾俞、肝俞、三阴交、太溪、足三里、脾俞、心俞、志室、悬钟等穴。毫针刺用补法，留针。

3. 湿热下注型胫酸　两胫发酸，且有郁胀疼痛感，扪之发热，伴面色萎黄，浮有油垢。小便短赤，脉濡数，舌苔黄腻。

治法：清利湿热，益气活血。

方药：当归拈痛汤加减。

院内制剂：可选用二黄新伤止痛软膏、芷香新伤膏。

针灸选穴：大椎、曲池、血海、合谷、阴陵泉、地机、三阴交、支沟、委中等穴。毫针刺用泻法，留针。

十九、下肢青筋突起

（一）概念

下肢青筋突起是以筋脉色紫、盘曲突起如蚯蚓状、形成团块为主要表现的静脉病变。《外科正宗》云："筋瘤者，坚而色紫，垒垒青筋，盘曲甚者结若蚯蚓。"

由于长期从事站立负重工作，劳倦伤气，或多次妊娠，气滞血瘀，筋脉纵横，血壅于下，结成筋瘤；或骤受风寒或涉水淋雨，寒湿侵袭，凝结筋脉，筋挛血瘀，成块成瘤；或因外伤筋脉，瘀血凝滞，阻滞筋脉络道而成。

（二）常见证候鉴别

1.劳倦伤气　久站久行或劳累时瘤体增大，下坠不适感加重；常伴气短乏力，脘腹坠胀，腰酸；舌质淡，苔薄白，脉细缓无力。

治法：补中益气，活血舒筋。

方药：补中益气汤加减。

院内制剂：可选用补气益神胶囊、益尔力口服液、芪藤软坚散。

针灸选穴：关元、气海、中脘、脾俞、足三里、神阙、血海、膈俞等穴。毫针刺用补法，留针。

2.寒湿凝筋　瘤色紫暗，喜暖，下肢轻度肿胀，伴形寒肢冷，口淡不渴，小便清长；舌质淡暗，苔白腻，脉弦细。

治法：暖肝散寒，益气通脉。

方药：暖肝煎合当归四逆汤加减。

院内制剂：可选用术桂胶囊、祛风活络丸，外用温经止痛散、风湿活络膏、芪藤软坚散。

针灸选穴：关元、肾俞、命门、气海、腰阳关、血海、膈俞等穴。毫针刺用泻法，留针，加灸。

3.外伤瘀滞　青筋盘曲，状如蚯蚓，表面色青紫，患肢肿胀、疼痛；舌有瘀点，脉细涩。

治法：活血化瘀，和营消肿。

方药：活血散瘀汤加减。

院内制剂：玄胡伤痛片、制香片、郑氏舒活酊、新伤消肿散、活血散瘀洗药。

针灸选穴：关元、气海、中脘、脾俞、足三里、神阙、血海、膈俞等穴。

毫针刺用泻法，留针。

二十、足痛

（一）概念

踝关节以下部位发生的疼痛称足痛，包括足心痛、足背痛、足趾痛等，如《石室秘录·手足痛》："脚痛之证，最多而最难治。盖脚乃人身之下流，水湿之气一犯，则停蓄不肯去，须提其气而水湿之气始可散也。"《罗氏会约医镜·论湿证》："经曰，诸湿肿满，皆属脾土。又曰，伤于湿者，下先受之。以足居下，而多受湿，湿郁成热，湿热相搏，其痛作矣。"风湿相合浸淫肌肤，留滞经络而成风湿痹阻型足痛；汗出之后冷水洗足，或久立寒湿之地，寒湿侵袭而致寒湿凝滞型足痛；外伤致气血阻滞而致足痛；先天禀赋不足，或强力劳动损及筋骨，或纵欲无度，肝肾不足，可成足痛。

（二）常见证候鉴别

1. 风湿痹阻型足痛　足部疼痛，遇阴雨寒冷加重，常见有四肢关节疼痛、肿胀变形、屈伸不利、下肢困重；舌苔薄白，脉濡缓。

治法：祛风化湿，蠲痹通络。

方药：防风汤或蠲痹汤加减。

院内制剂：可选用祛风活络丸、风湿木瓜酒、风湿活络膏、祛风寒湿洗药。

针灸选穴：阿是穴，局部经穴，阴陵泉、足三里、肾俞、腰阳关、膈俞、血海、风池、风府、风门、悬钟等穴。毫针刺用泻法，留针。

2. 寒湿凝滞型足痛　足部疼痛，以足趾为多，走路时下肢沉困乏力，痛甚则跛行，小腿瘦削肿胀，肌肤冷而苍白，逐渐变为紫暗，患肢怕冷，麻木刺痛，入夜尤甚；舌质淡，苔白，脉涩缓。日久不愈可成脱疽。

治法：温经散寒，活血通脉。

方药：当归四逆汤合附子汤加减。

院内制剂：可选用祛风活络丸，温经止痛散，祛风寒湿洗药。

针灸选穴：阿是穴，局部经穴，阴陵泉、地机、足三里、肾俞、腰阳关、膈俞、血海、丰隆、关元、命门、悬钟等穴。毫针刺用泻法，留针。

3.肝肾阴虚型足痛　足心痛多见，行走不便，不耐久立，两眼昏花，头晕耳鸣，腰膝酸软，脉沉细无力。

治法：滋补肝肾，强筋健骨。

方药：虎潜丸加减。

院内制剂：可选用牛杞地黄丸，壮骨腰痛丸，消增强骨片、丸。

针灸选穴：肾俞、肝俞、三阴交、太溪、足三里、百会、风池、昆仑等穴。毫针刺用补法，留针。

二十一、足颤

（一）概念

足颤是指一足或双足震颤。颤即动摇，《黄帝内经》言"掉"。至清代《张氏医通》始有震颤专述，但仅有头动、手足动，而无足颤。究其因，一则颤多属风，风性就上，故手颤、头颤多而足颤少；一则足颤每与手颤并见，即手足颤动，所以足颤在古籍中论述甚少。年老气血已衰，血虚不能荣养筋脉，风从内生，而致足颤；风寒湿三气杂至，经络受邪，气血阻滞，筋脉失荣，而致足颤。

（二）常见证候鉴别

1.血虚风动型足颤　足颤动，伴见头晕目眩，爪甲不荣，面色无华，或下肢麻木；舌质淡红，苔薄，脉细。

治法：养血息风止颤。

方药：定振丸加减。

院内制剂：可选用血藤当归胶囊、祛风活络丸、风湿活络膏。

针灸选穴：局部经穴，阳陵泉、风池、气海、足三里、三阴交、关元、太溪、血海、膈俞等穴。毫针刺用补法，留针。

2.风寒湿浸型足颤　多见于青壮年。起病急骤，足颤且痛，时颤时止。感受风寒的兼有风寒表证，如恶风寒、头身疼；水湿浸渍的患足颤且肿痛，皮色暗青，但躯体兼证不多。

治法：温经通络，散寒解表或除湿散寒。

方药：五积散合当归四逆汤加减或鸡鸣散合当归四逆汤加减。

院内制剂：可选用祛风活络丸、风湿木瓜酒、风湿活络膏、祛风寒湿洗药。

针灸选穴：阿是穴及阳陵泉、风池、膈俞、血海、水沟、肾俞、腰阳关等穴。毫针刺用泻法，留针。